序

　昨今，血液腫瘍性疾患の病因・病態に関する染色体，遺伝子の異常が次々と明らかになり，WHO分類では改訂ごとに造血器腫瘍の分子遺伝学的な情報の重要度が増してきている．血液の腫瘍性疾患では，臨床症状，病態，検査所見，血球形態，細胞表面形質，染色体異常，遺伝子やepigenetics分野を含む分子異常が疾患ごとに蓄積されてきており，新たに判明した分子異常によって疾患の分類が新しく変更されたものもある．例えばchronic myelomonocytic leukemiaは，FAB分類ではmyelodysplastic syndrome(MDS)の中の一病型に分類されていたが，現在では染色体異常，遺伝子異常情報の蓄積によってWHO分類下にMDS/myeloproliferative neoplasms(MPN)の中に分類されている．

　著者らは，血液の腫瘍性疾患について，up to dateの知識をもとに正しく診断し，個々の患者にとって最適な治療が受けられるための手助けになるガイドブックが役に立つのではないかと考え，血液内科医の他に，染色体専門家，病理医と共に本書を編纂した．著者は臨床医として，正しい診断は的確な治療，予後につながり重要であることを今までの臨床経験から身を持って体験してきた．またすぐに明確な診断にたどりつけない場合でも，疑問を持ちながら診療をつづけることによって，次に新しい知見が得られたときに直ちに診断に結びつけられることも何度か経験した．本書を血液内科専門医をめざす方々や血液専門医の先生方に診療の傍ら気楽に読んでいただき，診断のお役に立てることを期待している．なお，骨髄の形態学の詳細については『骨髄疾患診断アトラス　血球形態と骨髄病理』(中外医学社)を参考にしていただきたい．

2015年9月

著者を代表して
泉二登志子

目 次

Part I 検査法

1 骨髄検査・リンパ節生検 ……… 2
bone marrow examination/lymph node biopsy
- 1 骨髄検査　2
- 2 リンパ節生検　10

2 フローサイトメトリー ……… 12
flow cytometry(FCM)
- 1 フローサイトメトリー(FCM)とは　12
- 2 サンプルの処理　12
- 3 蛍光抗体法　12
- 4 FCMの原理とデータ解析　13
- 5 血液細胞の分化成熟に伴う細胞抗原　14
- 6 FCMを用いた造血器腫瘍の診断　19
- 7 微小残存病変(MRD)の検出　21

3 細胞遺伝学的分析法 ……… 22
cytogenetic analysis
- 1 標本作成法および染色法　22
- 2 記載法　26

4 遺伝子解析法 ……… 34
genetic analysis
- 1 Southern blot 法　34
- 2 Northern blot 法　35
- 3 Polymerase chain reaction(PCR)法　35
- 4 Reverse transcriptase-polymerase chain reaction(RT-PCR)法　37
- 5 Real-time PCR 法，定量的 quantitative PCR(qPCR)法　38
- 6 Single strand conformation polymorphism(SSCP)法　38
- 7 Methylation specific PCR(MSP)法　38
- 8 Loss of heterozygosity(LOH)の検出法　39
- 9 Sequencing(塩基配列決定法)　39
- 10 Array comparative genomic hybridization(アレイCGH)法　40

i

Part II 骨髄系腫瘍

5 骨髄系細胞の分化と腫瘍 ……………………………………………… 42
myeloid differentiation and myeloid neoplasms
1. 正常骨髄系細胞の分化　42
2. 白血病　45

6 急性骨髄性白血病と関連前駆細胞腫瘍 ……………………………… 46
acute myeloid leukemia and related precursor neoplasms
1. 急性骨髄性白血病 acute myeloid leukemia（AML）　46
2. Down 症候群関連骨髄性白血病
   myeloid leukemia associated with Down syndrome　74
3. 骨髄性肉腫 myeloid sarcoma　76
4. 芽球性形質細胞様樹状細胞腫瘍
   blastic plasmacytoid dendritic cell neoplasm　77
5. 分化系統不明瞭な急性白血病 acute leukemias of ambiguous lineage　78

7 骨髄異形成症候群 ……………………………………………………… 86
myelodysplastic syndrome（MDS）

8 骨髄異形成・骨髄増殖性腫瘍 ………………………………………… 101
myelodysplastic/myeloproliferative neoplasms（MDS/MPN）
1. 慢性骨髄単球性白血病 chronic myelomonocytic leukemia（CMML）　103
2. 若年性骨髄単球性白血病 juvenile myelomonocytic leukemia（JMML）　106
3. *BCR-ABL1* 陰性の非定型慢性骨髄性白血病
   atypical chronic myeloid leukemia, *BCR-ABL1* negative（aCML）　108
4. 骨髄異形成・骨髄増殖性腫瘍　分類不能型
   myelodysplastic/myeloproliferative neoplasms, unclassifiable（MDS/MPN, U）　109
5. 血小板増加と環状鉄芽球増加を伴う不応性貧血 refractory anemia with
   ring sideroblasts associated with marked thrombocytosis（RARS-T）　110

9 慢性骨髄増殖性腫瘍 …………………………………………………… 112
myeloproliferative neoplasms（MPN）
1. 慢性骨髄性白血病 chronic myelogenous leukemia（CML）　112
2. 慢性好中球性白血病 chronic neutrophilic leukemia（CNL）　119
3. 慢性好酸球性白血病 chronic eosinophilic leukemia（CEL）　121
4. 真性赤血球増加症（真性多血症）polycythemia vera（PV）　125
5. 原発性骨髄線維症 primary myelofibrosis（PMF）　131

6 本態性血小板血症 essential thrombocythemia（ET）　135
7 肥満細胞症 mastocytosis　138

Part III　リンパ系腫瘍

10　リンパ系細胞の分化と腫瘍　……………………………………… 146
lymphoid differentiation and lymphoid neoplasms

- **1** B 細胞系　146
- **2** T 細胞系　148

11　急性リンパ（芽球）性白血病／リンパ芽球性リンパ腫 ………… 151
acute lymphoblastic leukemia/lymphoblastic lymphoma（ALL/LBL）

12　成熟 B 細胞白血病 ………………………………………………… 163
mature B-cell leukemia

- **1** 慢性リンパ性白血病／小リンパ球性リンパ腫
  chronic lymphocytic leukemia（CLL）/small lymphocytic lymphoma（SLL）　163
- **2** B 細胞前リンパ球性白血病 B-cell prolymphocytic leukemia（B-PLL）　168
- **3** ヘアリー細胞白血病（有毛細胞白血病）hairy cell leukemia（HCL）　169

13　ヴァルデンストレームマクログロブリン血症・形質細胞腫瘍 ‥ 173
Waldenström macroglobulinemia（WM）/plasma cell neoplasms（PCN）

- **1** ヴァルデンストレームマクログロブリン血症
  Waldenström macroglobulinemia（WM）　173
- **2** 形質細胞腫瘍 plasma cell neoplasms（PCN）　176
  - **2-1** 多発性骨髄腫 multiple myeloma（MM）／
    形質細胞性骨髄腫 plasma cell myeloma（PCM）　176
  - **2-2** 意義未確定の単クローン性高ガンマグロブリン血症
    monoclonal gammopathy of undetermined significance（MGUS）　183
  - **2-3** 形質細胞腫 plasmacytoma　185
  - **2-4** 単クローン性免疫グロブリン沈着症
    monoclonal immunoglobulin deposition diseases　185
  - **2-5** 骨硬化性骨髄腫 osteosclerotic myeloma（POEMS syndrome）　186

14　成熟 B 細胞リンパ腫 ……………………………………………… 188
mature B-cell lymphoma

- **1** 濾胞辺縁帯リンパ腫 marginal zone lymphoma（MZL）　188
- **2** 濾胞性リンパ腫 follicular lymphoma（FL）　192

- **3** 皮膚原発濾胞中心リンパ腫
  primary cutaneous follicle center lymphoma (PCFCL) 195
- **4** マントル細胞リンパ腫 mantle cell lymphoma (MCL) 197
- **5** びまん性大細胞型B細胞リンパ腫
  diffuse large B-cell lymphoma (DLBCL) 199
  - **5-1** diffuse large B-cell lymphoma, not otherwise specified (DLBCL, NOS) 199
  - **5-2** diffuse large B-cell lymphoma subtypes 205
  - **5-3** other lymphoma of large B cells 207
- **6** Burkittリンパ腫 Burkitt lymphoma (BL) 212

15 成熟TおよびNK細胞白血病 ……………………………… 218
mature T- and NK-cell leukemia

- **1** T細胞前リンパ球性白血病 T-cell prolymphocytic leukemia (T-PLL) 218
- **2** T細胞大顆粒リンパ球性白血病
  T-cell large granular lymphocyte leukemia (T-LGL) 219
- **3** natural killer (NK) 細胞慢性リンパ増殖症
  chronic lymphoproliferative disorders of NK cells (CLPD-NK) 221
- **4** アグレッシブNK細胞性白血病 aggressive NK-cell leukemia 222
- **5** 成人T細胞白血病／リンパ腫 adult T-cell leukemia / lymphoma (ATLL) 224

16 成熟T細胞リンパ腫 ……………………………………………… 230
mature T-cell lymphoma

皮膚型 230
- **1** 菌状息肉腫 mycosis fungoides (MF) 230
- **2** Sézary症候群 Sézary syndrome (SS) 232
- **3** 皮膚原発CD30陽性T細胞リンパ増殖症
  primary cutaneous CD30-positive T-cell lymphoproliferative disorders (LPD) 234
- **4** 皮膚原発末梢T細胞リンパ腫，稀少型
  primary cutaneous peripheral T-cell lymphomas (PTCL), rare subtypes 235

その他の節外性 237
- **5** 節外性NK/T細胞リンパ腫，鼻型
  extranodal NK/T cell lymphoma (ENKL), nasal type 237
- **6** 腸症型T細胞リンパ腫 enteropathy-associated T-cell lymphoma (EATL) 239
- **7** 肝脾型T細胞リンパ腫 hepatosplenic T-cell lymphoma (HSTL) 240
- **8** 皮下脂肪織炎様T細胞リンパ腫
  subcutaneous panniculitis-like T-cell lymphoma (SPTCL) 241

リンパ節由来を主体とするもの 242
- **9** 血管免疫芽球性T細胞リンパ腫
  angioimmunoblastic T-cell lymphoma (AITL) 242

- 10 末梢性 T 細胞リンパ腫，非特定型
  peripheral T-cell lymphoma, not otherwise specified (PTCL, NOS) 244
- 11 未分化大細胞リンパ腫-ALK 陽性
  anaplastic large cell lymphoma (ALCL), ALK-positive 246
- 12 未分化大細胞リンパ腫-ALK 陰性
  anaplastic large cell lymphoma (ALCL), ALK-negative 248

17 Hodgkin リンパ腫 ……………………………………………… 252
Hodgkin lymphoma (HL)

18 免疫不全に伴うリンパ増殖性疾患 ……………………………… 261
immunodeficiency-associated lymphoproliferative disorders

- 1 原発性免疫不全に伴うリンパ増殖性疾患 lymphoproliferative diseases associated with primary immune disorders (LPD with PID) 261
- 2 HIV 関連リンパ腫 lymphomas associated with HIV infection 262
- 3 移植後のリンパ増殖性疾患
  post-transplant lymphoproliferative disorders (PTLD) 263
- 4 他の医原性免疫不全に関連したリンパ増殖性疾患 other iatrogenic immunodeficiency-associated lymphoproliferative disorders (LPD) 264

19 組織球症 ………………………………………………………… 266
histiocytosis

- 1 Langerhans 細胞組織球症 Langerhans cell histiocytosis (LCH) 266
- 2 組織球肉腫 histiocytic sarcoma 269
- 3 指状嵌入細胞肉腫 interdigitating dendritic cell sarcoma 269
- 4 濾胞樹状細胞肉腫 follicular dendritic cell sarcoma 269

付表 …………………………………………………………………… 271
索引 …………………………………………………………………… 277

略　語

aCML	atypical chronic myeloid leukemia	非定型慢性骨髄性白血病
aCGH	array comparative genomic hybridization	アレイ比較ゲノムハイブリダイゼーション
ACP	acid phosphatase	酸ホスファターゼ
AEL	acute erythroid leukemia	急性赤芽球性白血病
AIDS	acquired immunodeficiency syndrome	後天性免疫不全症候群
AITL	angioimmunoblastic T-cell lymphoma	血管免疫芽球性T細胞リンパ腫
ALCL	anaplastic large cell lymphoma	未分化大細胞リンパ腫
ALL	acute lymphoblastic leukemia	急性リンパ(芽球)性白血病
AMKL	acute megakaryoblastic leukemia	急性巨核芽球性白血病
AML	acute myeloid leukemia	急性骨髄性白血病
AML with TLD	AML with trilineage dysplasia	3系統の異形成を伴う急性骨髄性白血病
AMML	acute myelomonocytic leukemia	急性骨髄単球性白血病
AMoL	acute monocytic leukemia	急性単球性白血病
ANAE	α-naphthyl acetate esterase	アルファナフチルアセテートエステラーゼ
ANBE	α-naphthyl butyrate esterase	アルファナフチルブチレートエステラーゼ
ANC	all nucleated cells of bone marrow	骨髄全有核細胞
APL	acute promyelocytic leukemia	急性前骨髄球性白血病
APMF	acute panmyelosis with myelofibrosis	骨髄線維症を伴う急性汎骨髄症
ASM	aggressive systemic mastocytosis	高悪性度全身性肥満細胞症
ATLL	adult T-cell leukemia/lymphoma	成人T細胞白血病/リンパ腫
AUL	acute undifferentiated leukemia	急性未分化白血病
B-ALL/LBL	B lymphoblastic leukemia/lymphoma	Bリンパ芽球性白血病/リンパ腫
BCR	breakpoint cluster region	ブレイクポイント(切断点)集積領域
BFU-E	burst-forming unit-erythroid	前期赤芽球系前駆細胞
BL	Burkitt lymphoma	Burkittリンパ腫
B-PLL	B-cell prolymphocytic leukemia	B細胞前リンパ球性白血病

略語

C-ALCL	primary cutaneous anaplastic large cell lymphoma	皮膚原発未分化大細胞リンパ腫
CEL	chronic eosinophilic leukemia	慢性好酸球性白血病
CEL, NOS	CEL, not otherwise specified	非特定型慢性好酸球性白血病
CFU-E	colony-forming unit-erythroid	後期赤芽球系前駆細胞
CFU-GM	colony-forming unit-granulocyte-macrophage	顆粒球単球系前駆細胞
CFU-Meg	colony-forming unit-megakaryocyte	巨核芽球系前駆細胞
CHL	classical Hodgkin lymphoma	古典的 Hodgkin リンパ腫
cIg	cytoplasmic immunoglobulin	細胞質内免疫グロブリン
CLA	cutaneous lymphocyte-associated antigen	皮膚リンパ球関連抗原
CLL	chronic lymphocytic leukemia	慢性リンパ性白血病
CLPD-NK	chronic lymphoproliferative disorders of natural killer cells	natural killer(NK)細胞慢性リンパ増殖症
CM	cutaneous mastocytosis	皮膚肥満細胞症
CML	chronic myelogenous leukemia	慢性骨髄性白血病
CMML	chronic myelomonocytic leukemia	慢性骨髄単球性白血病
CNL	chronic neutrophilic leukemia	慢性好中球性白血病
CNS	central nervous system	中枢神経系
cp	composite karyotype	混成核型
DIC	disseminated intravascular coagulation	播種性血管内凝固症候群
DLBCL	diffuse large B-cell lymphoma	びまん性大細胞型 B 細胞リンパ腫
DS	Down syndrome	ダウン症候群
EATL	enteropathy-associated T-cell lymphoma	腸症型 T 細胞リンパ腫
EBNA	EBV-associated nuclear antigen	EB ウイルス関連核抗原
EBER	EBV encoded small RNA	EB ウイルスコード小 RNA
EBV	Epstein-Barr virus	EB ウイルス
EEC	endogenous erythroid colony	内因性赤芽球コロニー
EMA	epithelial membrane antigen	上皮性膜抗原
ENKL	extranodal NK/T cell lymphoma	節外性 NK/T 細胞リンパ腫
EPO	erythropoietin	エリスロポエチン
ET	essential thrombocythemia	本態性血小板血症
FAB	French-American-British	仏 - 米 - 英
FCM	flow cytometry	フローサイトメトリー
FDC	follicular dendritic cell	濾胞樹状細胞

FISH	fluorescence *in situ* hybridization	蛍光 *in situ* ハイブリダイゼーション
FL	follicular lymphoma	濾胞性リンパ腫
FSC	forward scatter	前方散乱光
GC	germinal center	胚中心
G-CSF	granulocyte colony-stimulating factor	顆粒球コロニー刺激因子
GM-CSF	granulocyte-macrophage colony-stimulating factor	顆粒球単球コロニー刺激因子
GP	glycoprotein	糖蛋白
HAM	HTLV-1 associated myelopathy	HTLV-1 関連脊髄症
HCL	hairy cell leukemia	ヘアリー細胞白血病
HE	hematoxylin-eosin	ヘマトキシリン–エオシン
HES	hypereosinophilic syndrome	好酸球増加症候群
HIV	human immunodeficiency virus	ヒト免疫不全ウイルス
HL	Hodgkin lymphoma	Hodgkin リンパ腫
HSTL	hepatosplenic T-cell lymphoma	肝脾型 T 細胞リンパ腫
HTLV-1	human T-cell leukemia/lymphoma virus type 1	ヒト T 細胞白血病 / リンパ腫ウイルス 1 型
ICUS	idiopathic cytopenia of undetermined significance	意義不確定の特発性血球減少症
IDC	interdigitating dendritic cell	指状嵌入樹状細胞
IG	immunoglobulin	免疫グロブリン
IL	interleukin	インターロイキン
IPI	international prognostic index	国際予後因子(指数)
IPSS	international prognostic scoring system	国際予後スコアリングシステム
IRF4	interferon-regulatory factor 4	インターフェロン調節因子 4
ISCN	An International System for Human Cytogenetic Nomenclature	ヒト細胞遺伝学に関する国際命名規約
ISM	indolent systemic mastocytosis	低悪性度全身性肥満細胞症
ITD	internal tandem duplication	遺伝子内縦列重複
IVLBCL	intravascular large B-cell lymhoma	血管内大細胞型 B 細胞リンパ腫
JMML	juvenile myelomonocytic leukemia	若年性骨髄単球性白血病
KIR	killer immunoglobulin-like receptors	キラー細胞抑制レセプター
LBL	lymphoblastic lymphoma	リンパ芽球性リンパ腫
LC	Langerhans cell	ランゲルハンス細胞
LCH	Langerhans cell histiocytosis	ランゲルハンス細胞組織球症

LDCHL	lymphocyte depleted classical Hodgkin lymphoma	リンパ球減少型古典的 Hodgkin リンパ腫
LMP1	latent membrane protein 1	潜伏感染膜蛋白 1
LOH	loss of heterozygosity	ヘテロ接合性の消失
LPD	lymphoproliferative disorders	リンパ増殖症
LPL	lymphoplasmacytic lymphoma	リンパ形質細胞性リンパ腫
LRCHL	lymphocyte-rich classical Hodgkin lymphoma	リンパ球優位型古典的 Hodgkin リンパ腫
LyP	lymphomatoid papulosis	リンパ腫様丘疹症
MALT	mucosa-associated lymphoid tissue	粘膜関連リンパ組織
MCCHL	mixed cellularity classical Hodgkin lymphoma	混合細胞型古典的 Hodgkin リンパ腫
MCL	mantle cell lymphoma	マントル細胞リンパ腫
MCL	mast cell leukemia	肥満細胞性白血病
M-CSF	macrophage colony-stimulating factor	単球コロニー刺激因子
MDS	myelodysplastic syndrome	骨髄異形成症候群
MDS-F	MDS with myelofibrosis	骨髄線維化を伴う MDS
MDS/MPN	myelodysplastic/myeloproliferative neoplasms	骨髄異形成・骨髄増殖性腫瘍
MDS/MPN, U	MDS/MPN, unclassifiable	分類不能型 MDS/MPN
MF	mycosis fungoides	菌状息肉腫
MGUS	monoclonal gammopathy of undetermined significance	意義未確定の単クローン性高ガンマグロブリン血症
MM	multiple myeloma	多発性骨髄腫
MPAL	mixed phenotype acute leukemia	混合表現型急性白血病
MPN	myeloproliferative neoplasms	骨髄増殖性腫瘍
MPO	myeloperoxidase	ミエロペルオキシダーゼ
MRD	minimal residual disease	微小残存病変
MZL	marginal zone lymphoma	濾胞辺縁帯リンパ腫
NAP(LAP)	neutrophil(leukocyte) alkaline phosphatase	好中球アルカリホスファターゼ
N-ASD-CAE	naphthol AS-D chloroacetate esterase	ナフトール ASD クロロアセテートエステラーゼ
N/C 比	nuclear/cytoplasmic ratio	核・細胞質比
NK cell	natural killer cell	ナチュラルキラー細胞, NK 細胞
NLPHL	nodular lymphocyte predominant Hodgkin lymphoma	結節性リンパ球優位型 Hodgkin リンパ腫
NMZL	nodal marginal zone lymphoma	節性濾胞辺縁帯リンパ腫
NOS	not otherwise specified	非特定型

NSCHL	nodular sclerosis classical Hodgkin lymphoma	結節硬化型古典的Hodgkinリンパ腫
NSE	non-specific esterase	非特異的エステラーゼ
PAS	periodic acid-Schiff	過ヨウ素酸シフ
PBL	plasmablastic lymphoma	形質芽細胞性リンパ腫
PCFCL	primary cutaneous follicle center lymphoma	皮膚原発濾胞中心リンパ腫
PCL	plasma cell leukemia	形質細胞性白血病
PCM	plasma cell myeloma	形質細胞性骨髄腫
PCR	polymerase chain reaction	ポリメラーゼ連鎖反応
PDC	plasmacytoid dendritic cell	形質細胞様樹状細胞
PEL	primary effusion lymphoma	原発性体腔液リンパ腫
Ph染色体	Philadelphila染色体	フィラデルフィア染色体
PID	primary immune disorders	原発性免疫不全
PMF	primary myelofibrosis	原発性骨髄線維症
PPO	platelet peroxidase	血小板ペルオキシダーゼ
PTCL	peripheral T-cell lymphomas	末梢性T細胞リンパ腫
PTLD	post-transplant lymphoproliferative disorders	移植後のリンパ増殖性疾患
PV	polycythemia vera	真性赤血球増加症（真性多血症）
RA	refractory anemia	不応性貧血
RAEB	refractory anemia with excess blasts	芽球増加を伴う不応性貧血
RAEB-t	RAEB in transformation	白血病移行期の芽球増加を伴う不応性貧血
RARS	refractory anemia with ring sideroblasts	環状鉄芽球を伴う不応性貧血
RARS-T	RARS associated with marked thrombocytosis	血小板増加と環状鉄芽球増加を伴う不応性貧血
RCC	refractory cytopenia of childhood	小児の不応性血球減少症
RCMD	refractory cytopenia with multilineage dysplsia	多系統の形態異常を伴う不応性血球減少症
RCUD	refractory cytopenia with unilineage dysplasia	単系統の形態異常を伴う不応性血球減少症
RN	refractory neutropenia	不応性好中球減少症
RT	refractory thrombocytopenia	不応性血小板減少症
RT-PCR	reverse transcriptase-polymerase chain reaction	逆転写酵素PCR
SBB	Sudan black B	ズダンブラックB
SCF	stem cell factor	幹細胞因子
SHM	somatic hypermutation	体細胞超変異

略語

sIg	surface membrane immunoglobulin	細胞表面免疫グロブリン
SKY	spectral karyotyping	スカイ
SLL	small lymphocytic lymphoma	小リンパ球性リンパ腫
SMZL	splenic marginal zone lymphoma	脾濾胞辺縁帯リンパ腫
SPTCL	subcutaneous panniculitis-like T-cell lymphoma	皮下脂肪織炎様T細胞リンパ腫
SS	Sézary syndrome	Sézary症候群
SSC	side scatter	側方散乱光
T-ALL/LBL	T lymphoblastic leukemia/lymphoma	Tリンパ芽球性白血病/リンパ腫
TAM	transient abnormal myelopoiesis	一過性骨髄増殖症
t-AML	therapy-related AML	治療関連AML
TdT	terminal deoxynucleotidyl transferase	ターミナルデオキシヌクレオチジルトランスフェラーゼ
THRLBCL	T-cell/histiocyte-rich large B-cell lymphoma	T細胞/組織球豊富型大細胞型B細胞リンパ腫
TIA1	T-cell intracellular antigen 1	T細胞細胞内抗原1
T-LGL	T-cell large granular lymphocyte leukemia	T細胞大顆粒リンパ球性白血病
t-MDS	therapy-related MDS	治療関連MDS
t-MDS/MPN	therapy-related MDS/MPN	治療関連MDS/MPN
TNF	tumor necrosis factor	腫瘍壊死因子
T-PLL	T-cell prolymphocytic leukemia	T細胞前リンパ球性白血病
TPO	thrombopoietin	トロンボポエチン
TR(TCR)	T-cell receptor	T細胞受容体
VEGF	vascular endothelial growth factor	血管内皮増殖因子
WHO	World Health Organization	世界保健機関
WM	Waldenström macroglobulinemia	ヴァルデンストレームマクログロブリン血症

Part I

検査法

1 骨髄検査・リンパ節生検
bone marrow examination/lymph node biopsy

1 骨髄検査

A 骨髄穿刺法

　穿刺部位は腸骨（上後腸骨棘，上前腸骨棘），胸骨（第2肋間），小児では脊椎骨棘突起，脛骨などで行う．第一選択は，骨折などの合併症が少なく安全性が高い点から上後腸骨棘で行う．上後腸骨棘は，dry tap で吸引ができない時にすぐ生検が同時にできる利点があるが，肥満の人では穿刺が難しい．胸骨は皮下脂肪が薄く平坦であるので手技が簡単であり，高年齢の人でも骨髄細胞が保たれている利点はあるが，骨髄腫や骨粗鬆症では骨折を起こしやすく，また生検は不可能なので熟練した人が必要な場合のみに実施すべきである（図 1-1）．

　穿刺針は従来小宮式などが用いられてきたが，ディスポーザブルが一般的になってきている．皮膚と骨膜は痛みを感じる部位なので十分麻酔をする．麻酔の際に皮膚表面から骨膜までの深さを注射針で確認し，骨髄穿刺針のストッパーから針先までの長さを，その深さに 5 mm 程度付け加えた長さに調節しておく．母指球と人差し指で骨髄穿刺針を固定保持し，穿刺部位の皮膚も反対の手で穿刺中に位置がずれないように固定しておく．穿刺針で皮膚を穿刺し，骨膜に針先が当たっていることを確認する．麻酔が十分であれば痛みはない．穿刺針が骨膜に達したら，キリで穴をあけるような要領で垂直に針を進め，骨から骨髄まで到達させる．緻密質を過ぎ骨髄内に針先が入ると，急に抵抗がなくなる．ここまで到達すると，穿刺針は手を離しても倒れずに立つようになる．

　ここで内筒針を抜いて，ディスポーザブル注射シリンジ（できれば 10 mL が使いやすい）を接続する．吸引時の痛みは麻酔が効かない痛みのため，痛みが生じる旨を患者にあらかじめ知らせておくとよい．ディスポーザブル注射器の内筒を素早く吸引し，陰圧をかけた状態にして骨髄液を吸引する．末梢血の混入を避けるためには素早く吸引することである．骨髄液が十分採取された時には患者には

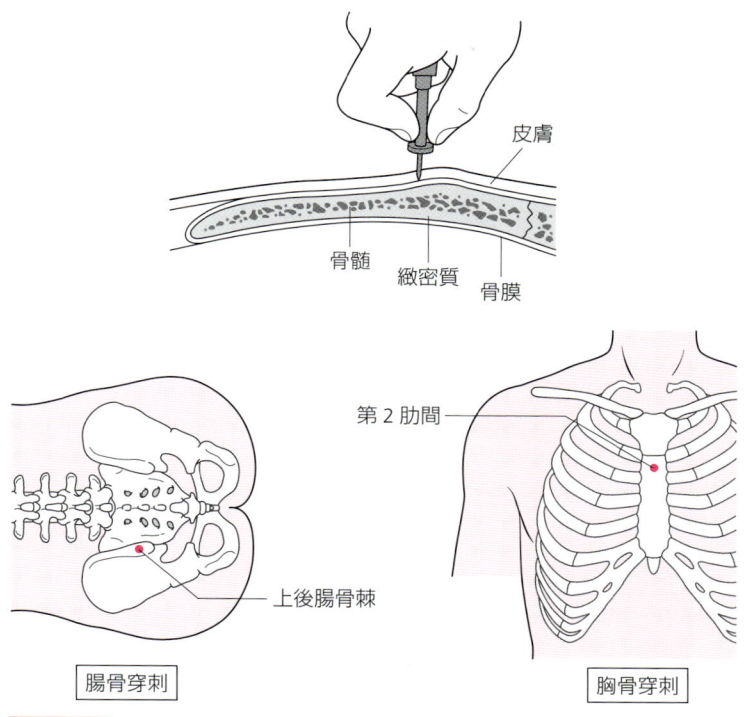

図1-1 骨髄穿刺の方法と部位

かなりの苦痛が伴う．

　骨髄液は通常 0.5～1 mL 吸引し，塗抹標本および病理提出用に時計皿にあける．細胞表面形質検査，染色体検査，遺伝子検査，電子顕微鏡検査，細胞保存用の検体には，あらかじめヘパリンを加えたディスポーザブル注射シリンジで骨髄液を約 1～2 mL 吸引し，分注して提出する．骨髄液の吸引量が多いと末梢血の混入が多くなるので，採取量は必要量にとどめるのがよい．明らかに骨髄まで穿刺針が到達しているにもかかわらず，骨髄液が採取できない場合には dry tap などが疑われるため，後述する骨髄生検に切り替える．穿刺針を抜いた後は消毒後，圧迫固定する．

　時計皿にあけた骨髄液はマイクロピペットで必要量採取し，チルク液で希釈し，有核細胞数と巨核球数を測定する．さらに骨髄小片をピンセットで採取し，2枚のガラス板で軽く圧迫しながらすり合わし，圧挫（押しつぶし）標本を作製す

① 骨髄小片（particle）の採取

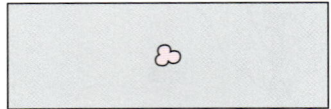

骨髄穿刺液中からピンセットで，particle をスライドグラス上に取り出す．

② 標本作製法

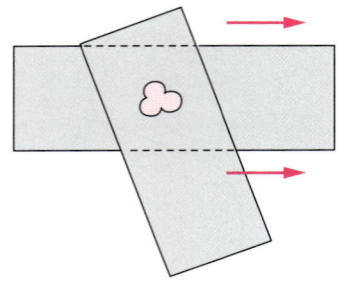

particle 上に別のスライドグラスを載せ，軽く押し当て，矢印の方向に移動させる．
通常，1 検体につき 2 枚の圧挫標本を作製する．

③ 圧挫標本の外観

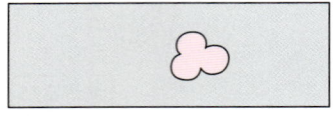

良い圧挫標本は particle の潰れた場所が目視でき，染色後には濃青に染まる．

図 1-2 圧挫標本の作り方

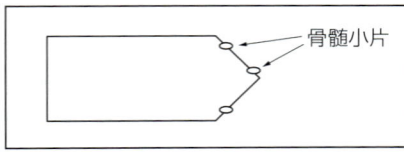

図 1-3 塗抹標本
骨髄小片があるのがよい塗抹標本である．

る（図1-2）．また末梢血塗抹標本を作製するのと同じ要領で，塗抹標本を10枚程度作製する．塗抹標本を作製する時には，塗抹後にドライヤーで速やかに乾燥させる．骨髄液は末梢血よりも細胞数が多いので，薄めのプレパラートを作製したほうがよい．

　良い骨髄液の採取法は，①骨髄を吸引する際にはなるべく早く吸引することで，末梢血が混入しないようにする．これは骨髄での細胞密度を正確に判断するのに重要である．②細胞密度を判定するには，有核細胞数の測定は目安になる

が，圧挫標本で行うことが望ましく，一層正確に骨髄細胞数を判断できる．圧挫標本がない場合には，可能な限り骨髄小片が複数付着した標本が望ましい（図1-3）．③塗抹標本を作製する時には，ドライヤーでの乾燥が遅れると，細胞が収縮しクロマチンなどの判定が困難となり，判断を誤ることがある．

B 骨髄生検

　骨髄生検は，骨髄組織を直接採取する方法であるため，吸引ができない場合にも施行でき，末梢血混入の影響を受けないのが利点である．その適応は以下の通りである．
①汎血球減少症などで，骨髄造血細胞密度の正確な評価
② dry tap（骨髄線維症，癌の骨髄浸潤など）で吸引が不可能な場合
③悪性リンパ腫の骨髄浸潤の有無の評価
④結核，サルコイドーシスなどの肉芽腫形成疾患

　部位は上後腸骨棘に限られる．一般的には骨髄穿刺でできた針穴を利用し，続けて生検をすることが多い．図1-4に図示するように骨髄穿刺でできた針穴に生検針を入れ，骨に固定し圧をかけながら左右交互に半回転させながら，徐々に骨髄内に針先を押し進める．緻密質を抜け骨髄に達すると抵抗がなくなるので，ここで内針を抜き，次いで外套針をさらに左右交互に半回転させながら，2 cmほど進める．この際一挙に針が入ってしまうのを防ぐために，人差し指をストッパー代わりに利用する．必要な深さに達したら，針先の骨髄片を折るようにするため，外套針を左右上下に軽く動かし，回転させ，組織片を外套針内腔に収めたまま，外套針を抜去する．探針で組織片を押し出すと挫滅せずに取り出せる．10％ホルマリン液に入れて提出する．

C 結果の解釈

吸引塗抹標本

a）まず弱拡大で観察し，以下の3点について評価する．
　①**細胞密度（有核細胞数）**：圧挫標本でみる．有核細胞が多いか少ないかにより，過形成，正形成，低形成に分類する．脂肪と細胞の割合は正常の成人骨髄では1：1でこの状態を正形成と呼ぶ．造血巣がこれよりも増加した場合，減少した場合をそれぞれ過形成，低形成と呼ぶ．年齢が高くなるに従って造血巣は少なくなる．骨の部位，骨髄内の部位によっても造血巣は異な

I 検査法

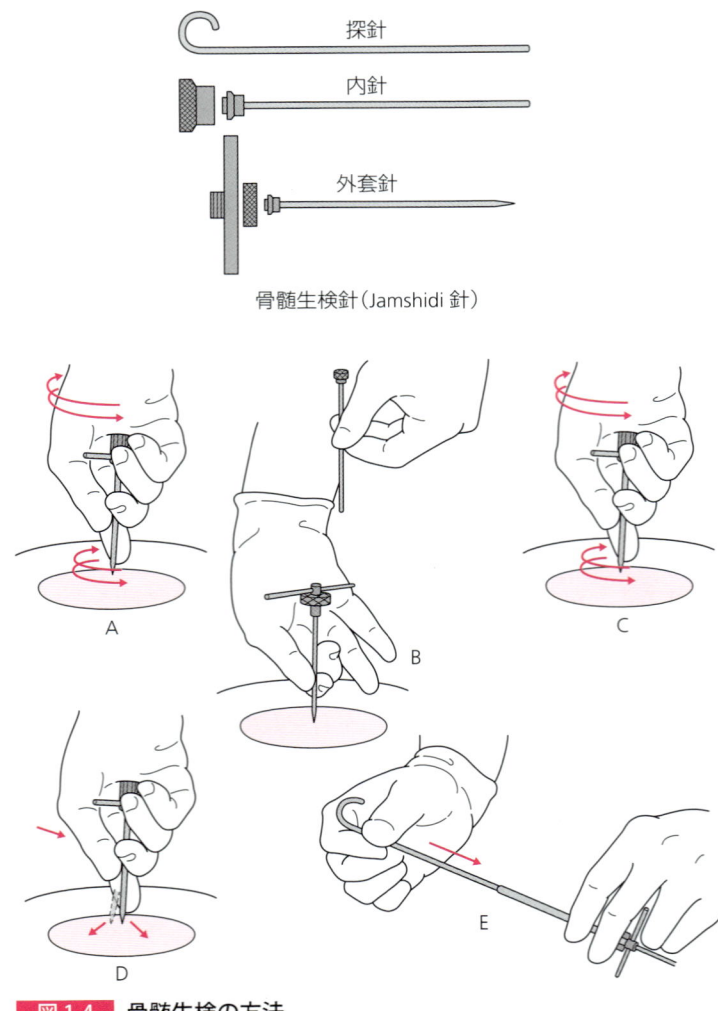

図 1-4 骨髄生検の方法

る．脂肪量は有核細胞数と反比例する．
②**巨核球**：大きい細胞なので，弱拡大で鏡検する．標本の引き始めや引き終わり，辺縁に集まることが多い．血小板の破壊亢進による血小板減少症では巨核球数は保たれているか増加しているが，再生不良性貧血ではほぼみられない．

表1-1 健常人骨髄像

	平均(%)	偏差域(%)		平均(%)	偏差域(%)
好中球(計)	45.08	40〜50	形質細胞	1.43	0.4〜2.6
骨髄芽球	0.72	0.4〜1.0	細網細胞	3.92	1.8〜6.4
前骨髄球	1.19	0.4〜2.2	骨髄巨核球	0.07	
骨髄球	9.61	6.4〜12.4	赤芽球系(計)	20.09	14〜25
後骨髄球	15.54	10〜20	前赤芽球	0.20	0〜0.4
桿(杆)状核球	9.77	5〜12	大赤芽球	0.52	0〜1
分葉核球	8.25	4〜15	正赤芽球	19.09	11〜26
好酸球	3.07	1.0〜5.0	同核分裂像	0.28	0〜0.6
好塩基球	0.13	0〜0.4	M/E比	2.5	1.2〜3.8
単球	4.03	2.8〜5.4	有核細胞数(万/μL)	18.50	10〜25
リンパ球	22.15	15〜25	骨髄巨核球数(/μL)	130	50〜150

(日野志郎. Medical Technology. 1991; 19: 614-20)

③**腫瘍細胞の有無**：癌の骨髄転移や悪性リンパ腫の骨髄浸潤などの腫瘍細胞集塊は標本の引き始め，引き終わりに巣状に集まることが多い．腫瘤を形成しない稀なリンパ腫である血管内大細胞型B細胞リンパ腫(IVLBCL)の診断では骨髄生検が有用である．骨髄原発性びまん性大細胞型B細胞リンパ腫では血球減少を伴うことが多く，骨髄検査で初めて腫瘍細胞を検出しうることがある．

b) ついで強拡大(油浸)にして，塗抹標本の引き終わり1/3のあたりで細胞を同定する．骨髄像は細胞500個をカウントするのが望ましい．顆粒球系細胞の合計数(M)と赤芽球系細胞の合計数(E)の比を計算する．正常のM/E比は2〜3程度であるが，慢性骨髄性白血病などでは10程度にも上昇し，溶血性貧血で赤芽球系細胞が増加すると1以下になる．表1-1に健常人骨髄像の細胞分布を示す．顆粒球系細胞では，異常細胞の有無や異形成，成熟障害の有無，好酸球や好塩基球の増減などをチェックする．赤芽球系細胞では巨赤芽球性変化や異形成の有無，分裂細胞数などをみる．その他，リンパ系細胞や形質細胞の増減および異常細胞の有無，マクロファージの数，貪食像や肉芽腫の有無などを検討する．

骨髄生検

吸引で得られる骨髄に比べて，末梢血の混入がないため，造血細胞の細胞密度(骨髄腔全体の面積に対する脂肪細胞の面積比)をより正確に評価できる．造血巣の密度は年齢に伴って大きく変化する．出生直後は骨髄に脂肪細胞はみられず，

造血細胞によって占められているが，生後数週間で80％台に減少し，以後30歳代では年齢が進むに従って減少し続ける．40〜60歳代では50％程度の造血巣が維持されるが，70歳を超えると再び造血巣の減少が進む．

骨髄生検は造血細胞の細胞密度を正確に評価できるので，再生不良性貧血の診断には特に有用である．骨髄線維症の診断には必須で，鍍銀染色で線維の増殖がみられる．悪性リンパ腫での病期決定にも必須であり，骨髄の浸潤があれば病期IVである．骨髄増殖性疾患では細胞密度が高くなる．結核，サルコイドーシス，ブルセラ症，ヒストプラズマ症などでは肉芽腫が認められる．

D 特殊染色

ロマノフスキー Romanovsky 染色

ライト・ギムザ Wright-Giemsa 染色またはメイ・グルンワルド・ギムザ May-Grünwald-Giemsa 染色は血球を観察するのに一般的な方法である．核酸，蛋白など酸性基を持つ好塩基性物質は青く染まり，ヘモグロビンなど塩基を持つ物資は好酸性に染まる．両者の混合物は好中性であり中間の紫色に染色される．

ミエロペルオキシダーゼ myeloperoxidase（MPO）染色

ミエロペルオキシダーゼは過酸化水素の存在下にフェノールなど基質の酸化を触媒する酵素である．好中球の一次，二次顆粒は染色される．単球のリゾチーム顆粒は弱陽性に染まる．リンパ球や赤芽球には存在しない．急性骨髄性白血病（AML）の診断に有用である．光で退色する性質がある．組織標本では免疫染色を行う．

ズダンブラック B Sudan black B（SBB）染色

好中球の一次・二次顆粒，単球のライソゾームには脂肪が存在し，この染色はこれらの脂質を染める．ミエロペルオキシダーゼと同様に好中球は染色され，単球は弱陽性に染色させる．時が経ても染色性は退色しない．FAB分類ではミエロペルオキシダーゼもしくはズダンブラックB染色で3％以上の芽球が陽性である時にAMLと診断している．診断には両方の染色を行うのがよい．

エステラーゼ esterase 染色

エステラーゼは脂肪族・芳香エステルを加水分解する酵素で1-9のアイソザイムがある．そのうち，1，2，7-9は特異的エステラーゼと呼ばれ，顆粒球系細胞や肥満細胞を染色する．3-6は非特異的エステラーゼと呼ばれ，単球，巨核球，好塩基球，形質細胞にみられる．両者は異なった基質によって染め分けられ

るので，同じ標本で同時にエステラーゼ二重染色として行うことが多いが，特異的エステラーゼ specific esterase 染色，非特異的エステラーゼ nonspecific esterase 染色として別々に行うこともある．単球系白血病と顆粒球系白血病の鑑別に有用である．特異的エステラーゼ染色の基質としては naphthol AS-D chloroacetate を用いる．この染色はすべての成熟段階にある顆粒球や単球を染める．また，特に髄外の骨髄系腫瘍の診断に有用である．AML の診断にはミエロペルオキシダーゼよりも感度が低い．非特異的エステラーゼの基質としては α-naphthyl butyrate または α-naphthyl acetate を用いる．この染色は単球を染めるのに有効であり，顆粒球系細胞や好酸球は染色しない．このうち α-naphthyl butyrate のほうがより特異性が高い．sodium fluoride (NaF) の阻害を行うと単球系細胞では染色が阻害されるが顆粒球では阻害されないことから診断的価値がある．組織標本でもエステラーゼ染色は顆粒球系細胞の割合を判断するのに役に立つ．

パス periodic acid-Schiff (PAS) 染色

細胞内グリコーゲンや好中性ムコ多糖類を染色する．赤白血病ではびまん性に細胞質が染色され，急性リンパ性白血病 (ALL) では粗な顆粒状に，急性骨髄性白血病 (AML) では細顆粒状に染まることが多い．Gaucher 病の時に glucocerebrosidase の蓄積を検出するのに特に有用である．

酸ホスファターゼ acid phosphatase (ACP) 染色

この酵素はすべての血球に存在するが，T リンパ球では顆粒状に染まるので，T 細胞性白血病の診断に有用である．また，酸ホスファターゼは酒石酸を加えることで阻害を受けるが，有毛細胞白血病細胞では阻害されず，染色性が保たれることも診断に有用である．

トルイジンブルー toluidine blue 染色

ムコ多糖類を染色し，好塩基球や肥満細胞が異染性を示し赤紫色に染色されるので，それらの同定に用いられる．

鉄 iron 染色

細胞内の鉄はフェリチンやヘモジデリンとして存在する．これらはベルリン青により青緑色に染まる．赤芽球は 20〜50％の細胞で鉄顆粒を 1 つ以上含む．染色されている赤芽球を鉄芽球という．鉄の利用が障害される骨髄異形成症候群での 1 亜型では，ミトコンドリア内に貯蔵した鉄が環状に染まり，環状鉄芽球は環状鉄芽球を伴う骨髄異形成症候群の診断的価値を有する．

I 検査法

好中球アルカリホスファターゼ neutrophil alkaline phosphatase(NAP)染色

　白血球アルカリホスファターゼ leukocyte alkaline phosphatase(LAP)ともいう．アルカリホスファターゼ活性は好中球の細胞質に局在している．100個の好中球でおのおのの陽性度を判定し，合計した陽性度を指数として表す．EDTAはアルカリホスファターゼの酵素を阻害するので，ETDA採血で作製した標本は用いないことが望ましい．慢性骨髄性白血病，発作性夜間血色素尿症，ウイルス感染症などでは低値を示し，真性赤血球増加症，骨髄線維症，類白血病反応などでは高値を示す．

2 リンパ節生検

A 生検部位

　リンパ腫の組織型診断はよい生検材料を得ることが重要である．リンパ節生検では可能な限り大きいリンパ節を丸ごと採取する．針生検は簡便にでき患者への侵襲も少ないが，挫滅が強い場合には細胞の形態観察が難しく診断が困難になる．さらにリンパ節全体の構造が診断に必要とされる濾胞性リンパ腫，Hodgkinリンパ腫やT細胞リンパ腫の場合には，診断を誤ることがあるため勧められない．

　採取部位の選択順位については，鼠径部は反応性リンパ節腫脹を認めることがあるので，頸部リンパ節が腫脹していれば頸部を優先する．

　節外臓器におけるリンパ腫の組織診断にあたっては，内視鏡等による小片の採取のみが可能な場合も多いと考えられるが，この場合，挫滅・変性の加わらないような標本が十分量採取されている必要がある．

B 検査項目

　腫瘤を形成しない稀なリンパ腫としてIVLBCLや原発性体腔液リンパ腫(PEL)がある．PELの診断には，細胞診以外に穿刺液の細胞表面形質，染色体・遺伝子検査を行う必要がある．

　図1-5に示すようにリンパ節は薄くスライスして固定を十分にし，病理検査に提出する．正確な病理組織学的な診断のためには，いかなる組織であっても，迅

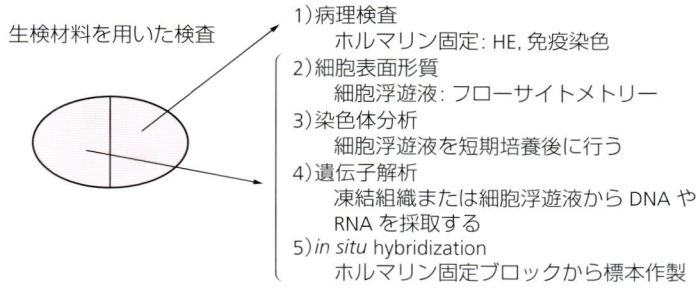

図 1-5 リンパ節の処理法

速かつ適切な固定が行われることが必須である．採取した標本が大きい場合には適切な割を入れないと固定液が充分浸透せず，不良な組織標本となる．免疫組織化学の成否も，迅速かつ適切な固定が行われているか否かが非常に重要である．

細胞表面形質，染色体・遺伝子検査に関しては，リンパ節をバラバラにして清潔に細胞浮遊液を作成する必要があるが，検査機関によっては細胞浮遊液の作成が委託可能である．生検材料をホルマリン固定した標本では細胞表面形質，染色体，遺伝子検査を行うことができないので，事前に検査項目を吟味しておく．

C 免疫染色

組織標本において今日一般に用いられている免疫染色法は，ペルオキシダーゼを標識した抗体を用いこれをジアミノベンジジン diaminobenzidine (DAB)によって発色させるものである．ホルマリン固定のパラフィン切片においては，一般に間接法を用いる必要があり，①内因性ペルオキシダーゼブロック，②抗原賦活化(マイクロウェーブ処理)，③目的とする抗原に対する抗体(一次抗体)を反応させた後，④一次抗体を作製した動物の免疫グロブリンに対する抗体にペルオキシダーゼを標識した二次抗体を反応させて，⑤DAB による発色，脱水・透徹・封入後に観察を行う，というのがその一般的な手順である．免疫染色に用いることのできる抗体は，後述のフローサイトメトリーに用いるものと共通するものが多いが，抗原性の保存の点で不利なホルマリン固定のパラフィン切片では，用いることのできる抗体は限定されている．一方で，特別な処理がなくても，細胞質内や核内の抗原を検出しうる点や，組織切片における染色法であることから，陽性細胞の形態を観察しうることや，非常に少数の陽性細胞も検出できること，などの点で診断上欠くことができない．

2 フローサイトメトリー
flow cytometry（FCM）

1 フローサイトメトリー（FCM）とは

　フローサイトメトリー flow cytometry（FCM）とは，細胞浮遊液を高速で細い流路中に通過させ，その流路系に設置した検出装置によって細胞の性状を1個ずつ解析する方法であり，レーザー光照射と光学系，コンピューターによるデータ処理系を組み合わせ，短時間に多数の細胞を高感度で解析できる技術である．フローサイトメーターは1960年代後半に開発されたが，特定抗原と反応するモノクローナル抗体を作製する技術が確立して以来，FCMによる造血器悪性腫瘍細胞の抗原解析は不可欠な検査となっている．

2 サンプルの処理

　細胞が溶液中に浮遊した状態（細胞浮遊液）にして検査する．血液，骨髄の場合には抗凝固剤の存在下にサンプルを採取し提出する．サンプルはなるべく早く検査することが望ましいが，不可能な場合には骨髄穿刺液はそのまま室温で保存するか，分離後牛胎児血清（10％）を添加した培養液に浮遊させ，冷蔵庫に保管し1日以内に処理する．リンパ節の場合にはハサミやガラス板で押しつぶして細胞浮遊液を作製し提出する．

3 蛍光抗体法

　細胞濃度を一定に調節した後，細胞を抗体で染色する．染色法には直接法と間接法があるが，現在はほとんどが直接法で行われている．直接法では細胞のロスが少ない利点がある．蛍光色素（FITC，PE，PerCPなど）を結合させた各モノク

ローナル抗体を作用させ細胞を染色後，赤血球を溶血させた後，フローサイトメーターで測定する．細胞内抗原の検出にはあらかじめ細胞を固定し(fixation)，細胞膜透過性を亢進させる(permeabilization)という前処置が必要である．死細胞があると変性した蛋白の影響があるので，生細胞率の高い資料でないと解析精度が劣る．また細胞内抗原の染色は細胞表面抗原の検査よりも非特異的反応が多い．

抗体の反応時間は室温で10〜30分，細胞分離をしたサンプルでは4℃で30分反応させる．モノクローナル抗体の非特異的反応は抗体のFc部位が細胞のFc部位に結合することによるので，その影響を避けるためにはアイソタイプの一致した陰性コントロール抗体を用意する．サンプル中にある死細胞の影響を取り除くためには7-aminoactinomycin D (7-AAD)で染色して生細胞と死細胞を染め分け，生細胞のみでの解析を行う．

4 FCMの原理とデータ解析

蛍光はある波長の光を吸収した分子がエネルギーの高い励起状態に遷移した後，段階を経て安定な元の基底状態に戻る過程で発せられる．蛍光を発する分子はそれぞれ特有の光で励起され(励起波長)，特定範囲の波長の蛍光を発する．同一波長のレーザー光線で励起されるが，異なった範囲の波長の蛍光を発する複数の蛍光試薬を使って細胞を多重染色することにより，個々の細胞について複数の抗原の発現レベルを解析できる．最も一般的なレーザーは488 nmの励起波長を発信するアルゴンイオンレーザーで，これを用いると4種類の蛍光が測定できる．さらにヘリウムネオンレーザー，UVレーザーなどを搭載することにより，測定できる蛍光の種類を増やして同時に多くの情報を得ることができる．

細胞浮遊液を高速で細い流路を通過させ，この細胞の流れに対して直角方向からレーザー光線を当てると，細胞からは散乱光と蛍光が検出される(図2-1)．散乱光はレーザー光と同じ波長の光が当たって生じるもので，レーザー光線の進行方向に発生するのが前方散乱光forward scatter (FSC, 縦軸)で，これは細胞の大きさを反映している．90度方向に発生するのが側方散乱光side scatter (SSC, 横軸)で，細胞の複雑さ(顆粒や核)を反映している．これらの細胞に存在する抗原が蛍光物質と結合している場合，レーザー光線により励起され蛍光が発生す

I 検査法

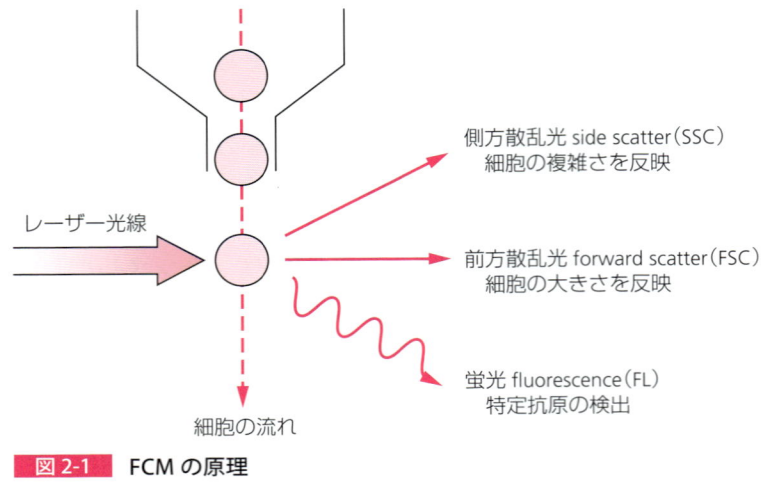

図 2-1 FCM の原理

る.
　データ解析は解析用ソフトウェアで行う．横軸に細胞の蛍光強度の測定値を，縦軸に同じ値を示した細胞の数をとった細胞数頻度分布（ヒストグラム）を示すことができる．また個々の細胞について2種類のパラメーターの値（例SSCとFSC）を2次元でプロットしたグラフをサイトグラムという．またサイトグラムやヒストグラムのある領域内の細胞のみのデータを取得することをゲート法という．ゲート法は目的の細胞のみを高感度高精度で解析できる利点があり，FCMの利点である．解析する細胞集団の絞り込みや生死細胞を区別した解析に活用できる．
　FCMの特徴は，個々の細胞についての種々のパラメーターの相関が得られること，また目的とする細胞のみを高感度高精度かつ高速大量に解析できる点である．レーザーの種類とそれに対応した蛍光色素の開発で，同時に8種類程度のパラメーターを正確に測定できるようになってきている．

5 血液細胞の分化成熟に伴う細胞抗原

　正常細胞では，各系統の分化成熟過程にある細胞には様々な表面抗原が発現しており，成熟段階によっても抗原パターンが異なる．骨髄系細胞，単球系細胞，

Ch. 2 フローサイトメトリー

表2-1 正常成熟血液細胞の分化抗原

CD No.	lymphocyte B	lymphocyte T	lymphocyte NK	monocyte	neutrophil	eosinophil	basophil	erythrocyte
2	−	+ +	+ +	−	−	−	−	−
3	−	+ +	−	−	−	−	−	−
4	−	Sub	−	+	−	−	−	−
5	Sub	+ +	−	−	−	−	−	−
8	−	Sub	Sub	−	−	−	−	−
10	−	−	−	−	+ +	+	−	−
11b	−	−	+	+ + +	+ + +	+ + +	+	−
13	−	−	−	+ + +	+ + +	+ +	+ +	−
14	−	−	−	+ + +	−	−	−	−
15	−	−	−	+	+ + + +	+	+	−
16	−	−	+ +	+/−	+ + +	−	−	−
19	+ +	−	−	−	−	−	−	−
20	+ + +	−	−	−	−	−	−	−
21	+ +	−	−	−	−	−	−	−
22	+ +	−	−	−	−	−	−	−
23	Sub	−	−	−	−	−	−	−
24	+ +	−	−	−	−	−	−	−
25	−	−	−	−	−	−	−	−
32	−	−	−	+ +	+ + +	+	+	−
33	−	−	−	+ + +	+ +	+ +	+ +	−
34	−	−	−	−	−	−	−	−
38	Sub	Sub	Sub	Sub	+	+	−	−
45	+ + +	+ + +	+ + +	+ + +	+ +	+ +	+ +	−
64	−	−	−	Sub	Sub	−	−	−
71	−	−	−	−	−	−	−	Sub

+：positive (first decade), + +：intermediate (second decade), + + +：bright (third decade), + + + +：very bright (fourth decade), Sub: subset
(Loken MR, et al. Normal antigen expression in hematopoiesis: Basis for interpreting leukemia phenotypes. In: Stewart CC, Nicholson JKA, ed. Immunophenotyping. New York: Wiley-Liss; 2000. p.133-60)[1]

Bリンパ球，Tリンパ球にそれぞれのパターンを示す．正常の顆粒球，単球，Bリンパ球，Tリンパ球の分化抗原を表2-1に示す．またT・B細胞の成熟に伴う分化抗原の発現パターンを図2-2，図2-3に示す．骨髄や末梢血中の解析対象とする細胞集団を抽出するゲート設定法が，CD45とSSCを展開させたCD45ゲート法と呼ばれる方法である．CD45抗原は白血球共通抗原であり，その発現量は各系統によって差が認められるが，赤血球や血小板には発現していない．

I 検査法

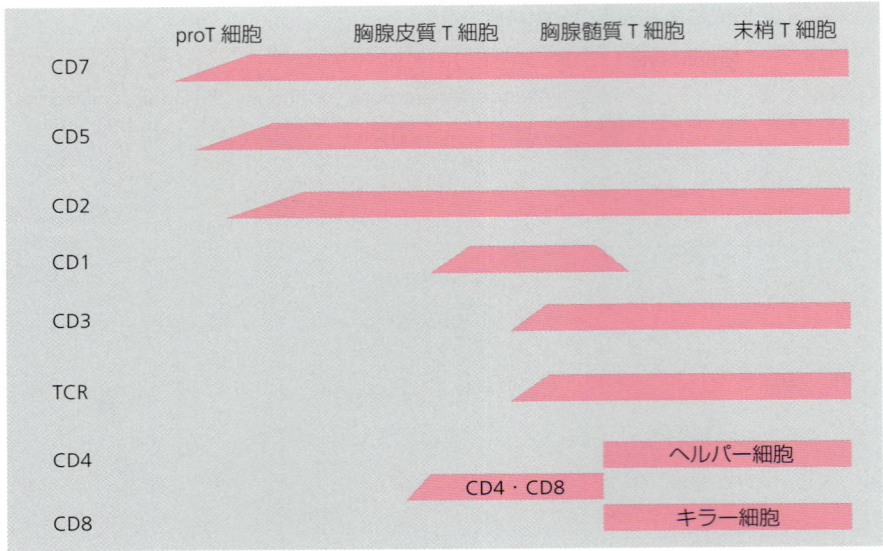

図 2-2 T細胞分化と主な表面抗原の発現

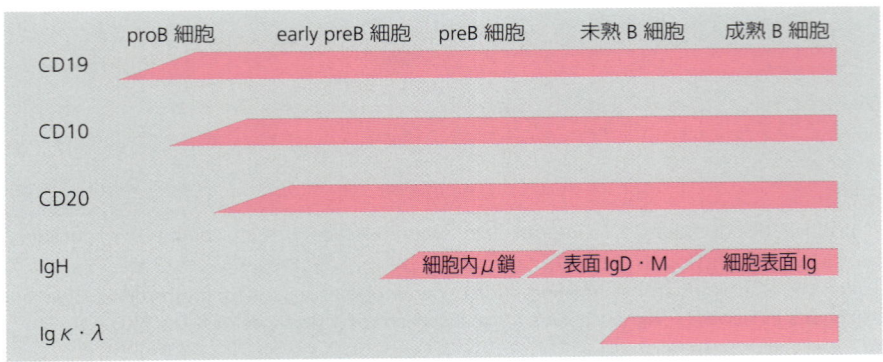

図 2-3 B細胞分化と主な分化抗原の発現

　CD45 は未熟な分化段階にある細胞では発現量が少なく，分化成熟が進むにつれて発現量が増加し，その機能は増殖関連の信号伝達に関連したチロシンホスファターゼである．CD45 の抗原量と細胞内部構造を反映する SSC を組み合わせることによって，骨髄中の各系統別の血液細胞を分化成熟別に分類することが可能となる．図 2-4，図 2-5 は骨髄細胞と正常末梢血の CD45 ゲート法を用いたサイ

表 2-2　FCM および免疫組織化学で使用される抗体

CD1a：分化初期段階にある T 細胞，皮膚 Langerhans 細胞
CD2：T 細胞，NK 細胞
CD3：T 細胞〔胸腺内における分化とともに，はじめに細胞質内に発現し（cytoplasmic CD3, cCD3），胸腺髄質 T 細胞以降では細胞表面に発現する（surface CD3, sCD3）．NK リンパ腫は cCD3 陽性，sCD3 陰性である〕
CD4：helper/inducer T 細胞，単球
CD5：T 細胞全般，B 細胞の一部
CD7：T 細胞全般，NK 細胞
CD8：suppressor/killer T 細胞，NK 細胞（一部）
CD10（common acute lymphoblastic leukemia antigen）：初期前駆細胞の B 細胞，胚中心 B リンパ球
CD11c：単球，顆粒球，NK 細胞
CD13：単球，成熟顆粒球，幼若顆粒球
CD14：単球，貪食細胞，樹状細胞
CD15：成熟好中球，好酸球，単球
CD16：NK 細胞，単球，貪食細胞
CD19：形質細胞を除く成熟段階にある B 細胞
CD20：形質細胞を除く表面 IgM 発現以後の成熟段階にある B 細胞
CD21〔complement receptor type 2（CR2）〕：濾胞樹状細胞，B リンパ球の一部
CD22：すべての B 細胞の細胞質，成熟した B 細胞の表面，形質細胞
CD23：活性化 B 細胞，単球，好酸球，濾胞樹状細胞の一部
CD25（Tac 抗原，IL-2R α 鎖）：活性化 T 細胞，活性化 B 細胞
CD30：活性化 T 細胞，活性化 B 細胞（未分化大細胞型リンパ腫，古典的 Hodgkin リンパ腫）
CD33：単球，顆粒球，幼若顆粒球
CD34：造血前駆細胞，造血幹細胞，血管内皮，"未熟な造血前駆細胞抗原"
CD38：形質細胞，活性化 T リンパ球，骨髄系細胞
CD41（GPIIb/IIIa）：血小板，巨核球
CD42：血小板，巨核球
CD43：T 細胞，組織球，骨髄球系，形質細胞，巨核球（B 細胞における aberrant expression の検索に使用）
CD45：白血球全般
CD45RO：T 細胞
CD79a：B リンパ球，形質細胞，巨核球
CD56：NK 細胞，T 細胞（一部）
CD57：NK 細胞，T 細胞（一部）
CD61（GPIIIa）：血小板，巨核球
CD68：単球，組織球
CD117（c-kit）：幼若好中球，肥満細胞，"未熟な造血前駆細胞抗原"
CD123（interleukin-3 receptor）：樹状細胞（plasmacytoid dendritic cell）
CD138（syndecan）：形質細胞
CD235〔glycophorin A（GPA）〕：赤芽球，赤血球

（次頁へつづく）

（前頁より）

CD246〔anaplastic lymphoma kinase (ALK)〕：正常リンパ球は染色されないが，未分化大細胞型リンパ腫細胞に陽性
BCL2：T細胞，B細胞
CLA(cutaneous lymphocyte-associated antigen)：皮膚のT細胞
cyclin D1：（多様な腫瘍で高発現しているが，血液系ではマントル細胞リンパ腫，骨髄腫などに限られる）
EBNA2(EBV-associated nuclear antigen)：EBウイルスに感染した細胞の一部に陽性（核内）
EMA(epithelial membrane antigen)：上皮細胞とともに，未分化大細胞型リンパ腫，古典的Hodgkinリンパ腫に陽性
Granzyme B：cytotoxic T細胞 "細胞傷害性分子"
HLA-DR(MHC class II)：B細胞，活性化T細胞，単球，骨髄前駆細胞
PAX5：Bリンパ球
Perforin：cytotoxic T細胞 "細胞傷害性分子"
LMP-1(latent membrane protein)：EBウイルスに感染した細胞の一部に陽性
lysozyme：顆粒球，単球
免疫グロブリン重鎖(IgG, IgM, IgA, IgE, IgD)：形質細胞，Bリンパ球
免疫グロブリン軽鎖(κ, λ)：形質細胞，Bリンパ球
myeloperoxidase：顆粒球，単球
S-100蛋白：樹状細胞（神経由来の細胞など様々な細胞とその腫瘍に広く発現する）
TdT：リンパ球前駆細胞（TおよびB細胞）
TIA1：cytotoxic T細胞 "細胞傷害性分子"
TCR-α/β-1：TCRα/β陽性T細胞（βF1：TCRβ鎖を認識する抗体）
TCR-γ/δ-1：TCRγ/δ陽性T細胞

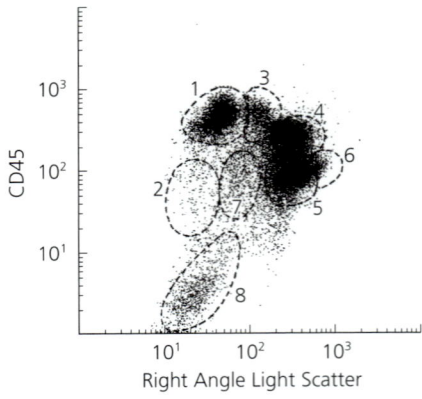

図 2-4 正常骨髄細胞のCD45サイトグラム
1: リンパ球，2: リンパ芽球，3: 単球，4: 成熟好中球，5: 後骨髄球，骨髄球，6: 前骨髄球，7: 骨髄芽球，8: 赤芽球
(Stelzer G, et al. Ann NY Acad Sci. 1993; 677: 265-80)[2]

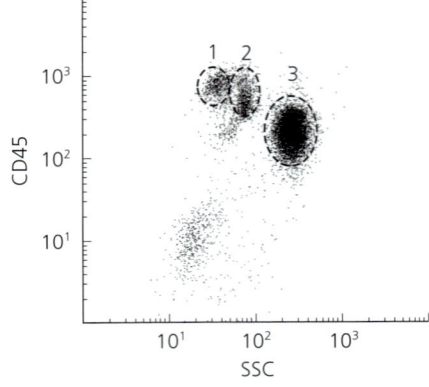

図 2-5 正常末梢血のCD45サイトグラム
1: リンパ球，2: 単球，3: 顆粒球
（SRL遺伝子・染色体解析センター細胞免疫課，桑原崇記課長より提供）

トグラムを示したものである．リンパ球，単球，芽球，成熟顆粒球，赤芽球などの細胞の分布が異なるので，腫瘍細胞比率の低いサンプルにおいても目的とする細胞の分化抗原解析が可能となる[1, 2]．表 2-2 に FCM および免疫組織化学で使用される抗体を示す．

6 FCM を用いた造血器腫瘍の診断

　FCM の利点は結果の迅速性，結果の定量性，再現性（再解析が可能），腫瘍細胞と正常細胞の区別が可能である点，クロナリティーを判断できる点，などである．"ヒト白血球分化抗原に関する国際ワークショップ会議 2014 年" には 371 の CD 番号が付けられている．腫瘍細胞が発現している抗原を検査することによって，系統と分化段階を同定することができる．通常，1 抗体に 5,000〜10,000 個の細胞を測定し，20％以上の細胞にある抗原の発現がみられた場合に陽性であると判断する．急性白血病では未分化な表現型を呈する細胞集団を形成するのでクロナリティーの判断は容易である．しかしリンパ増殖性疾患では正常のリンパ系細胞と同様な表現型を呈するため難しい．免疫グロブリン軽鎖の場合には κ/λ 比が 0.5 未満，または 3.0 以上の場合にクロナリティーがあると判断できる．

　造血器腫瘍では，正常細胞と同じような抗原分布を示さず，腫瘍細胞に特有の異常な抗原発現パターン aberrant expression を示す．この aberrant expression には，抗原発現系統不全 lineage infidelity：異なる系統の抗原が同時に発現している場合，抗原欠損 antigen absence：本来発現しているべき抗原が欠損している場合，抗原発現不整 maturational asynchrony：細胞抗原発現パターンから分化成熟段階が同定できない場合，抗原発現量異常 quantitation abnormality：抗原量の過剰発現や減少がみられる場合がある．lineage infidelity とは同一の細胞上に骨髄系抗原とリンパ球系抗原というように異なる系統の抗原が同時に発現している biphenotypic leukemia などに認められる．混合表現型急性白血病症例の結果を 図 2-6 に示す．細胞系統の異なる抗体を組み合わせて二重に染色されることから判断できる．

I 検査法

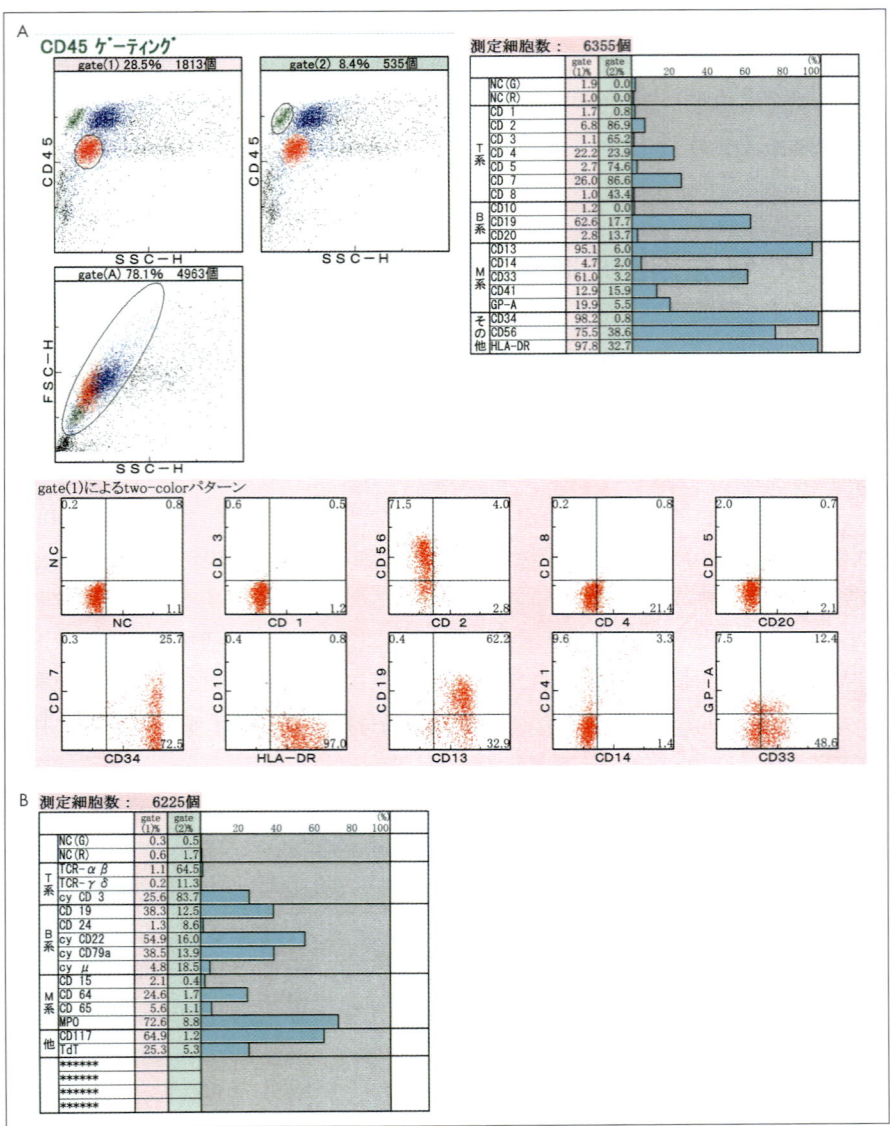

図 2-6 混合表現型急性白血病の一例

A: gate(1)の芽球細胞は CD19 と CD13 が共に陽性であることが two-color パターンよりわかる．

B: さらに，cCD79a と cMPO が陽性であることから，B + myeloid 系の形質を有すると診断できる．

7 微小残存病変（MRD）の検出

　通常の方法では1％の細胞集団を検出できるが，最近は4カラー以上の標識方法を用いて，0.01％の細胞集団を確実に検出する方法が可能になり，本法を微小残存病変 minimal residual disease（MRD）の検出に用いることが可能になった．FCMを用いたMRD法は分子学的な方法（PCR）と非常によい相関を示すことが示されている[3, 4]．MRDを検出できる精度はPCRと同程度またはやや劣る．しかしFCM法は，目的とする死細胞と生存細胞を確実に区別してその細胞集団の分布を測定できる点，遺伝子検査に比較して迅速に結果が得られる点がPCRに比べて勝る．急性白血病では細胞表面形質が疾患の経過や治療とともに変化することがあり，その点をカバーするように最大限に検出できる形質を選択する必要がある．ALLやAMLではMRDの有無は独立した予後因子と判断されており，FCMを用いたMRDの臨床的な意義がALLなどでは認められている[4, 5]．

文献

1) Loken MR. Wells DA. Normal antigen expression in hematopoiesis: Basis for interpreting leukemia phenotypes. In: Stewart C, Nicholsen JKA, ed. Immunophenotyping. New York: Wiley-Liss; 2000. p.133-60.
2) Stelzer G, Shults KE, Loken MR. CD45 gating for routine flow cytometric analysis of human bone marrow specimens. Ann N Y Acad Sci. 1993; 677: 265-80.
3) Rawstron AC, Villamor N, Ritgen M, et al. International standardized approach for flow cytometric residual disease monitoring in chronic lymphocytic leukemia. Leukemia. 2007; 21: 956-64.
4) Weng X-Q, Shen Y, Sheng Y, et al. Prognostic significance of monitoring leukemia-associated immunophenotype by eight-color flow cytometry in adults B-acute lymphoblastic leukemia. Blood Cancer J. 2013; 3: e133.
5) Schultz KR, Pullen DJ, Sather HN, et al. Risk-and response-based classification of childhood B-precursor acute lymphoblastic leukemia: a combined analysis of prognostic markers from the Pediatric Oncology Group (POG) and Children's Cancer Group (CCG). Blood. 2007; 109: 926-35.

3 細胞遺伝学的分析法
cytogenetic analysis

　組織培養と標本作成法の発達により 1956 年にヒトの染色体が男女とも 46 本であることが Tjio と Levan により決定されて以来，染色体検査は臨床医学の様々な分野で応用されるに至った．血液疾患においては 1960 年に慢性骨髄性白血病(CML)に，初めて共通した特有な染色体異常(フィラデルフィア染色体；Ph 染色体)が発見された．以後，いろいろなタイプの腫瘍の染色体研究が多数の症例についてなされ，腫瘍発生と染色体異常の因果関係が明らかになってきている(膨大な文献報告例は Mitelman のデータベースで検索できる[1])．さらに染色体を 1 本 1 本識別できる分染法，目的の遺伝子や DNA 断片を染色体や分裂間期核上に検出できる FISH 法，染色体部分や DNA のコピー数の増減を検出できるアレイ CGH 法などの技術的発達が知見の飛躍的増加をもたらした．ここでは標本作成法，分染法，FISH 法，SKY 法，アレイ CGH 法と染色体および核型の記載法について概説する．

1 標本作成法および染色法

A 染色体標本作成法

　染色体は細胞分裂中期でしかみることができない．骨髄穿刺液やリンパ節など基本的に分裂細胞のある組織を対象とする血液疾患においては，特に分裂誘起剤を加えなくとも分裂細胞が得られるが，必要に応じて加える場合もある．手順の概略は，細胞を短期培養し，培養の最後に分裂細胞をコルセミドなどで集め，低張処理(0.075M KCl)を施して細胞を膨潤化し，固定(カルノア液)，脱水し，スライドガラス上に広げる．手順の概略を図 3-1 に示す．骨髄やリンパ節から得られる染色体は PHA 添加末梢血培養に比べると縮みやすく，特に腫瘍細胞ではその傾向が強く，300 バンドレベルくらいの分染パターンしか得られないことも珍しくない．縮みの少ない染色体標本を得るため，メトトレキサート(MTX)に

Ch. 3 細胞遺伝学的分析法

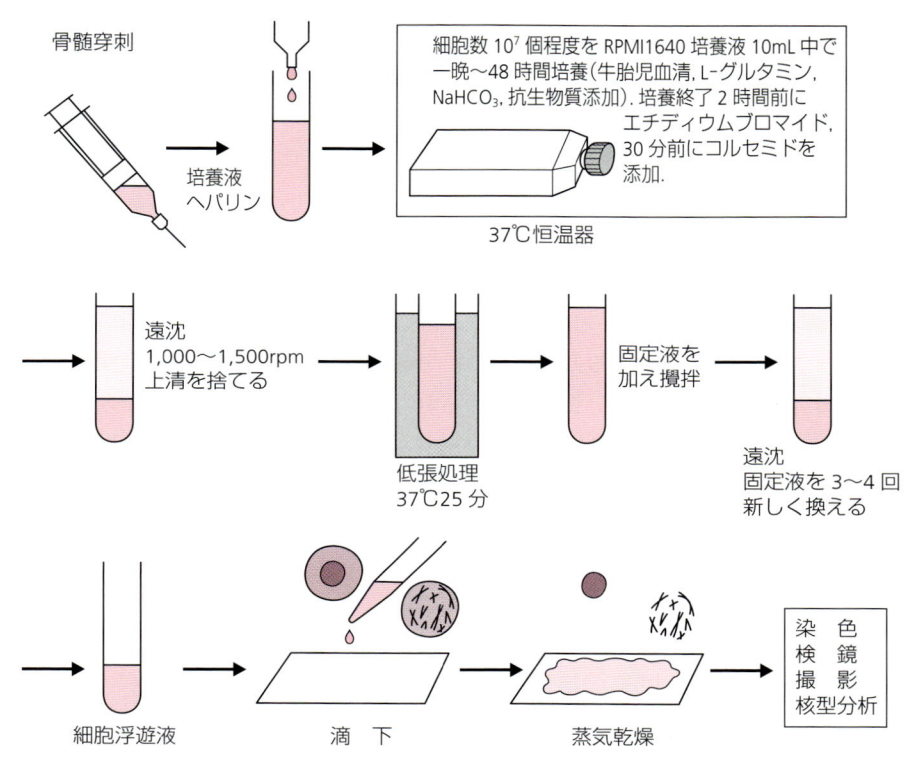

図 3-1 骨髄穿刺液を用いての染色体標本作成法

よる同調培養やエチディウムブロマイド(EB)による高精度染色体分染法の手法も用いられている．

B 分染法

　現在では，分析はもっぱら分染法で行われる．よく使われる G 分染法は，標本を作成した数日後にトリプシン処理を施してギムザ Giemsa 染色し，染色体の長軸に沿って濃淡に染め分けられた縞模様(G バンド)をみることができる．Q 染色法は，蛍光色素の二塩酸キナクリンマスタードなどで染色，蛍光顕微鏡で観察する．バンドは明暗に染め分けられ，G 染色法で濃染するバンドは明るく，淡染するバンドは暗く観察できる(Q バンド)．R 染色法は G，Q 分染法と染色性が逆転したバンド(R バンド)で，G，Q 分染法では染まりにくい染色体末端部

I 検査法

をもみることができる．バンドは数百の遺伝子を含む，約 5〜10Mb の DNA を持つ大きな構造であり，一般的にギムザ陽性バンド(G 濃染，R 淡染バンド)は AT-rich で DNA は S 期の後期に複製され，遺伝子密度が小さい．ギムザ陰性バンド(G 淡染，R 濃染バンド)は GC-rich で早期複製，比較的遺伝子密度が大きい．

C Fluorescence *in situ* hybridization (FISH) 法

蛍光標識した DNA 断片(プローブ)を，分裂中期染色体あるいは間期核とハイブリダイズ(分子交雑)させる方法である．分染法による染色体分析では検出できない微小な異常を見つけ，分裂細胞の得られない検体でも異常を検出できる利点がある．蛍光標識済みの病型特異的プローブが多数市販されており，造血器腫瘍においても広範に実施されている．原理と検出例を図 3-2 と図 3-3 に示す．ただし，用いたプローブについての情報しか得られない点に注意したい．

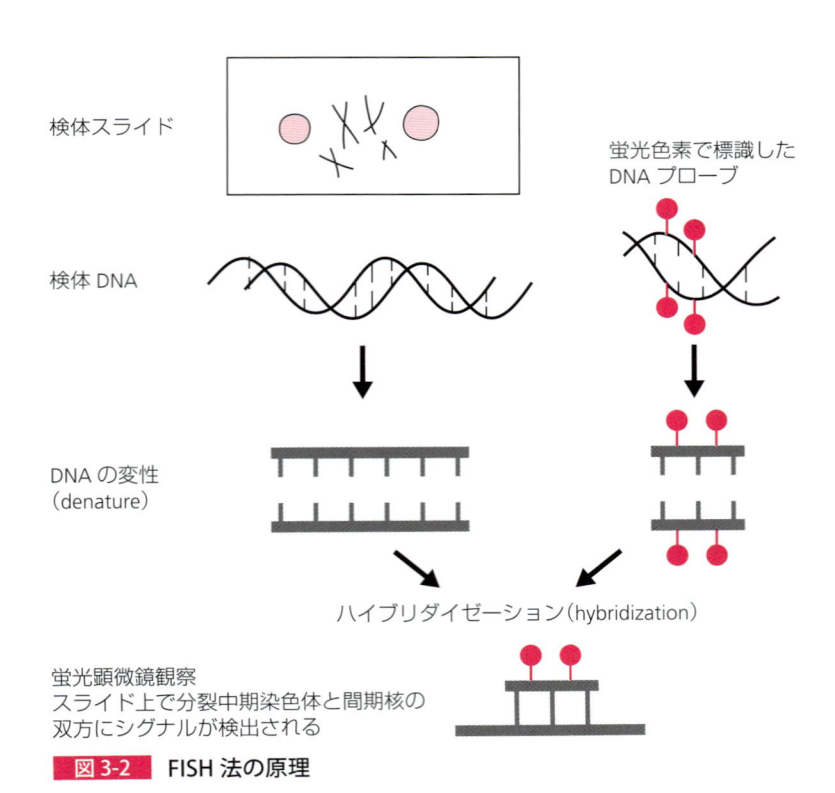

図 3-2 FISH 法の原理

Ch. 3 細胞遺伝学的分析法

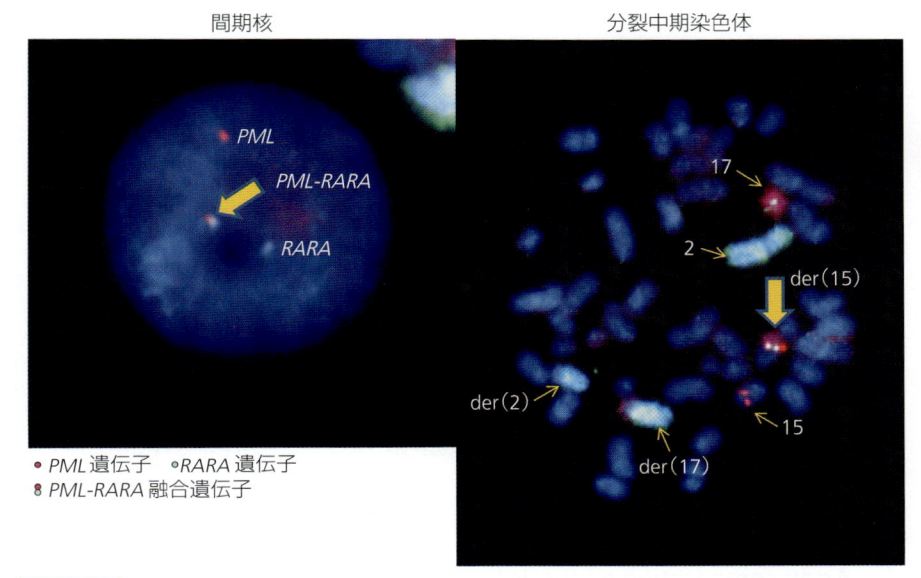

間期核   分裂中期染色体

- *PML* 遺伝子   ○ *RARA* 遺伝子
- *PML-RARA* 融合遺伝子

図 3-3 APL の変異型転座，t(2;17;15)における *PML-RARA* 融合遺伝子の検出例
間期核にみられる *PML*, *RARA* 遺伝子のシグナルは分裂中期染色体では正常の 15，17 番染色体に，融合遺伝子のシグナルは標準型 t(15;17)と同じく der(15)に検出される．

D Spectral karyotyping (SKY)/multiplex FISH (M-FISH) 法

　原理は FISH 法と同じく，蛍光標識した DNA プローブをスライド上の染色体標本とハイブリダイズさせるものであるが，プローブは 24 種の染色体（常染色体 22 種と性染色体 X，Y）から得られた特異的な DNA を PCR で増幅，染色体ごとに異なる組み合わせの蛍光色素で標識した DNA を含む．検出プローブはこれら標識 DNA を全染色体分混ぜてあるので，1 度のハイブリダイズで 24 種の染色体がすべて異なる色調で染め分けられ，検出できる．解析には専用のソフトウエアを用いる．画像の取り込みをトリプルバンドパスフィルターを用いて 1 度に行うのが SKY 法で，蛍光色素ごとに取り込んでソフトウエアで重ねるのが M-FISH 法である．G バンドや DAPI 染色によるバンドと対照させて染色体構造異常の同定に有効である．しかし同じ染色体内の異常，腕内逆位や微小な欠失，重複などは検出できない[2]．画像模式図やデータベースに関しては http://www.ncbi.nlm.nih.gov/sky/skyweb.cgi [3] を参照されたい．

I 検査法

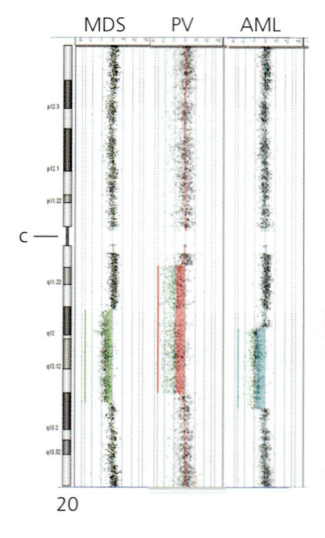

図 3-4 アレイ CGH 法による 20 番染色体長腕欠失部位の検出

c: centromere, MDS: myelodysplastic syndrome, PV: polycythemia vera, AML: acute myeloid leukemia.
左方にずれている, 緑, ピンク, 水色で示される部分が欠失範囲. コピー数が増加している場合は右方にずれる.
(Okada M, et al. Cancer Genet. 2012; 205: 18-24 より改変)

E Array comparative genomic hybridization(アレイ CGH, aCGH)法

　スライドガラスのような基盤の上に DNA の 1 本鎖のスポットを何十万と配置したものをアレイという. 調べたい試料細胞の DNA と対照の正常 2 倍体細胞の DNA を異なる波長の蛍光色素で標識し 1 本鎖としたものを, アレイ DNA に対して競合的にハイブリダイズさせる. スポットの蛍光シグナルを定量することにより試料 DNA のコピー数の増減を検出する. ただし, コピー数の変わらない均衡型転座や逆位などは検出できない. 図 3-4 に検出例を示す. アレイ法にはその他, 1 塩基多型 single nucleotide polymorphism (SNP) やヘテロ接合性の消失 loss of heterozygosity (LOH) を検出する SNP アレイ, mRNA から合成した cDNA を用いて遺伝子発現プロファイルをみる発現アレイなどがある. 前項と同じデータベースを参照できる[3]).

2 記載法

A 染色体および核型の記載法

　分染法の導入以前には, 染色体個々の識別は 1〜3 番染色体と 16〜18 番染色

体などわずかな染色体に限られ，A～Gの常染色体 autosome のグループ名と，X, Yの性染色体 sex chromosome で表されていた．1972年にヒトの染色体を1本残らず識別できる画期的な方法が Caspersson により報告されて以来，種々の染色体の染め分け技術である分染法 chromosome banding technique が考案，実用化されている．ヒトの染色体の分類，命名，表記に関しては数度の国際会議が開かれ，一番新しいものは An International System for Human Cytogenetic Nomenclature(ISCN)(2013)[4]としてまとめられている．

染色体の長軸に沿って染め出される縞をバンド band と呼び，分染法によって明暗あるいは濃淡に染め分けられる．1971年のパリ会議で染色体のセントロメア centromere(cen)から短腕 short arm(p)および長腕 long arm(q)の末端部に向かって領域番号とバンド番号が定められた．あるバンドを表記するのに，染色体番号，長・短腕の別，領域番号，バンド番号の四文字が用いられる(図3-5)．ISCN(2013)による全染色体のバンド模式図から400バンド期のものを図3-6に示す．

細胞の持つ染色体の数と構成を示したものが核型 karyotype で，染色体数と性染色体構成で表される．個体あるいは腫瘍細胞集団が単一の核型を有する細胞群からなっている場合，その核型はそのまま個体あるいは細胞集団を代表する核型となる．ヒトの正常核型は22対の常染色体と1対の性染色体の計46本から成り，二倍体 diploid(2n)であるという(図3-7)．男女の別は性染色体構成の違いによる．

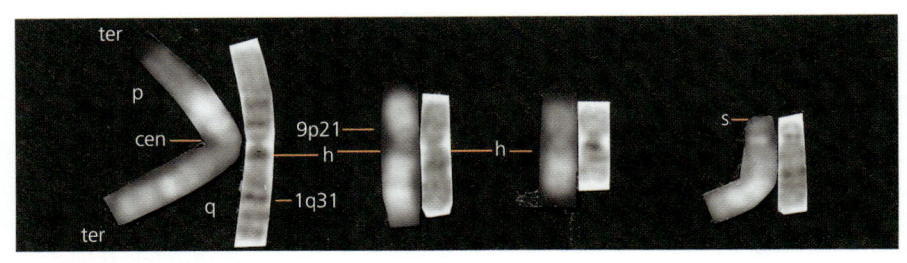

図3-5　染色体各部の名称

バンド：長軸に沿って染め出される縞．G分染(右)では濃淡に，Q分染(左)では明暗に．
あるバンドを表記するのに，染色体番号，長・短腕の別，領域番号，バンド番号の四文字が用いられる．
p: 短腕，q: 長腕，cen: セントロメア，ter: 端部，
s: 付随体，h: ヘテロクロマチン

I　検査法

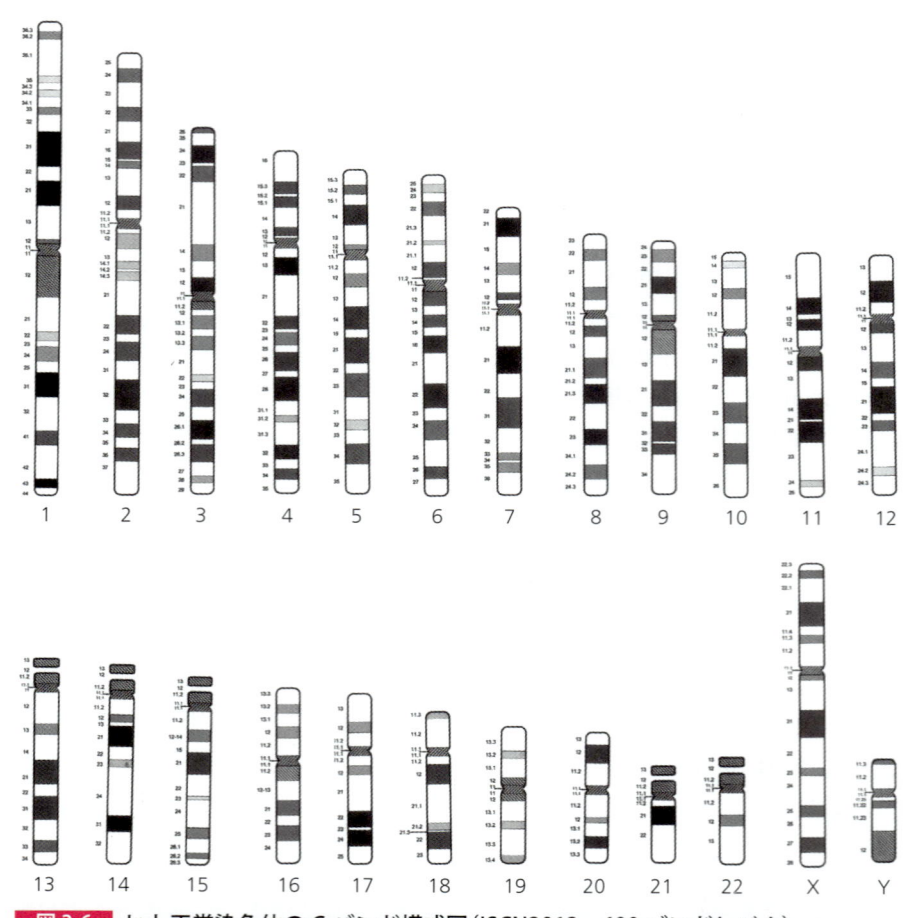

図 3-6　ヒト正常染色体の G バンド模式図（ISCN2013，400 バンドレベル）
(Shaffer LG, et al, ed. ISCN(2013). Basel: S, Karger; 2013. p.16-31[4]より改変)

（例）46,XY…正常男性の核型
（例）46,XX…正常女性の核型
（例）47,XX,＋21…21 トリソミーを有する細胞，あるいは個体の女性核型
（例）45,X…X 染色体モノソミーのターナー症女性
（例）45,X,－X,t(8;21)(q22;q22)…t(8;21) と X 染色体欠失を有する AML 細胞
　性染色体数の異常については，先天性の場合（＋，－を付けない）と，腫瘍など体細胞レベルで獲得された場合（＋，－を付ける）で，例の如く表記法が異なるの

Ch. 3 細胞遺伝学的分析法

分裂中期染色体→

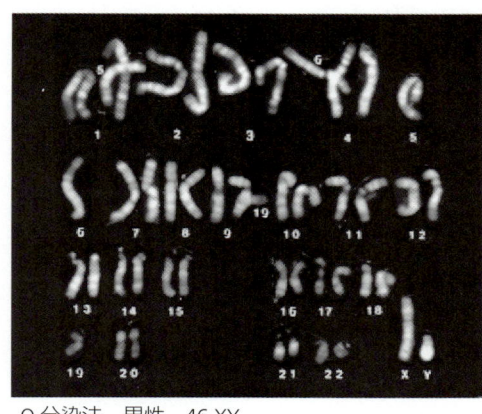

Q分染法　男性　46,XY

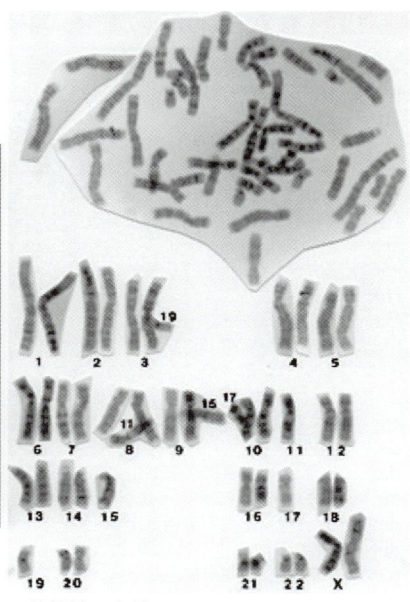

G分染法　女性　46,XX

図 3-7 ヒトの正常染色体

で注意が必要である。

　同じ形態を示す1対の染色体を相同染色体 homologous chromosome と呼び，基本的に同じ分染パターンを呈するが，付随体 satellite (s)，異質染色質 heterochromatin (h) などの染色性には変異がある（図 3-6 の斜線部）．血液疾患における核型や染色体異常を表記するための主な記号と略号を表 3-1 にまとめ，いくつかの構造異常を表記法とともに模式図に示す（図 3-8）．

B FISH

①染色体 FISH

　通常の核型分析結果を記してピリオド(.)を打ち，ish，スペース，FISH の結果を記す．

　　（例）46,XY,t(9;22)(q34;q11.2)[20].ish t(9;22)(ABL1−;BCR+,ABL1+)
　　　　［20］，核型は 46,XY, t(9;22)(q34;q11.2)．single-fusion probe を用いた FISH で *ABL1* プローブが der (9) にはなく，der (22) の *BCR* 座位の遠位

I 検査法

表 3-1　核型記載のための記号，略号

記号	意味
ace	動原体のない染色体片
add	由来不明部分の付加
arr	マイクロアレイ
〜	染色体バンドの範囲や境界，染色体やマーカーの数を表す
→	詳述式記載法で，あるバンドからバンドまで
< >	3n，4n などの倍数性を記入する
[ ]	観察された細胞数を記入する
cen	セントロメア
cgh	比較ゲノムハイブリダイゼーション
chr	染色体
cht	染色分体
:	詳述式記載法で切断を表す
::	詳述式記載法で切断と再結合を表す
,	染色体数と性染色体，染色体異常を分ける
cp	混成核型（細胞により染色体構成が異なり，統一した核型表記ができない場合）
del	欠失
der	切断と再結合による派生染色体
dic	二動原体染色体
dmin	対になった微小染色体片
dup	重複
h	ヘテロクロマチン
hsr	バンドパターン不明瞭で一様に染まってみえる領域
i	同腕染色体
idem	サブクローン内のステムライン（sl, 後述）の核型を表す
ins	挿入
inv	逆位
ish	インサイチュハイブリダイゼーション
mar	マーカー染色体
min	微小染色体片（染色分体 1 本の幅より小さいもの）
−	喪失
×	複数の異常染色体や染色体領域のコピー数を表す
p	短腕
( )	構造異常染色体や切断部位を囲む
.	種々のテクニックを区切る
+	獲得
q	長腕
?	染色体や染色体構造が不明瞭な時に用いる
r	環状染色体
s	サテライト，付随体
sdl	サイドライン，ステムライン（sl, 後述）に派生し，染色体異常のさらに付加したクローン
;	2 つ以上の染色体に由来する構造異常染色体において染色体や切断部位を区切る
sl	ステムライン，腫瘍細胞集団で最も基本的なクローン
/	クローンを区切る
//	骨髄移植などを受けてキメラクローンがある時，// の前にレシピエントの，後にドナーのクローンを記す
t	転座
ter	染色体末端あるいはテロメア

Ch. 3 細胞遺伝学的分析法

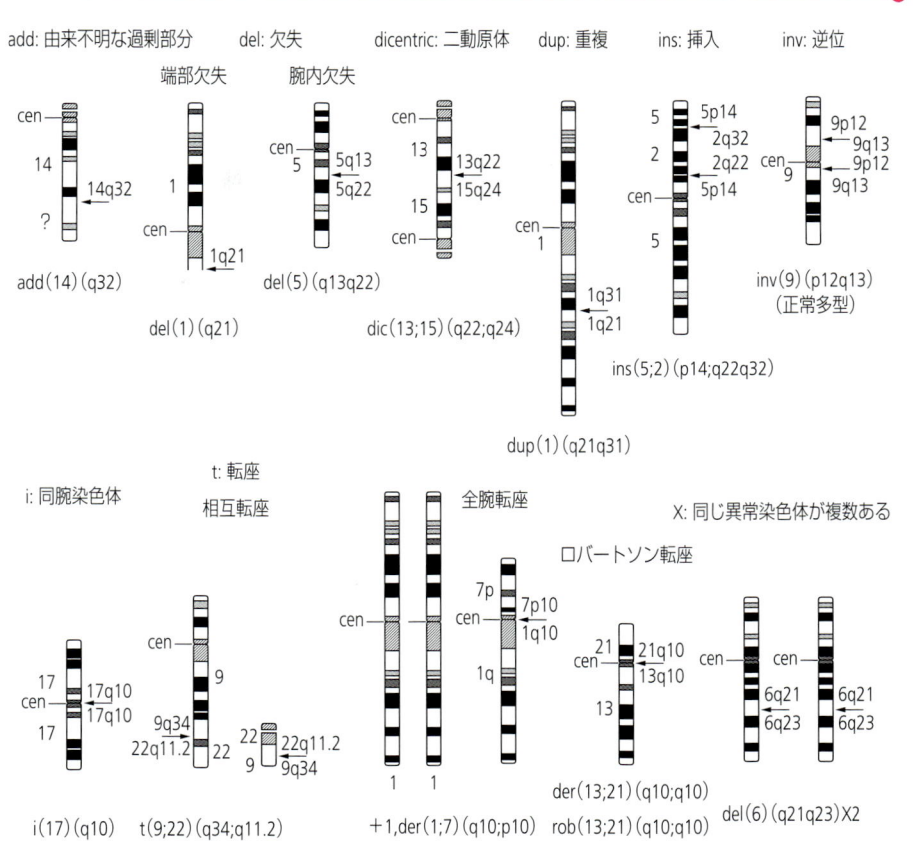

add: 由来不明な過剰部分　del: 欠失　dicentric: 二動原体　dup: 重複　ins: 挿入　inv: 逆位

端部欠失　腕内欠失

add(14)(q32)　del(1)(q21)　del(5)(q13q22)　dic(13;15)(q22;q24)　ins(5;2)(p14;q22q32)　inv(9)(p12q13)（正常多型）

dup(1)(q21q31)

i: 同腕染色体　t: 転座　全腕転座　X: 同じ異常染色体が複数ある
相互転座　ロバートソン転座

i(17)(q10)　t(9;22)(q34;q11.2)　+1,der(1;7)(q10;p10)　der(13;21)(q10;q10)　rob(13;21)(q10;q10)　del(6)(q21q23)X2

cen: centromere, der: derivative chromosome（派生染色体），矢印: 切断点

図 3-8　構造異常染色体の表記例と模式図

側に認められる．［20］は観察細胞数が 20 個であることを示す．

（例）46,XY,t(9;22)(q34;q11.2)[20].ish t(9;22)(ABL1＋,BCR＋;BCR＋, ABL1＋)[20]，核型は 46,XY, t(9;22)(q34;q11.2)．*BCR* と *ABL1* の dual-fusion probes を用いた FISH で *BCR* と *ABL1* プローブが 1 コピーずつ der(9)，der(22)双方に認められる．

なお，通常の核型分析を行っていない場合は FISH の結果のみを記す．

②間期核 FISH

初めに nuc ish をを付し使用したプローブ名とシグナルの数，観察細胞数などを記す．

I 検査法

- 400 細胞において *ABL1* と *BCR* が 2 コピーずつ認められた時の表記.
  (例) nuc ish (ABL1,BCR)×2[400]（バンドの表記をしない場合）
  　　nuc ish 9q34(ABL1×2),22q11.2(BCR×2)[400]（プローブの由来したバンド表記をした場合）

- 染色体分析と染色体 FISH, 間期核 FISH の 3 通りをした場合は, 順番に記す.
  (例) 46,XY[20].ish 9q34(ABL1×2),22q11.2(BCR×2)[20].nuc ish(TP53×2)[400]（正常男性核型, 染色体 9q34 に *ABL1* のシグナルが 2 個, 22q11.2 に *BCR* のシグナルが 2 個, 間期核 FISH で *TP53* のシグナルが 2 個）

C アレイ CGH

初めに arr を付し, 結果を記す. ターゲットが全染色体であり, コピー数に異常のみられない時は, arr(1-22,X)×2 は正常女性を表し, arr(1-22)×2,(XY)×1 は正常男性を表す. 異常な場合の 1 例を以下に記す.

(例) arr 6q22q24 (113,900,000-149,100,000)×1,(21)×3 は, 染色体 6q22-q24 の 35.2Mb の欠失と 21 番染色体のトリソミーがある. nucleotide 番号は短腕端部側から長腕端部方向に記載される.

D 腫瘍細胞の核型表記

①クローン

クローン性の染色体異常とは, 同じ構造異常や同じ増加染色体を持つ細胞が 2 個以上ある場合や同じ染色体の欠失が 3 細胞以上にみられる場合をいう. 同一検体には共通する基本的な異常を持ちながら, 付加的に他の異常を持つ複数のクローンを認めることがある. その場合, 1 番基本となるクローンを stemline (sl), 他を side line (sdl), 腫瘍細胞集団の中で最も多い細胞数を占めるクローンを mainline (ml) という. 複数クローンの表記は初めに sl, 次いで sdl の核型を, [ ] に記入した細胞数とともにスラッシュ (/) で区切って記載する. なお正常核型細胞が混在する場合にも / で区切り最後に記載する. 以下に t(9;22) の異常のみを持つクローン (sl) と, それに＋8 の加わったクローン (sdl) を持つ場合の 3 通りの表記法を示す.

(例) 46,XX,t(9;22)(q34;q11.2)[3]/47,XX,＋8,t(9;22)(q34;q11.2)[17]
　　46,XX,t(9;22)(q34;q11.2)[3]/47,sl,＋8[17](sl の異常に＋8 が付加)

46,XX,t(9;22)(q34;q11.2)[3]/47,idem,+8[17](slと同じ異常を持つという意味のidemを用いて+8が付加されたことを示す)

②混成核型 composite karyotype(cp)

染色体異常が細胞ごとに変異に富み，①のように単純に表せない場合の表記法である．

(例)45〜48,XX,del(3)(p12)[2],−5[4],+8[2],+11[3][cp7]は，分析7細胞の染色体数は45〜48でdel(3)を持つ細胞が2個，−5を持つ細胞が4個，+8を持つ細胞が2個，+11を持つ細胞が3個あることを示す．

③ modal number

腫瘍細胞集団に最も普通にみられる染色体数の範囲，ploidy(倍数性)で表される．

haploidy(n, 23), diploidy(2n, 46), triploidy(3n, 69), tetraploidy(4n, 92)などと，異数性 aneuploidyのnear-haploidy(23±, ≦34), hypohaploidy(<23), hyperhaploidy(24-34), near-diploidy(46±, 35-57), hypodiploidy(35-45), hyperdiploidy(47-57), near-triploidy(69±, 58-80), near-tetraploidy(92±, 81-103)などがある．

④生来の核型 constitutional karyotype(c)

(例)48,XX,+8,+21c[20],

生来の染色体異常にcを付す．腫瘍細胞は生来の+21と獲得された+8を持つ．

文献

1) Mitelman F. Mitelman Database of chromosome aberrations and gene fusions in cancer. http://cgap.nci.nih.gov/Chromosomes/Mitelman
2) Macville M, Veldman T, Padilla-Nash H, et al. Spectral karyotyping, a 24-colour FISH technique for the identification of chromosomal rearrangements. Histochem Cell Biol. 1997; 108: 299-305.
3) NCI and NCBI's SKY/M-FISH and CGH Database (2001). http://www.ncbi.nlm.nih.gov/sky/skyweb.cgi
4) Shaffer LG, McGowan-Jordan J, Schmid M, ed. ISCN 2013: an international system for human cytogenetic nomenclature. Basel: S. Karger; 2013.

4 遺伝子解析法
genetic analysis

1 Southern blot 法

　遺伝子の重複と欠失（コピー数の異常），逆位，転座などの構造異常や免疫グロブリン遺伝子・T細胞受容体遺伝子の再構成，ヘテロ接合性の消失 loss of heterozygosity（LOH）などを調べるのに用いる．DNA を特定の塩基配列を認識する制限酵素 1〜数種を用いて切断，数百〜数千塩基対の DNA 断片とし，アガ

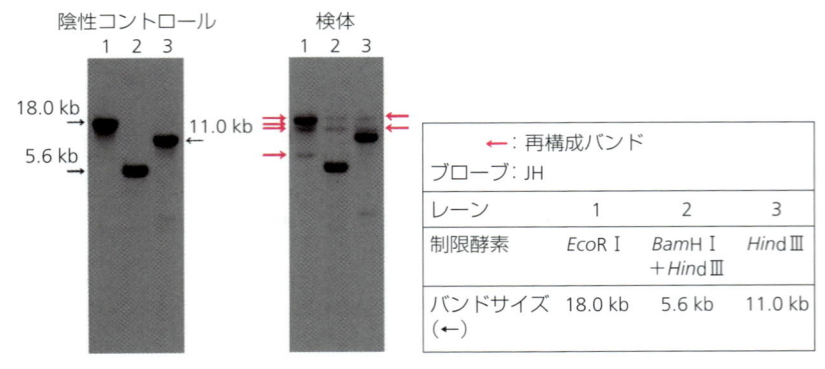

←：再構成バンド			
プローブ：JH			
レーン	1	2	3
制限酵素	EcoR I	BamH I + Hind III	Hind III
バンドサイズ（←）	18.0 kb	5.6 kb	11.0 kb

図 4-1　免疫グロブリン遺伝子の再構成（JH）
検体のレーン 1〜3 では→の再構成バンドを認め，クロナリテイがあることがわかる．

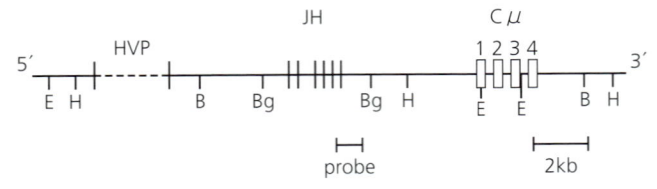

図 4-2　IgH 遺伝子と制限酵素地図
HVP: hyper variable polymorphic region, J: joining region, C: constant region, B: BamHI, Bg: BglII, E: EcoRI, H: HindIII
（Beishuizen A, et al. Leukemia. 1993; 7: 2045 より改変）

ロースゲルで電気泳動する．負に荷電しているDNAは陽極に向かって移動，分子量の大きいものほどゲルの網目構造にかかり移動度が遅く，小さいものほど速い．この原理でDNA断片をサイズにより分離できる．分離されたDNAをアルカリ変性により一本鎖のDNAとした後，ニトロセルロース膜やナイロン膜などのメンブランに転写し吸着固定する．ラジオアイソトープや非放射性のビオチンなどで標識したプローブを，このメンブランに結合した標的DNAと核酸の相補性を利用してハイブリダイズさせる．余分のプローブを除いた後，オートラジオグラフィーなどによってバンドを検出する．目的とする遺伝子に再構成などの変異があると断片の長さに違いを生じるのでバンドが正常対照とは異なる位置に検出され（図4-1，図4-2），またその遺伝子に欠失がある場合にはバンドがみられない．

2 Northern blot法

目的遺伝子の発現の有無，相対的な発現量やmRNAのサイズなどを調べるのに用いる．目的の組織や細胞からの全RNAやmRNAを制限酵素処理せずに試料とする．RNAはDNAと異なり，複雑な高次構造をとりやすく，そのままでは電気泳動がむずかしい．変性剤の入ったアガロースゲルで立体構造を壊して電気泳動しサイズにより分離する．泳動後はSouthern法と同様にこれをメンブランに転写するが，RNAはニトロセルロース膜に吸着されにくいので専用のナイロン膜を用いる．Southern法と同様に標識した目的遺伝子のプローブとハイブリダイズし，目的のバンドを検出する．複雑な手技を要するため，現在は5項のqPCR法が用いられることが多い．

3 Polymerase chain reaction(PCR)法

特定のDNA断片を簡便，迅速に増幅，単離できる方法であり（図4-3），4〜8項のようにさまざまに応用されている．単離したいDNA配列の両端に相補的に結合するオリゴヌクレオチド(20塩基程度)から成るプライマー対と耐熱性DNAポリメラーゼ，4種のデオキシリボヌクレオチド三リン酸dNTP(dATP, dCTP, dGTPとdTTP)を混合したものを反応液とする．熱変性し一本鎖となったDNAをプライマーとアニーリングし(プライマーが両方のDNA鎖に1分子ずつ結

I 検査法

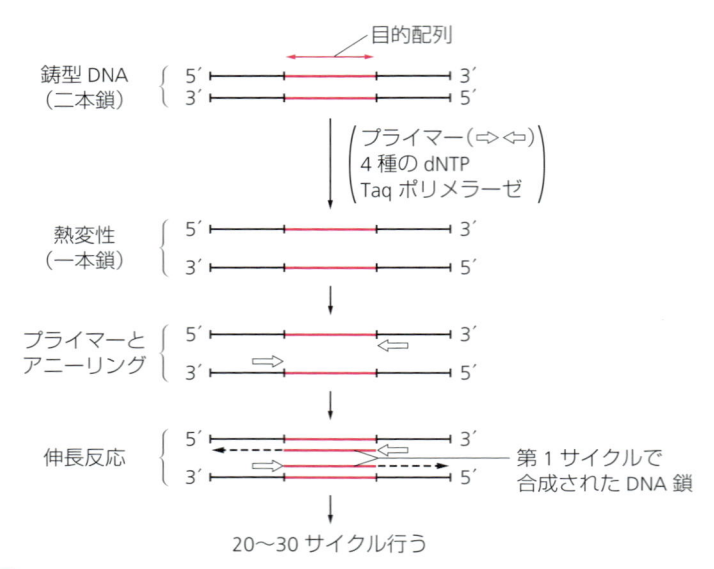

図4-3　PCR法の原理

第1サイクルで合成されたDNA鎖は3'方向に目的配列を越えて合成されるが，第2サイクル以降ではプライマーにはさまれた長さの断片が増えてゆき，30サイクル程度になるとほとんどがその長さのDNAとなる．

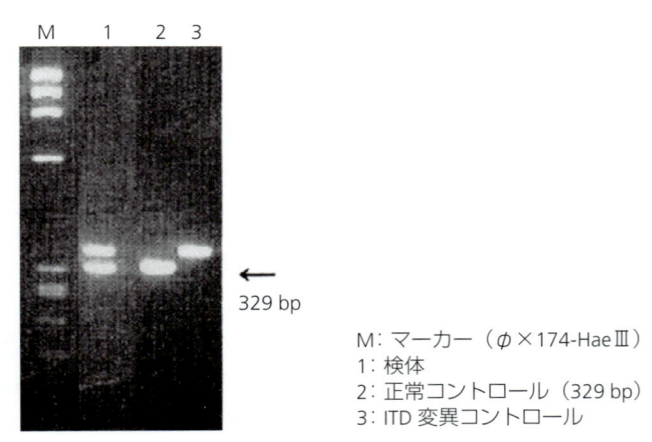

M：マーカー（φ×174-HaeⅢ）
1：検体
2：正常コントロール（329 bp）
3：ITD変異コントロール

図4-4　*FLT3*遺伝子 ITD（internal tandem duplication）変異

レーン1には正常のバンド（329bp）と正常より大きなバンドが検出され，ITD変異が陽性であることがわかる（エクソンの一部が重複している）．ITD変異があると，細胞内シグナル伝達に関係する受容体型チロシンキナーゼであるFLT3の恒常的活性化が起きる．

図4-5 *FLT3*遺伝子：juxtamembrane domain

internal tandem duplication

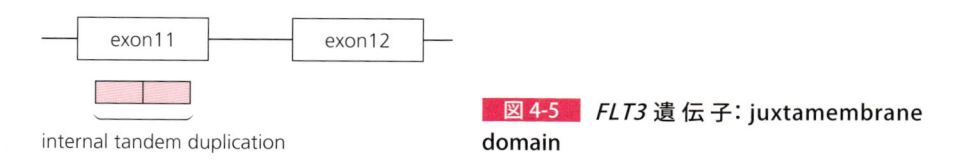

合)，DNAポリメラーゼの働きでプライマーの部分から3′側に新たなDNA鎖を伸長，この1サイクルで増幅したい部分が2倍となる．このサイクルをn回(20〜30回)繰り返すことで目的のDNA配列が理論的には2^n倍に増幅される．
図4-4，図4-5に*FLT3*遺伝子のITD変異の検出例を示す．少量の検体からDNAを解析するのに用いられるが，微量の検体の混入でも陽性になるため判定には注意が必要である．また，増幅は途中で頭打ちとなるため，泳動したバンドの濃さによる増幅産物量はもとの鋳型量を正確には反映しない．

4 Reverse transcriptase-polymerase chain reaction(RT-PCR)法

　感度がよく微量のmRNAを用いて遺伝子発現を検出できるので，染色体転座による融合遺伝子の検出，残存腫瘍細胞の検出などによく用いられる．RNAを逆転写酵素で一本鎖のcDNAとし，これを鋳型としてPCRを行うことにより特

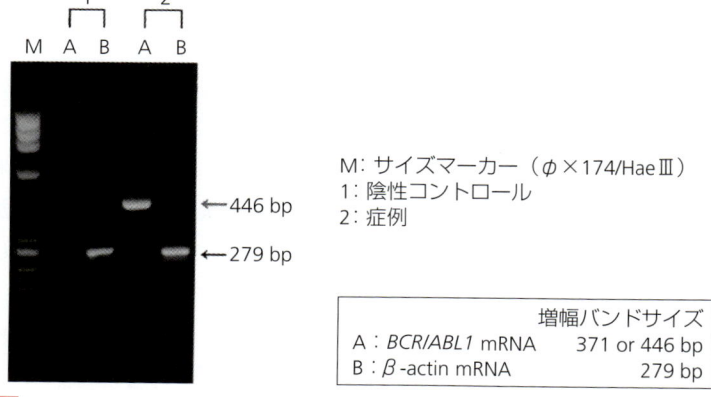

M：サイズマーカー（φ×174/HaeⅢ）
1：陰性コントロール
2：症例

←446 bp
←279 bp

	増幅バンドサイズ
A：*BCR/ABL1* mRNA	371 or 446 bp
B：β-actin mRNA	279 bp

図4-6 *BCR/ABL1*融合遺伝子
陰性コントロール1(A)では*BCR/ABL1*融合遺伝子(p.116，図9-3)のバンドが検出されないが，対照のβ-actinのバンドは認められる(B)．症例2(A)では446bpのバンド(*BCR/ABL1*融合遺伝子)が検出された．

定の断片を増幅できる．終了後ゲル電気泳動を行い，cDNA をサイズに応じて分画，エチジウムブロマイド(EB)染色して UV ランプで見ることができる(図4-6)．ゲノム DNA では数百 kb の遺伝子であっても転写された mRNA はイントロンがない分，〜数 kb と短くなり PCR 法の適用範囲を広げられる．定性には優れているが，転写産物 RNA 量を正確に定量することはできない．

5 Real-time PCR 法，定量的 quantitative PCR (qPCR)法

この方法は，ターゲットに特異的にハイブリダイズするように設計したプローブを使用し蛍光強度を指標として試料中の目的とする DNA や mRNA の総量を正確に定量できる．DNA 増幅装置と蛍光検出器を一体化した装置を用い，PCR 増幅と同時に蛍光標識したプローブとの反応を行い，増幅産物量をサイクルごとにリアルタイムで検出する．電気泳動は不要で正確，簡便，迅速に定量できる．特異性の高い検出に用いるプローブとして，molecular beacon probe や TaqMan double dye probe などがある．

6 Single strand conformation polymorphism (SSCP)法

微細な遺伝子変異，挿入，欠失などの検出に用いられる．一本鎖 DNA は塩基間の水素結合などにより安定化した立体構造をとりやすい．この一本鎖 DNA を非変性下にポリアクリルアミドゲルで電気泳動すると，DNA 鎖の長さの違いだけでなく塩基配列の違いによる立体構造の変化によっても泳動度が異なる．この特徴を利用した SSCP 法では，5′末端を標識したプライマーを用いて試料 DNA を PCR により増幅，加熱変性して一本鎖にし，泳動後バンド位置の移動を検出する(PCR-SSCP)．泳動する断片のサイズにより異なるが，200 bp 程度の大きさの断片だと SSCP 法により点突然変異の 90% を検出できる．

7 Methylation specific PCR(MSP)法

本法はメチル化された DNA の有無と分布を PCR により判別する方法である．DNA は 4 つの塩基のうちシトシン(C)がメチル化されることで不活性な状態が

維持される．腫瘍においては癌抑制遺伝子がプロモーター領域のメチル化によって発現が抑制されていることがしばしばある．したがって，主にプロモーター領域のメチル化を解析して発現との関係を調べるのに用いる．試料 DNA を重亜硫酸 bisulfite 処理すると，メチル化されていない C はウラシル(U)に変換されるが，メチル化シトシンは変換されない．MSP 法では bisulfite 処理後の DNA を鋳型として，メチル化特異的プライマー(メチル化された C にアニールする 1 対のプライマー)と非特異的プライマー〔U(実際には T として反応させる)にアニールする 1 対のプライマー〕を設定した PCR 反応を行い，メチル化シトシンを検出する．

8 Loss of heterozygosity(LOH)の検出法

　癌抑制遺伝子がヘテロ接合性の消失(LOH)により不活性化される現象が知られている．ヘテロ接合性の消失(LOH)とは，制限酵素断片長多型 restriction fragment length polymorphism (RFLP)やマイクロサテライトマーカー microsatellite marker などを指標として正常細胞と腫瘍細胞を調べ，正常細胞にみられたヘテロ接合性が腫瘍では消失していることをいう．染色体分析で欠失が認められない場合でも LOH が検出される場合がある．

　RFLP は塩基の変化によって制限酵素の認識部位が変化する DNA 多型の 1 つであり，PCR-RFLP 法で検出できる．変異を含む配列の両端を挟むように 2 種類のプライマーを設計し PCR，増幅産物を制限酵素で消化し，アガロースゲル電気泳動を行う．正常対照のバンドと比較することで変異を検出する．

　マイクロサテライト DNA は 2〜数塩基の繰り返し配列で，縦列型反復配列 short tandem repeat ともよばれリピート数の違いによる多型性が高い．反復領域を挟むプライマーを用いて PCR を行い，電気泳動で PCR 産物長を調べることでリピート数の異常を検出できる．

9 Sequencing(塩基配列決定法)

　血液腫瘍では 1 塩基置換による遺伝子の変異(例えば，真性赤血球増加症における *JAK2* 遺伝子の V617F 変異など)がしばしばみられるが，変異を検出するには塩基配列を決定する必要がある．本項では広く普及しているサンガー法につ

いて主に解説する．DNA合成は，DNA鎖の3'端のOH基にヌクレオチドを次々とつなげていくことで伸長していく．サンガー法(ジデオキシ法)では，デオキシリボヌクレオチド(dNTP)に加えて，3'端にOH基をもたないジデオキシリボヌクレオチド(ddNTP)を少量用いる．ddNTPがdNTPと競合して伸長中のDNA鎖に取り込まれると，その時点で伸長が停止する．この原理により，目的の一本鎖DNAを鋳型としてDNAポリメラーゼとA,G,C,Tの4種すべてのdNTPを用いて相補DNAを合成する際，そのうちの1種のddNTPを加えることによりDNA合成を阻害させ，様々な長さの断片を合成する．4つの並行した反応系でこれを行い，得られた様々なサイズのDNA断片を，高分解能をもったポリアクリルアミドゲルで電気泳動，分離してDNA配列を明らかにする．最近ではDNAの標識には放射性同位体よりも蛍光標識を用い，PCRによる反応自動化を取り入れたDNAシークエンサーが主に用いられている．これを第1世代とすると，より大量の塩基配列を高速に決定できる次世代シークエンサーが開発され，利用も増加している．また，第3世代塩基配列決定法として，DNA試料をPCR増幅せずにDNA1分子の塩基配列決定を行うシークエンサーも市販されている．

10 Array comparative genomic hybridization(アレイCGH)法

1990年代半ばに登場したゲノム解析技術で，多数のハイブリダイゼーションを同時に行える画期的な方法である．原理と実例については前章p.26を参照されたい．

Part II
骨髄系腫瘍

5 骨髄系細胞の分化と腫瘍

myeloid differentiation and myeloid neoplasms

1 正常骨髄系細胞の分化

　骨髄中に存在する多能性幹細胞からすべての血球が産生される．幹細胞とは著しく旺盛な自己複製能と分化能を有する細胞で，生涯にわたり血球を産生する．多能性造血幹細胞から，骨髄系に分化することが決定した骨髄系幹細胞と，リンパ球になることが決定したリンパ系幹細胞に分化する．さらに各血球系統に特徴的な造血因子(サイトカイン)によって増殖，分化し，単能性骨髄系幹細胞になる．図5-1に示すように，赤芽球系では，未熟なレベルにある burst-forming unit-erythroid (BFU-E)を構成する細胞にインターロイキン3が，より成熟したレベルにある colony-forming unit-erythroid (CFU-E)を構成する細胞にはエリスロポエチン(EPO)が作用して，増殖，分化を繰り返し赤血球になる．顆粒球単球系では colony-forming unit-granulocyte-macrophage (CFU-GM)レベルにある前駆細胞に顆粒球単球コロニー刺激因子(GM-CSF)，顆粒球コロニー刺激因子(G-CSF)，単球コロニー刺激因子(M-CSF)が作用して，増殖，分化を繰り返し顆粒球や単球になる．巨核球系細胞では colony-forming unit-megakaryocyte (CFU-Meg)レベルにある前駆細胞にトロンボポエチン(TPO)が作用して血小板が産生される．骨髄前駆細胞の培養法によって形成された各血球のコロニーを示す(図5-2)．

　図5-3は骨髄系細胞の細胞表面形質を示す．最も未熟な細胞は CD34 陽性で，顆粒球単球前駆細胞になると CD34 陽性，CD38 陽性である．CD34 は血球が成熟するにつれて陰性となる．骨髄芽球は CD34，CD117(KIT)が陽性，成熟するにつれて CD33，CD13，CD15 などの顆粒球抗原が陽性となる．単球系では CD11b，CD14，CD4 などが陽性となる．巨核芽球系では CD41，CD42，CD61 が血球特異的な抗原となる．

Ch. 5 骨髄系細胞の分化と腫瘍

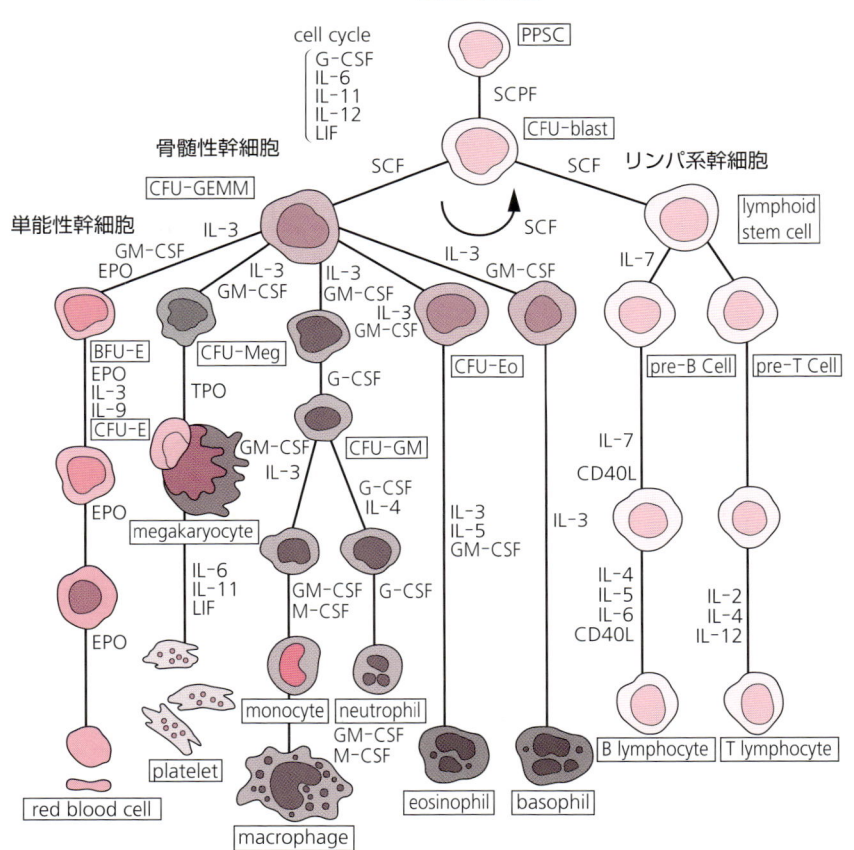

図 5-1 正常造血と造血因子

EPO: erythropoietin, TPO: thrombopoietin, GM-CSF: granulocyte-macrophage colony-stimulating factor, G-CSF: granulocyte colony-stimulating factor, M-CSF: macrophage colony-stimulating factor

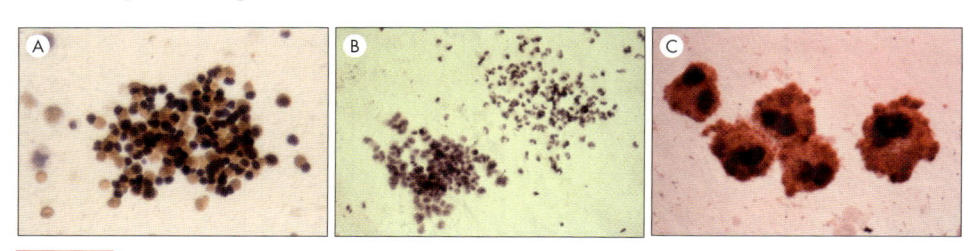

図 5-2 正常造血前駆細胞

A: 赤芽球コロニー(CFU-E), B: 顆粒球単球コロニー(CFU-GM), C: 巨核芽球コロニー(CFU-Meg)

II 骨髄系腫瘍

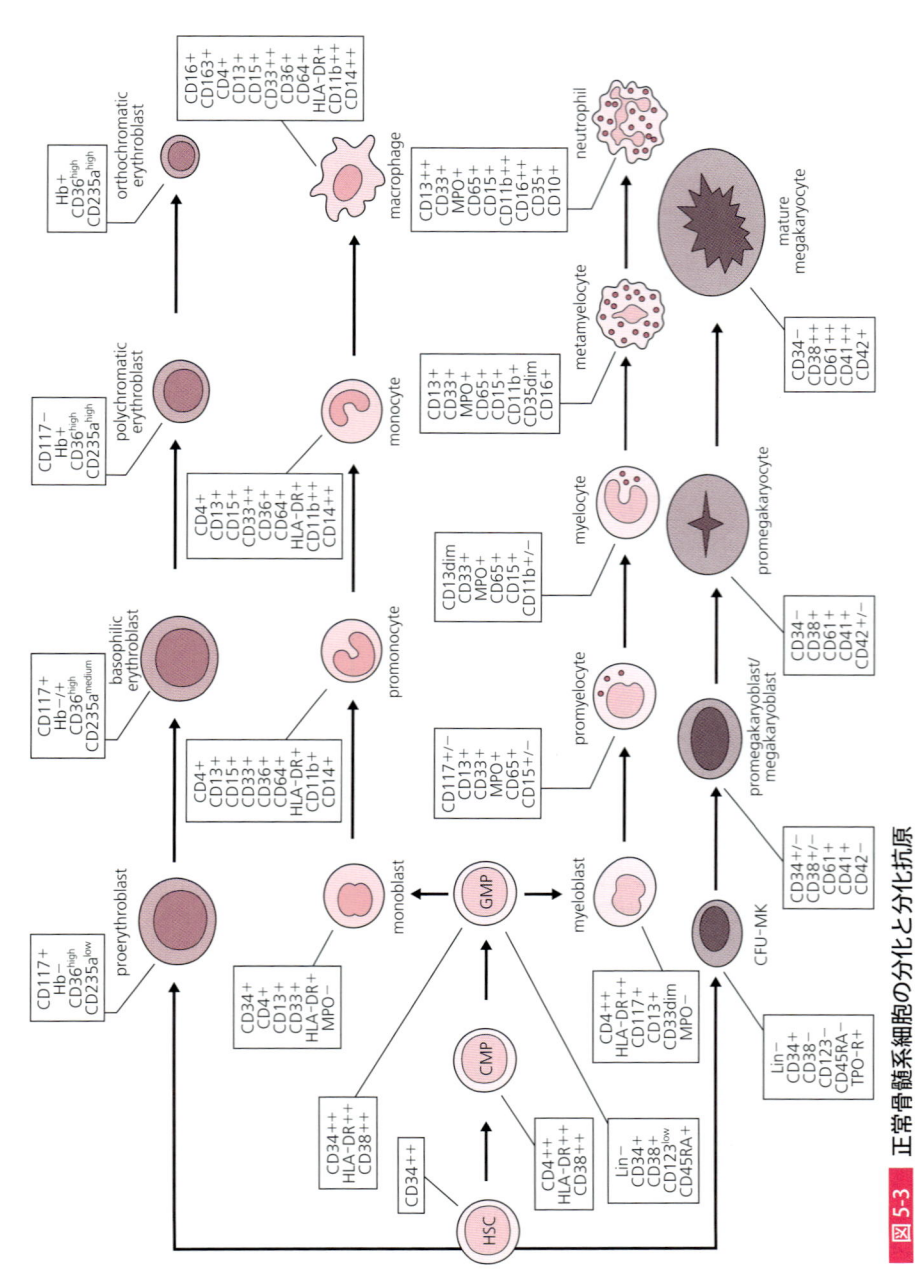

図 5-3 正常骨髄系細胞の分化と分化抗原
(Vardiman JW, et al. WHO classification of tumours of haematopoietic and lymphoid tissues. Lyon: IARC Press; 2008. p.13-30)

2 白血病

　図5-3に正常骨髄系細胞の分化と分化抗原を示す．急性白血病では免疫学的形質の検査は診断上必須である．特に形態的には診断が難しい未分化なAMLとALLとの鑑別に威力を発揮する．造血器腫瘍では，正常細胞と同じような抗原分布を示さず，腫瘍細胞に特有の異常な抗原発現パターン aberrant expression を示す．aberrant expression は AML にしばしば認められる．その代表的なものは異なる系統の抗原が同時に発現していることで，抗原発現系統不全 lineage infidelity という．免疫学的性質の多様性は遺伝的多様性 genetic diversity によると考えられている（第2章　フローサイトメトリーを参照）．

　白血病の発症に関与する遺伝子異常のいくつかが判明し，発症モデルが提唱されている（図5-4）．class I mutation とは細胞増殖の促進に関与する変異であり，代表的なものは *FLT3*, *KIT* などである．class II mutation とは *CEBPA* などで，骨髄系細胞への分化を阻害する転写因子の異常である．白血病の発症には，class I と class II mutation が同時に起こることが必要と考えられ，さらに class III mutation として，epigenetic modulation を引き起こす *TET2* などの遺伝子異常も必要と考えられている．最近では細胞接着や DNA 修復に関する変異群もあると思われ，白血病の発症はより複雑であることが推測されている．

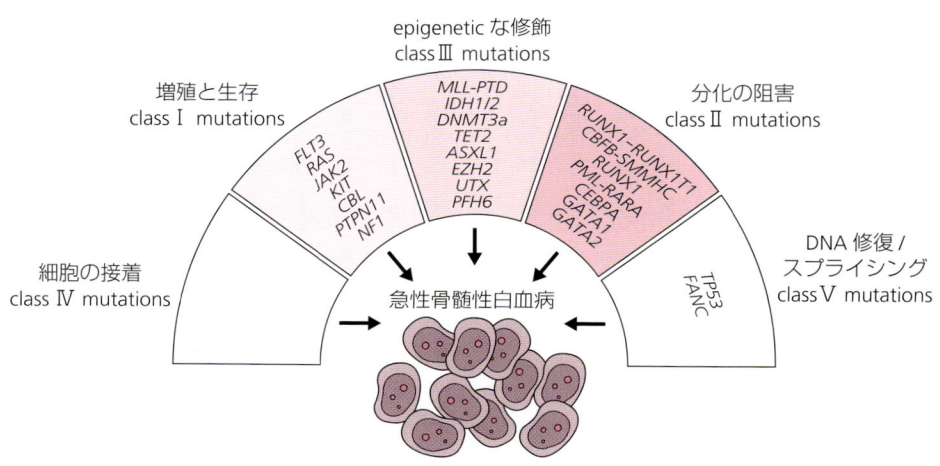

図5-4　白血病発症に関与すると考えられている遺伝子
（Thiede C. EHA Hematology Education. 2012; 6: 33 より改変）

6 急性骨髄性白血病と関連前駆細胞腫瘍
acute myeloid leukemia and related precursor neoplasms

1 急性骨髄性白血病
acute myeloid leukemia（AML）

A 疾患概念

　急性骨髄性白血病（AML）とは造血幹細胞の後天的な突然変異により未熟な白血病芽球が骨髄に腫瘍性に増殖し，芽球が末梢血やその他の組織に浸潤する疾患である．白血病発生に影響を及ぼすものとしてウイルス，放射線，抗癌剤，有機溶剤，喫煙などがあげられている．白血病の発生は class I と呼ばれる増殖に関与する遺伝子の変異と，class II と呼ばれる分化を阻害する遺伝子変異が同時に起こることが必要であるが，さらにエピジェノム修飾，RNA スプライシング，癌抑制遺伝子の変異なども発症と病態に関与すると考えられている[1]．AML 症例にみられる遺伝子の変異数は固形癌の異常に比較して少ない[2]．

B 臨床像

- 全世界での年間発症頻度は 10 万人あたり 2.5〜3 人であり，急性白血病の約 70％を占める．患者の年齢中央値は 65 歳で男性にやや多い．15 歳以下の小児に限ると，AML は急性白血病の 15〜20％を占め，好発年齢は 3〜4 歳である．
- 白血病細胞の骨髄内増殖により正常造血が抑制され起こる貧血，易感染性，出血傾向などの症状と，増殖した白血病細胞の臓器浸潤，リンパ節腫脹，皮膚浸潤，歯肉腫脹，骨痛などによる症状がある．

C 検査所見・診断

- **血液所見**：貧血，血小板減少を認める．白血球数は増加，正常，低下と様々であるが，好中球は常に低下している．白血病裂孔を認める．Auer 小体を認めることがある．

Ch.6 急性骨髄性白血病と関連前駆細胞腫瘍

● **骨髄像**：通常過形成で白血病芽球が増加し，赤芽球，巨核球，正常顆粒球は著しく低下している．骨髄芽球は正常骨髄では通常5％未満である．全骨髄有核細胞中，赤芽球が50％未満で，骨髄芽球が20％以上（FAB分類では30％）の場合をAMLと診断する．赤芽球が50％以上の場合は，赤芽球を除いた骨髄有核細胞に占める骨髄芽球の比率が20％以上（FAB分類では30％）の場合にAML, M6（FAB分類）と診断する．骨髄が低形成のため，塗抹標本にて評価が困難な場合には骨髄生検を行い判定する．低形成性AMLの場合には，低形成性骨髄異形成症候群 myelodysplastic syndrome（MDS）や再生不良性貧血との鑑別が必要である（図6-1）．

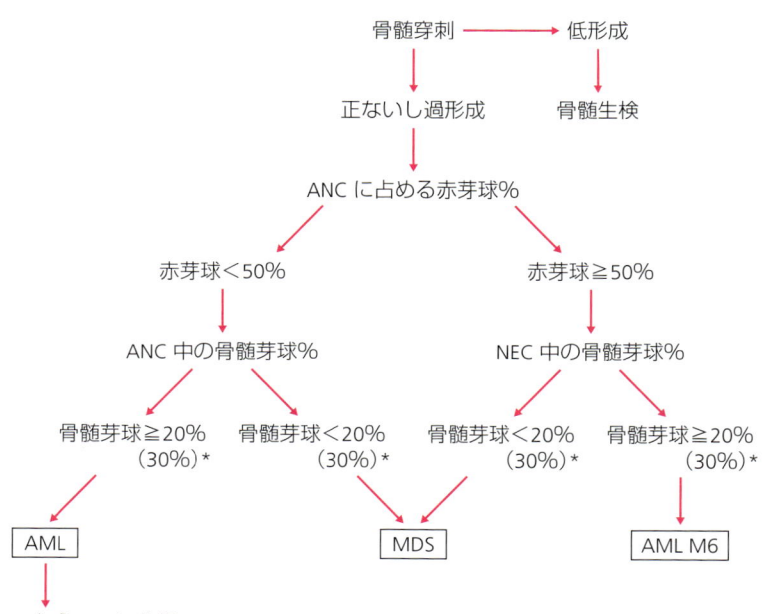

```
骨髄穿刺 ──────→ 低形成
   ↓                ↓
正ないし過形成    骨髄生検
   ↓
ANCに占める赤芽球％
   ↓              ↓
赤芽球＜50％    赤芽球≧50％
   ↓              ↓
ANC中の骨髄芽球％  NEC中の骨髄芽球％
   ↓      ↓        ↓        ↓
骨髄芽球≧20％ 骨髄芽球＜20％ 骨髄芽球＜20％ 骨髄芽球≧20％
 （30％）*    （30％）*    （30％）*    （30％）*
   ↓          ↓→  MDS  ←↓         ↓
  AML                              AML M6
```

NEC％でM1からM5に分類

図6-1　骨髄所見による急性骨髄性白血病（AML）診断のステップ

骨髄全有核細胞（ANC: all nucleated cells of bone marrow）**
　＝全骨髄細胞－（リンパ球＋形質細胞＋肥満細胞＋マクロファージ）
赤芽球を除いた骨髄細胞（NEC: non-erythroid cells）
　＝ANC－赤芽球＝骨髄芽球＋顆粒球系細胞＋単球系細胞
*：FAB分類（Bennett JM, et al. Ann Intern Med. 1985; 103: 620-5）
**：International Council for Standardization in Hematology（ICSH）では，"骨髄全有核細胞（NDC: nucleated differential cell count）＝全骨髄細胞－（肥満細胞＋マクロファージ）"として，リンパ球と形質細胞は除去せず，この中に含めることを提案している．

- **細胞化学**：ミエロペルオキシダーゼ myeloperoxidase (MPO) 反応またはズダンブラック B Sudan black B (SBB) 染色の陽性率が3％以上であれば骨髄芽球，3％未満であればリンパ芽球と判定する．MPO 染色は骨髄系細胞を特異的に染める染色で，顆粒球は強陽性，単球系細胞は弱陽性または陰性，巨核芽球，リンパ芽球では陰性である．SBB で染色される細胞は MPO とほぼ同様である．非特異的エステラーゼ non-specific esterase (NSE) は alpha naphthyl butyrate (ANB), alpha naphthyl acetate (ANA) を基質として用いて染色される．NSE 染色では単球，組織球，骨髄巨核球が染色されるが，フッ化ナトリウム (NAF) により単球系細胞だけが特異的に阻害されるため鑑別に有用である．naphthol AS-D chloroacetate esterase (N-ASD-CAE) は特異的エステラーゼ染色とも呼ばれ，好中球系細胞と肥満細胞が陽性を示す．AML の各病型を表6-1 に示す

- **免疫学的形質**：細胞表面形質は通常20％以上を有意な形質発現と判断し，陽性抗原の組み合わせにより芽球の系統を診断する（表6-2）．分化傾向の不明確な AML や急性白血病には電顕検査も有用である．MPO に対する細胞化学を併用した電顕観察にて未熟な骨髄系芽球の同定が可能となる．

- **染色体・遺伝子検査**：白血病細胞の染色体および遺伝子異常の有無・特徴を確認する．染色体異常は約50％に，また遺伝子異常はほとんどの症例に認められる．AML の形態学的な特徴に伴い，特異的な染色体・遺伝子異常が明らかになった[3～6]．表6-3 に FAB 分類病型と関連する染色体および遺伝子を，表6-4 にはその他の遺伝子異常のわが国における頻度を示す．最近では，種々の microRNA (miRNAs, miRs) の発現異常も多く報告されている．miRNA は標的とする相補的な messenger RNA (mRNAs) とハイブリダイズすることにより mRNA の翻訳を阻害し，発現亢進あるいは低下をもたらして癌遺伝子や癌抑制遺伝子のように働く[7,8]．t(8;21) や inv(16) を有する (CBF) AML では miR-126/126*の発現が亢進し，t(15;17) では miR-224, miR-368, miR-382 の，*MLL* 変異を有する AML ではこれら5種に加えて，miR-17-5p と miR-20a の発現亢進がみられ，これらの AML サブタイプを区別することができると Li らは報告している[9]．染色体正常で *FLT3*-ITD (internal tandem duplication) などのハイリスクな変異を示す AML においては，miR-155 の発現亢進や miR-181 family の発現低下が予後不良に関与するとの知見も得られている[10,11]．今後これら miRNA と標的遺伝子，そして AML 発症との関係がさら

表6-1 FAB 各病型における細胞形態および細胞化学の特徴

	細胞形態	細胞化学
AML		
M0	最も未分化な形態で分化傾向なし	MPO 陰性
M1	未分化な形態で分化傾向に乏しい 芽球≧ NEC の 90%	MPO 陽性芽球≧ 3%
M2	顆粒球への分化傾向あり 芽球＜ NEC の 90% 顆粒球系≧ NEC の 10%かつ単球＜ NEC の 20%	MPO 陽性 特異的エステラーゼ陽性
M3	（急性前骨髄球性白血病） 前骨髄球の増殖 microgranular 亜型（M3v）あり	MPO 強陽性 特異的エステラーゼ強陽性
M4	（急性骨髄単球性白血病） 顆粒球・単球系への分化あり ①顆粒球系≧NEC の 20%および単球≧ NEC の 20% ②末梢血単球数≧5,000/μL ③血清・尿中リゾチーム正常の 3 倍以上または骨髄で非特異的エステラーゼ陽性 ①＋②，①＋③が存在するか，M2 の細胞形態を示しても②＋③が存在する 亜型（M4Eo: M4 with eosinophilia）あり	特異的エステラーゼ陽性 非特異的エステラーゼ陽性
M5	（単球性白血病） 単球性芽球≧ NEC の 80% 芽球≧全単球の 80%：M5a（未分化型） 芽球＜全単球の 80%：M5b（分化型）	非特異的エステラーゼ陽性 MPO 陰性のことあり
M6	（赤白血病） 赤芽球≧ ANC の 50%，芽球≧ NEC の 30%	PAS 強陽性
M7	（巨核芽球性白血病） 巨核芽球≧ NEC の 30%	MPO 陰性
ALL		
L1	小型リンパ芽球：均一性，核小体不明瞭，核／細胞質比大	MPO 陽性芽球＜ 3%
L2	大型リンパ芽球：不均一性，核小体明瞭，核／細胞質比小	PAS 陽性
L3	バーキット型：大細胞型，細胞質好塩基性，空胞が目立つ	ACP 陽性（T-ALL）

ANC: 全有核細胞，NEC: 赤芽球を除いた骨髄細胞，MPO: ミエロペルオキシダーゼ，
PAS: periodic acid-Schiff，ACP: 酸ホスファターゼ
(Bennett JM, et al. Ann Intern Med. 1985; 103: 620-5)
(Venditti A, et al. Br J Haematol. 1994; 88: 784-93)
(Bennett JM, et al. Ann Intern Med. 1985; 103: 460-2)

II 骨髄系腫瘍

表 6-2 急性骨髄性白血病（AML）の免疫学的形質

Marker	M0	M1	M2	M3	M4	M5a	M5b	M6	M7
CD13/CD33	++	++	++	++	++	++	++	+	++
CDw65	±	+	++	+	++	++	++	±	±
Myeloperoxidase	−	+	++	++	++	++	++	−	−
CD11c	− or ±	− or ±	− or ±	−	++	++	++	−	−
CD14	−	−	−	−	+	+	++	−	−
CD15	±	±	++	±	−	−	−	−	−
CD36	−	−	−	−	+	+	+	++	+
H-antigen	−	−	−	−	−	−	−	++	−
Glycophorin A	−	−	−	−	−	−	−	+	−
CD41/CD61	−	−	−	−	−	−	−	−	++
CD42	−	−	−	−	−	−	−	−	+
CD34	++	++	+	±	+	+	+	±	+
CD117	++	++	++	−	+	+	+	NR	NR
HLA-DR	++	++	+	−	++	++	++	+	++
TdT	+	+	+	±	+	+	+	+	±

記号は陽性症例の頻度を示す．−：＜10%，±：10〜25%，+：25〜75%，++：＞75%，NR：報告なし

FAB 分類は細胞形態学的分類であり，免疫学的形質は一部に関与するのみであるが，特に M0 と M7 の診断には重要である．

(van Dongen JJM, et al. Immunology of leukemia. In: Henderson ES, et al, ed. Leukemia. 6th ed. Philadelphia: WB Saunders Company; 1996. p.83-130)

に明らかになると思われる．

- **電子顕微鏡**：巨核芽球および幼若巨核球の同定には血小板ペルオキシダーゼ platelet peroxidase（PPO）に対する電顕細胞化学が有用である．

D 分類

　FAB（French-American-British）分類（表 6-5）と WHO（World Health Organization）分類（表 6-6）が広く利用されている．FAB 分類は白血病細胞の形態的・細胞化学的な特徴に基づいた分類で，どのような医療施設でも世界共通の客観的な診断が可能であるという利点があるが，病因的・生物学的に多様な疾患が細胞形態学的に類似しているために同じ診断に含まれてしまうという欠点がある．一方，WHO 分類は細胞遺伝学的な性質を重要視し，形態学的特徴に分子遺伝学的な特徴も加えて総合的に分類したものである．白血病の臨床像や予後は染色体や

表6-3 AMLの病型と染色体・遺伝子異常

病型	染色体異常	融合遺伝子などの遺伝子異常[†]	参照[†††]
M0	t(4;12)(q11;p13)	BTL-ETV6(TEL)[††]	1
M0, M1, ALL	t(10;11)(p13;q14)	PICALM(CALM)-MLLT10(AF10)[††]	2
M1, M2, MDS	trisomy 11/normal karyotype	KMT2A(MLL)のPTD(Partial tandem duplication)	3, 4
M2	t(8;21)(q22;q22)	RUNX1(AML1)-RUNX1T1(ETO/MTG8)	
	t(6;9)(p23;q34)	DEK-NUP214(CAN)[††]	
M3	t(15;17)(q22;q12)	PML-RARA	
	t(11;17)(q23;q21)	ZBTB16(PLZF)-RARA[††]	
	t(11;17)(q13;q21)	NuMA1-RARA[††]	
	t(5;17)(q35;q21)	NPM1-RARA[††]	
	t(17;17)(q11.1;q21.1)	STAT5B-RARA[††]	
M4Eo	inv(16)(p13q22)/ t(16;16)(p13;q22)	CBFB-MYH11	
M4/M5＋赤血球貪食像	t(8;16)(p11;p13)	KAT6A(MOZ)-CREBBP(CBP)	
M4, M5	t(6;11)(q27;q23)	KMT2A(MLL)-MLLT4(AF6)	
	t(9;11)(p22;q23)	MLLT3(AF9)-KMT2A(MLL)	
	t(6;9)(p23;q34)	DEK-NUP214(CAN)[††]	
M6, MDS	t(3;5)(q25.1;q35)*	NPM1-MLF1[††]	5
M7	inv(3)(q21q26.2)/ t(3;3)(q21;q26.2)	RPN1-MECOM(EVI1)	
	t(1;22)(p13;q13)	RBM15-MKL1	6
M1, M4, T-ALL	t(9;9)(q34;q34)/ del(9)(q34.11q34.13)**	SET-NUP214(CAN)[††]	7, 8
AML, MDS, CML	t(16;21)(p11;q22)	FUS(TLS)-ERG[††]	9
M2, M4, CML, MDS	t(7;11)(p15;p15)	NUP98-HOXA9[††]	10
AML, MDS, t-AML	inv(11)(p15q22)	NUP98-DDX10[††]	11, 12
MDS, t-AML, CML-BC	t(3;21)(q26;q22)*	RUNX1(AML1)-MECOM(EAP/MDS1/EVi1)[††]	

M0-M7：FAB分類によるAML，AML：acute myeloid leukemia，ALL：acute lymphoblastic leukemia，
T-ALL：T-cell lymphoblastic leukemia，MDS：myelodysplastic syndrome，CML：chronic myelogenous leukemia，
CML-BC：CML in blastic crisis，t-AML：therapy-related AML
＊：WHO分類では，AMLの場合にはAML with MDS-related changesに分類される異常である．
＊＊：del(9)はT-ALLに多い．
[†]：遺伝子記号はHUGO Gene Nomenclature Committee(HGNC)による正式名とともによく用いられる別称も( )内に記した．
[††]：ごく低頻度にみられる．
[†††]：参考文献をあげていないものについては本文記載を参照されたし．

参照
1：Chauffaille MLLF, et al. Leuk Res. 2003; 27: 363-6.
2：Caudell D, et al. Leukemia. 2008; 22: 678-85.
3：Caligiuri MA, et al. Cancer Res. 1996; 56: 1418-25.
4：Zhang Y, et al. Blood. 2012; 120: 1118-29.
5：Falini B, et al. Leukemia. 2006; 20: 368-71.
6：Li Y, et al. Nature Genet. 2001; 28: 220-1.
7：Saito S, et al. J Cell Physiol. 2008; 214: 322-33.
8：Quentmeier H, et al. J Hematol Oncol. 2009; 2: 3-7.
9：Ismael O, et al. Int J Hematol. 2014; 99: 169-74.
10：Wei S, et al. Leuk Res. 2013; 37: 1010-5.
11：Morerio C, et al. Cancer Genet Cytogenet. 2006; 171: 122-5.
12：Gorello P, et al. Cancer Genet. 2013; 206: 92-6.

表6-4 AMLに認められる遺伝子異常の頻度（JALSG-AML201*）

Gene funtion	Gene	Percentage
class I (proliferation)	FLT3	25.4
	ITD	18.2
	KDM	8.6
	KIT	14.2
	NRAS	9.1
	KRAS	5.6
	TP53	3.6
class II (differentiation)	NPM1	19.3
	CEBPA	15.7
	single mutation	5.6
	double mutation	9.6
	GATA2	4.1
	RUNX1	8.1
epigenetic modifiers	ASXL1	2.5
	DNMT3A	16.2
	IDH1	6.1
	IDH2	6.1
	TET2	8.6
	KMT2A (MLL)	3.6
	KMT2A (MLL)-PTD	5.6

*：この報告にはAPLは含まれていない．また頻度の低いものは省略した．
（Kihara R, et al. Leukemia. 2014; 28: 1586 より改変）[40]

遺伝子異常の関与が大きいため，WHO分類はより論理的な分類法といえる．したがってWHO分類が確定診断として用いられるべきであるが，詳細な細胞遺伝学的検査は通常の医療施設では困難な場合もあり，また結果が出るまでに時間を要するため，新しい患者の診断確定までの予備的診断などにFAB分類が用いられる場合が多い．

FAB分類とWHO分類の大きな相違点としては，第1に急性白血病を定義する骨髄中の芽球比率がFAB分類の30％からWHO分類では20％に引き下げられ，MDSのRAEB-t（refractory anemia with excess blasts in transformation）がAMLに分類されるようになったことがあげられる．これは芽球比率が20％〜30％の間の症例における予後が30％以上の症例と同様であることが判明し，治療が必要な時点を知らせる観点から決められたものである．

第2の相違点として，WHO分類では特定の遺伝子異常を持つAMLがそれぞ

Ch. 6　急性骨髄性白血病と関連前駆細胞腫瘍

表 6-5　急性白血病の FAB 分類

Acute myelocytic leukemia（急性骨髄性白血病）
　　Acute myelocytic leukemia（急性骨髄性白血病）
　　　　M0: minimally differentiated type（最未分化型）
　　　　M1: without maturation（未分化型）
　　　　M2: with maturation（分化型）
　　Acute promyelocytic leukemia, M3（急性前骨髄球性白血病）
　　Acute myelomonocytic leukemia, M4（急性骨髄単球性白血病）
　　　　M4 with eosinophilia（好酸球増加を伴う）
　　Acute monocytic leukemia（急性単球性白血病）
　　　　M5a: immature type（未分化型）
　　　　M5b: mature type（分化型）
　　Erythroleukemia, M6（赤白血病）
　　Megakaryoblastic leukemia, M7（巨核芽球性白血病）
Acute lymphocytic leukemia（急性リンパ性白血病）
　　　　L1: small cell type（小型リンパ芽球）
　　　　L2: large cell type（大型リンパ芽球）
　　　　L3: Burkitt type（バーキット型）

（Bennett JM, et al. Ann Intern Med. 1985; 103: 626-9）

れ独立した疾患単位として定義されていることがあげられる．特定の遺伝子異常を有する白血病は臨床的・細胞形態的に類似点を多く有し，生物学的に共通の基盤を持つ均一な疾患と考えられることがその根拠である．このような特有の遺伝子異常がみられる症例では，骨髄中の芽球が 20％未満でも AML と診断している．

　第 3 に WHO 分類では，特定の遺伝子異常がみられない症例の中に特有の病態を示す疾患群があることから，これらを新たな独立した診断項目として加えている．これに属するものとしては，①発症前に化学療法や放射線治療の既往を有する治療関連骨髄性腫瘍 (therapy-related myeloid neoplasms)，② MDS ないし MDS/MPN の既往があるか，これらに関連する遺伝子異常を有する AML あるいは多系統の血球形態異常を有する AML (AML with myelodysplasia-related changes)，③ Down 症候群に関連する骨髄増殖症 (myeloid proliferations related to Down syndrome)，④骨髄外に腫瘍を形成する骨髄系腫瘍 (myeloid sarcoma)，⑤形質細胞様樹状細胞の前駆細胞の増殖からなる骨髄性腫瘍 (blastic plasmacytoid dendritic cell neoplasm) がある．また暫定項目として AML with mutated *NPM1* および AML with mutated *CEBPA* という項目も設けている．

表6-6 AMLと関連疾患のWHO分類（第4版）

AML with recurrent genetic abnormalities
　　AML with t(8;21)(q22;q22); *RUNX1-RUNX1T1*
　　AML with inv(16)(p13.1q22) or t(16;16)(p13.1;q22); *CBFB-MYH11*
　　Acute promyelocytic leukaemia with t(15;17)(q22;q12); *PML-RARA*
　　AML with t(9;11)(p22;q23); *MLLT3-MLL*
　　AML with t(6;9)(p23;q34); *DEK-NUP214*
　　AML with inv(3)(q21q26.2) or t(3;3)(q21;q26.2); *RPN1-EVI1*
　　AML (megakaryoblastic) with t(1;22)(p13;q13); *RBM15-MKL1*
　　AML with mutated *NPM1*
　　AML with mutated *CEBPA*
AML with myelodysplasia-related changes
Therapy-related myeloid neoplasms
Acute myeloid leukaemia, NOS
　　AML with minimal differentiation
　　AML without maturation
　　AML with maturation
　　Acute myelomonocytic leukaemia
　　Acute monoblastic and monocytic leukaemia
　　Acute erythroid leukaemia
　　Acute megakaryoblastic leukaemia
　　Acute basophilic leukaemia
　　Acute panmyelosis with myelofibrosis
Myeloid sarcoma
Myeloid proliferations related to Down syndrome
　　Transient abnormal myelopoiesis
　　Myeloid leukaemia associated with Down syndrome
Blastic plasmacytoid dendritic cell neoplasm

(Swerdlow SH, et al. ed. WHO classification of tumours of haematopoietic and lymphoid tissues, 4th ed. Lyon: IARC Press; 2008)

　特定の遺伝子異常がみられず，上記の特殊項目にも相当しないAMLは，WHO分類ではAML, not otherwise specified (AML, NOS) として，従来のFAB分類に従った診断項目に準拠している．将来これらの疾患からも新たな遺伝子異常が発見されれば，新しい診断項目がつくられる可能性がある．本書ではFAB分類とAML, NOSを基本とし，WHO分類におけるその他の診断項目をこれに追加または各項目内で補足説明を加えることにより，両者の関係が明確になるよう配慮した．

E 病型

①最未分化型 AML with minimal differentiation: M0（図6-2）

- 光顕では形態的・細胞化学的に骨髄系への分化が認められない骨髄芽球が増加するAMLであり，FAB分類の **AML-M0** に相当し，WHO分類では＜AML, NOS＞の一病型である．急性リンパ性白血病（ALL）との鑑別が不可欠で，免疫学的な細胞表面形質解析や細胞化学を併用した電顕検索で骨髄系の性質を証明することで診断される．
- **骨髄像**：通常95％以上の高度の過形成を示す．骨髄中に成熟傾向を示さない均一な骨髄芽球を高率（顆粒球系の＞90％）に認める．MPO，SBB，N-ASD-CAEは陰性，NSEは陰性ないし弱陽性を示す．
- **免疫学的形質**：骨髄系の免疫学的形質または電顕細胞化学によるMPO反応が陽性を示す．CD13，CD33またはCD117が通常陽性，未熟な造血前駆細胞抗原（CD34，CD38，HLA-DRなど）が陽性，TdT，CD7は陽性を示す場合がある．
- **染色体・遺伝子**：約70～80％の症例が染色体異常を示し，しかも複雑な異常が18～55％と多い．14～21％の症例は，-5/del(5q)，-7，+8などの異常を有するが，これらはあまり単独の異常としては起こらない．+11や11q23の異常を含む11番染色体異常，+13，+14，t(9;22)，近4倍性核型の報告もある．複雑な異常でdel(5q)があると予後不良である[12, 13]．遺伝子異常は *RUNX1* 遺伝子（*AML1*，21q22）の変異を約25％に，*FLT3* 遺伝子（13q12）の変異を16～22％に認める．

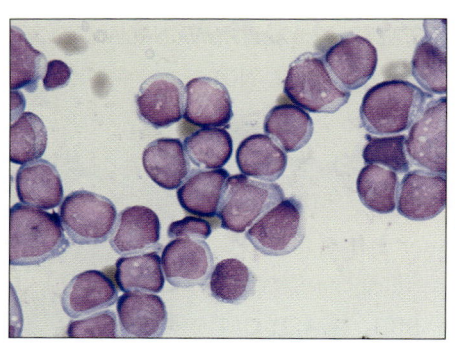

図6-2 急性骨髄性白血病（AML）最未分化型の骨髄塗抹像
N/C比の高い芽球の一様な増殖がみられる．
（宮内 潤，泉二登志子．骨髄疾患診断アトラス 血球形態と骨髄病理．東京：中外医学社；2010）

Ⅱ 骨髄系腫瘍

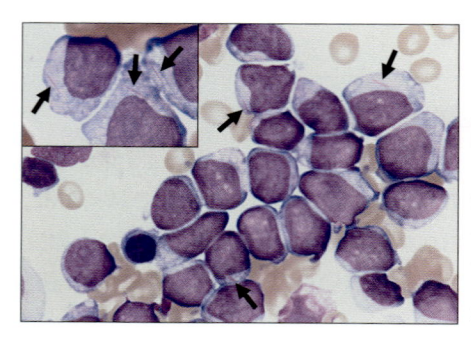

図6-3 急性骨髄性白血病（AML）未分化型の骨髄塗抹像
繊細な核クロマチンを有するN/C比の高い芽球の著明な増加がみられる．一部の芽球にAuer小体がみられる（矢印および挿入図）．
（宮内 潤，泉二登志子．骨髄疾患診断アトラス 血球形態と骨髄病理．東京：中外医学社；2010）

②未分化型 AML without maturation：M1（図6-3）

- 分化傾向の乏しい骨髄芽球で，FAB分類の **AML-M1** に相当し，WHO分類では＜AML, NOS＞の一病型である．
- **骨髄像**：過形成を示し，芽球は赤芽球を除く骨髄有核細胞 non erythroid cell (NEC) の90％以上，前骨髄球以降の分化段階の顆粒球はNECの10％以下，単球系細胞は10％以下である．MPOとSBB陽性，N-ASD-CAE染色陽性を示す．
- **免疫学的形質**：CD13，CD33，CD117，MPO陽性，CD34は時に陽性で，CD14，CD15，CD65は陰性である．
- **染色体・遺伝子**：Klausら[13]の179症例についての報告では，49％が染色体異常で10％が複雑型異常を示した．+8，+11，+13，+14などM0と共通するものが多いが，t(8;21)もみられる．*KMT2A*（*MLL*）遺伝子のpartial tandem duplication（PTD）がみられることがある（表6-3）．

③分化型 AML with maturation：M2（図6-4）

- 前骨髄球以降の好中球への有意な分化を示すAMLで，FAB分類の **AML-M2** に相当し，WHO分類では＜AML with t(8;21)(q22;q22)；*RUNX1-RUNX1T1*＞，＜AML with t(6;9)(p23;q34)；*DEK-NUP214*＞と＜AML, NOS＞の一病型が含まれる．
- **骨髄像**：芽球は種々の程度にみられ，好酸球増加，好塩基球増加をしばしば認め，成熟好中球に偽Pelger核異常，過分葉核，顆粒減少などの形態異常を認めることがある．また成熟好中球にAuer小体を認めることもある．前骨髄球，骨髄球にもしばしば形態異常をみる．好酸球前駆細胞には形態学的および細胞化学の異常所見は認めない．MPO，SBB，N-ASD-CAEが陽性である．

Ch.6 急性骨髄性白血病と関連前駆細胞腫瘍

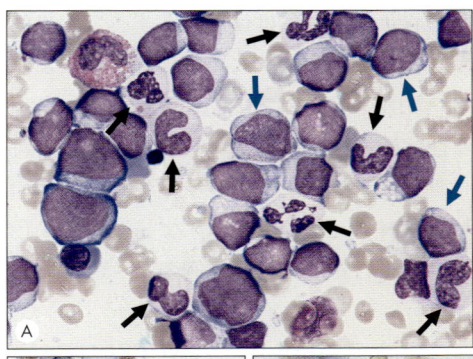

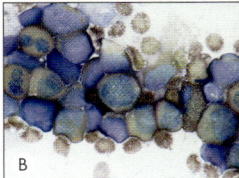

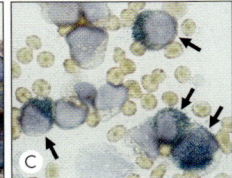

図 6-4 急性骨髄性白血病（AML）分化型の骨髄塗抹像

A：芽球とともに成熟ないし成熟途中の顆粒球（黒矢印）が比較的多数みられる．成熟顆粒球の細胞質には顆粒が乏しい．骨髄芽球には顆粒を有するもの（青矢印）と有さないものがみられる．BとC：芽球はMPO陽性（B），N-ASD-CAE陽性（矢印）（C）である．
（宮内　潤，泉二登志子．骨髄疾患診断アトラス 血球形態と骨髄病理．東京：中外医学社；2010）

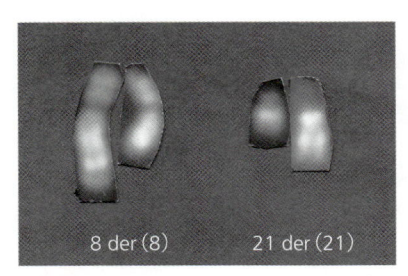

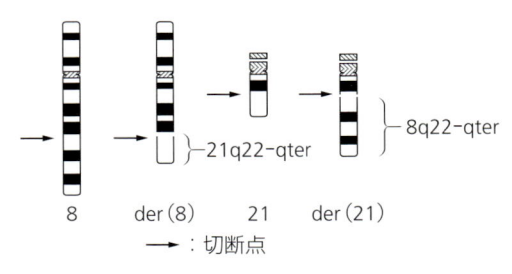

図 6-5 AMLの染色体異常：t(8;21)(q22;q22)，AML(M2)

- **免疫学的形質**：MPO陽性で，1つ以上の骨髄系抗原（CD13，CD33，CD65，CD11b，CD15）が陽性，CD117，CD34，HLA-DRは時に陽性，単球系抗原は通常陰性である．AML with t(8;21)では約80％の症例がCD19陽性を示す．
- **染色体・遺伝子**：半数近くは染色体正常例，報告によりばらつきはあるが，AMLの5〜15％にt(8;21)(q22;q22)が，0.5〜4％にt(6;9)(p23;q34)がみられる．t(8;21)(q22;q22)（図6-5）では21q22に局在する *RUNX1*（*AML1* または *CBFA*）遺伝子と8q22の *RUNX1T1*（*ETO*，*MTG8*）遺伝子が *RUNX1-RUNX1T1* 融合遺伝子を形成する．多数例の集計では，t(8;21)を持つ症例の92％がFAB分類のM2に相当する．転座に他の染色体が含まれる変異型転座

variant translocationは3〜10％に認められ，それにはほとんどすべての染色体の関与が報告されている．これら変異型転座例においても，RT-PCRにより*RUNX1/RUNX1T1*キメラmRNAが検出されており，der(8)染色体と*RUNX1/RUNX1T1*キメラ蛋白の重要性は標準型転座と変わらず，予後にも特に違いはない．付加的異常は約75％の症例にみられ，その多くが性染色体の欠失である（女性ではX，男性ではY染色体）．+8, del(9q)などの9番染色体異常，7番染色体の欠失や転座なども付加的異常を持つ症例の7〜11％に報告されている[14]．

t(6;9)では，6番染色体上の*DEK*遺伝子と9番染色体上の*NUP214*（*CAN*）遺伝子の間で融合遺伝子*DEK-NUP214*が形成される．ほとんどの場合，染色体異常はこの転座だけである．稀なAMLではあるが，比較的若年者に多く，予後不良である[15]．*FLT3*遺伝子のITD変異はこの白血病の70〜80％にみられるが，tyrosine kinase domain（TKD）の変異は稀である．

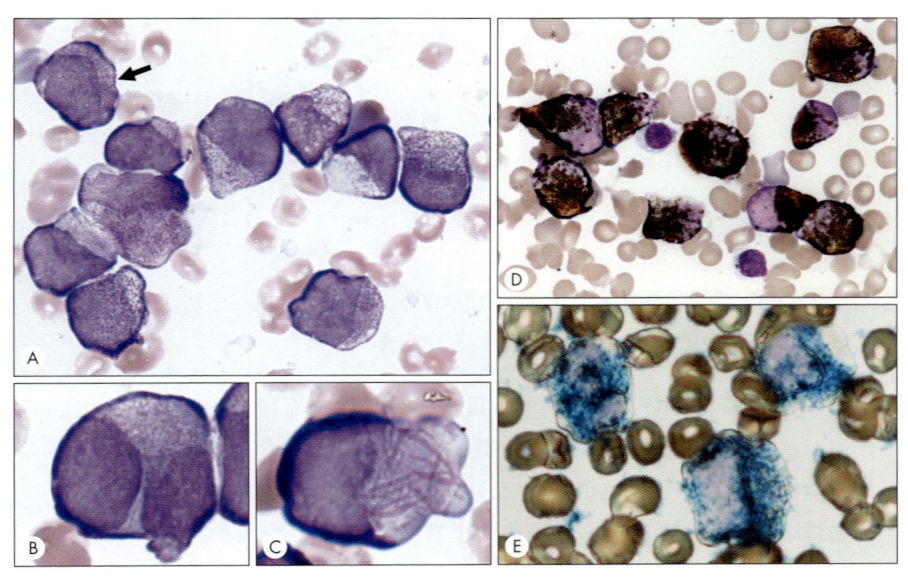

図6-6　急性前骨髄球性白血病（APL）定型の骨髄塗抹像

A：白血病細胞は大型の細胞で，核は類円形〜腎臓形で切れ込みを有するものがみられる（矢印）．広い細胞質内には多数のアズール顆粒が充満する．B：核に深い陥凹を示す白血病細胞の拡大像．C：一部の細胞では細胞質内に多数のAuer小体を認める（ファゴット細胞）．D：白血病細胞はMPO強陽性である．E：N-ASD-CAE染色も強い陽性所見を呈する．

（宮内　潤，泉二登志子．骨髄疾患診断アトラス　血球形態と骨髄病理．東京：中外医学社；2010）

Ch.6　急性骨髄性白血病と関連前駆細胞腫瘍

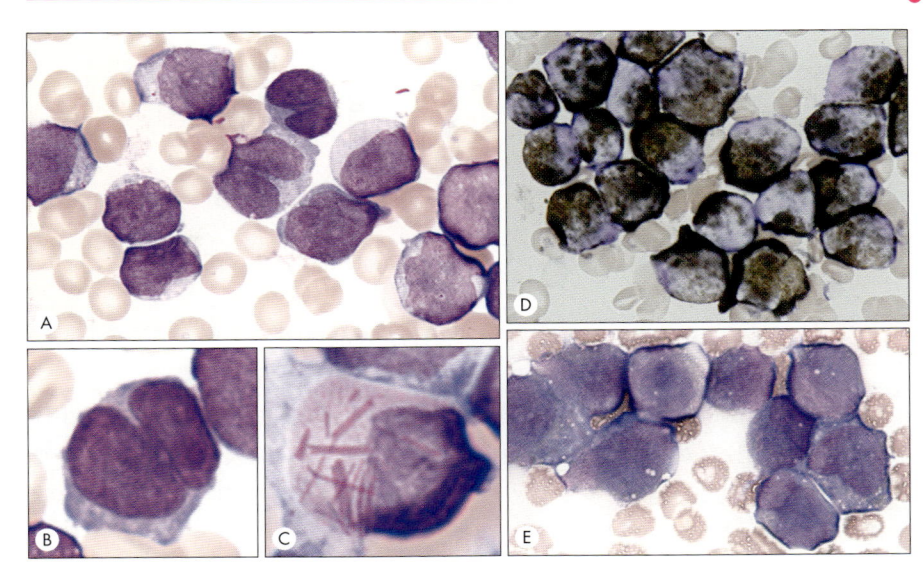

図 6-7　急性前骨髄球性白血病(APL)亜型の骨髄塗抹像
A: 多くの白血球細胞の核に深い切れ込みを認める．細胞質は乏しく，顆粒がごく少数しかみられない細胞が多くを占める．B: 核に切れ込みを有する白血病細胞の拡大像．細胞質に顆粒はほとんどみられない．C: 一部の細胞には多数の Auer 小体を認める（ファゴット細胞）．D: MPO は強陽性．E: SBB 染色も通常，強陽性を示す．
(宮内　潤，泉二登志子．骨髄疾患診断アトラス 血球形態と骨髄病理．東京: 中外医学社; 2010)

④急性前骨髄球性白血病 acute promyelocytic leukemia(APL)：M3 (図 6-6, 図 6-7)

- 異常な形態を示す前骨髄球が著増する特異な AML で，顆粒の豊富な定型例 APL(hypergranular or typical form)と微細顆粒を有する亜型 APL〔microgranular(hypogranular)or variant form〕がある．FAB 分類の **AML-M3** および **AML-M3v** に相当する．WHO 分類では＜**AML with t(15;17)(q22;q12)；PML-RARA**＞とその他の亜型(表 6-3 参照)が含まれる．
- AML の 5〜8％を占める．播種性血管内凝固症候群(DIC)を高頻度に合併する．定型例では汎血球減少を示すことが多く，末梢血中に白血病細胞をみることが少ないが，亜型では白血球数が高値を示し，白血病細胞の末梢血出現頻度も高い．
- レチノイン酸を用いた分化誘導療法の導入により治療早期に生じる DIC に伴う出血による死亡が減少した．
- **骨髄像**: 骨髄は著しい過形成を示し，白血病細胞はしばしば腎臓形で Auer 小

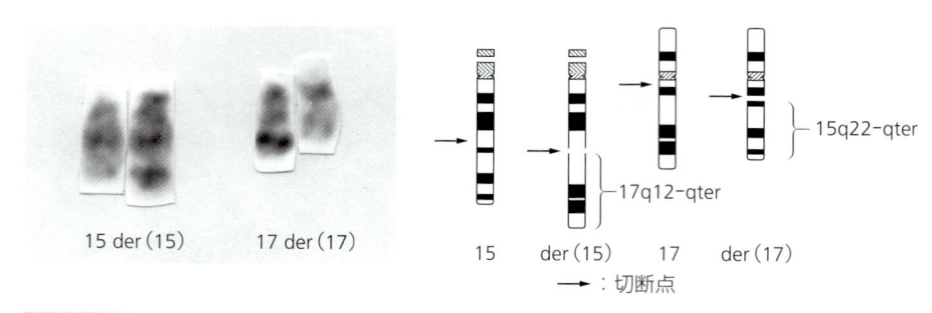

図 6-8 AML の染色体異常：t(15;17)(q22;q12)，AML(M3)

体を有する白血病細胞やファゴット細胞 faggot cell（束状の多数の Auer 小体を含んだ細胞）をみる．亜型では白血病細胞の核に深い陥入がみられ，2 分葉核の形態を示し，顆粒を多く認める．MPO は強陽性，SBB，N-ASD-CAE 陽性，NSE は通常陰性（25％の症例は陽性）である．

- **免疫学的形質**：CD33 と CD13 陽性，HLA-DR と CD34 は通常陰性，CD15 は陰性ないし弱陽性である．亜型や一部の *PML* (S 型)-*RARA* では CD2 の異常発現がみられ，これは予後不良因子とする報告が多い．

- 染色体検査は日数を要するため，診断確認のための迅速な遺伝子診断には FISH (fluorescence *in situ* hybridization) 法や RT-PCR 法が適している．

- **染色体・遺伝子**：APL のほとんどすべての患者が t(15;17)(q22;q12) を有し（図 6-8），15 番染色体上の *PML* 遺伝子と 17 番染色体上の *RARA* 遺伝子の融合によるキメラ遺伝子 *PML-RARA* が形成される．*PML* 遺伝子の切断部位の違いにより long (L) 型，variable (V) 型，short (S) 型の 3 種類の融合遺伝子が存在し，臨床像との関連がみられる．

　変異型転座は非常に少ないが，染色体 1, 2, 3, 4, 10, 11, 19, 20 番や X 染色体との転座が報告されている (p.25, 図 3-3)．標準型との間に表現型や予後の違いはみられない．付加的異常は 25～40％の症例にみられ，+8 が最も多く，付加的異常を有する症例の 46％という報告もある．他の頻度は少ないが，ider(17)（転座による派生 17 番染色体長腕の同腕染色体）や i(17q)，del(9q)，del(7q) などがある．これら付加的異常の有無と表現型，予後との間には差はみられないが，ider(17) は予後不良ともいわれている．また *RARA* 遺伝子と他の遺伝子との融合遺伝子を生ずる 3 つの亜型，t(11;17)(q23;q12)，t(5;17)(q35;q12)，t(11;17)(q13;q12) が知られている．これらは，おのおの

ZBTB16(*PLZF*), *NPM1*, *NuMA1* の各遺伝子が *RARA* とのキメラ遺伝子を形成する．これらの亜型には t(15;17) と比べると形態的な違いが認められる[16, 17]．さらに，17 番染色体の *RARA* 近傍に局在する *STAT5B* 遺伝子から *RARA* にかけての微小欠失により *STAT5B-RARA* キメラ遺伝子を生ずる例も少数ながら報告されている[18, 19]．*RARA* と *ZBTB16* または *STAT5B* 遺伝子間の転座症例は ATRA 抵抗性を示す[19, 20]．ITD 変異と TKD の変異を含む *FLT3* 遺伝子の変異が 34〜45％の症例に認められる．

⑤急性骨髄単球性白血病 acute myelomonocytic leukemia (AMML)：M4 (図 6-9, 図 6-10)

- 好中球系と単球系の両者の前駆細胞の腫瘍性増殖からなる AML で，両系統の白血病細胞が混在する場合と，両系統の性格を同一白血病細胞が同時に有する場合がある．FAB 分類の **AML-M4** および **AML-with eosinophilia (M4Eo)** に相当し，WHO 分類では <**AML with inv (16) (p13q22) or t (16;16) (p13;q22)；CBFB-MYH11**> と <**AML, NOS**> の一病型が含まれる．また WHO 分類の暫定病型として加えられた <**AML with mutated *NPM1***> の一部もこれに含まれる．

  <AML, NOS> は AML の 5〜10％を占め，末梢血中の単球数は通常 5,000/μL 以上を示す．血清および尿中リゾチーム (lysozyme) 値が正常の 3 倍以上に増加する．<AML with inv (16) (p13q22) or t (16;16) (p13;q22)> は本邦での頻度は少なく，上記 AMML の所見に加えて，骨髄に種々の数 (通常は増加) の好酸球がみられる特異な骨髄所見を呈することから，FAB 分類では AML-M4 with eosinophilia (M4Eo) と呼ばれる．

- **血液所見**：末梢血には芽球が出現しているが，骨髄にみられる単球系細胞に比較してより成熟した単球の増加がみられる．

- **骨髄像**：過ないし正形成で，骨髄芽球は NEC の 20％以上，単球系細胞は NEC の 20％以上を占める．AML with inv (16) (p13q22) および t (16;16) (p13;q22)；*CBFB-MYH11* の症例では，以上のような AMML の形態学的特徴に加え，骨髄中に種々の程度のすべての成熟段階からなる好酸球増加がみられる．形態異常は主に前骨髄球と骨髄球にみられる．単球系細胞は通常 NSE 陽性で，NaF で阻害 (染色が抑制) される．N-ASD-CAE と NSE の二重染色がこの病型の診断に有用である．しかし NSE が陰性または弱陽性の場合もあるため，NSE 陰性をもって AMML を否定することはできない．異常な好酸球は N-ASD-CAE 陽性である．

- **免疫学的形質**：CD13, CD33, CD65, CD15, MPO などの骨髄系抗原を種々の

II 骨髄系腫瘍

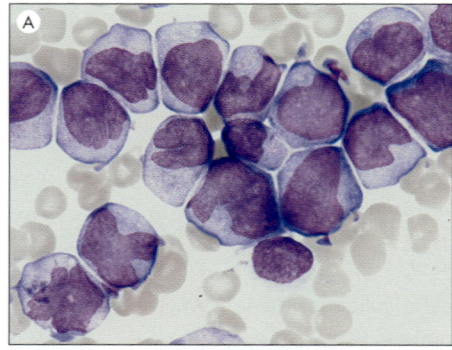

図6-9　急性骨髄単球性白血病（AMML）の骨髄塗抹像

A: 核の形状不整な芽球が多数みられる．
B: MPO染色．幼若顆粒球らしき細胞（黒矢印）が陽性を呈しているが，ここにみられる単球系細胞（赤矢印）は陰性である．C: エステラーゼ二重染色．単球系細胞はANAE陽性（褐色），好中球系細胞はN-ASD-CAE陽性（青）である．
（宮内　潤, 泉二登志子. 骨髄疾患診断アトラス 血球形態と骨髄病理. 東京: 中外医学社; 2010）

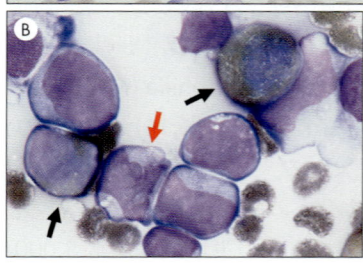

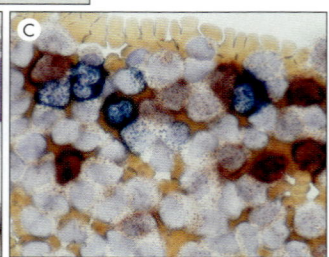

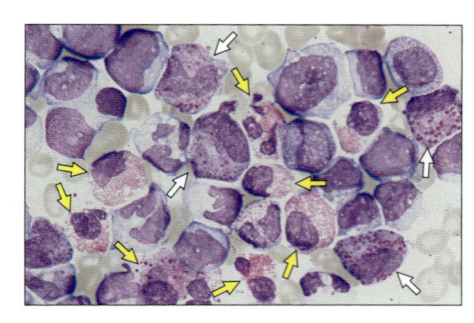

図6-10　好酸球増加を伴う急性骨髄単球性白血病（FAB; AML-M4Eo）の骨髄塗抹像

種々の成熟段階の好酸球（黄矢印）が，単球系細胞とともに多数みられる病型である．幼若好酸球では暗紫赤色を呈する粗大な顆粒を有するものが目立つ（白矢印）．
（宮内　潤, 泉二登志子. 骨髄疾患診断アトラス 血球形態と骨髄病理. 東京: 中外医学社; 2010）

程度に発現するいくつかの芽球集団が混在し，一部はCD14, CD4, CD11b, CD11c, CD64, CD36, マクロファージ特異的CD68（PGM1），CD163, リゾチームなどの単球系抗原陽性を発現する．CD15発現とCD64の同時強発現は単球分化の特徴的な所見である．CD34やCD117もしばしば陽性，HLA-DR陽性，CD7陽性例は約30％である．

- **染色体・遺伝子**: AML-M4の約20％にinv(16)(p13q22)（図6-11）または t(16;16)(p13;q22)を認める．16q22に局在する*CBFB*遺伝子と，16p13.1

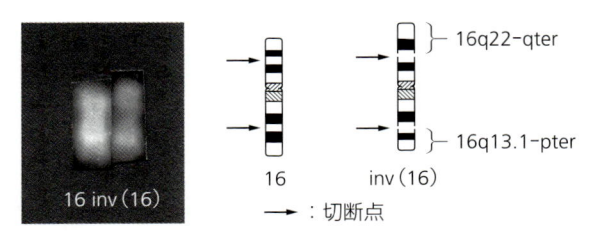

図6-11 AMLの染色体異常：inv(16)(p13.1q22)，AML(M4Eo)

に局在する*MYH11*遺伝子が融合遺伝子*CBFB-MYH11*を形成する．CBFBは*RUNX1（AML1）*がコードするCBFAとヘテロダイマーを形成し，T細胞受容体や転写因子遺伝子のエンハンサーに結合する．この異常は前述のごとく，主に好酸球増加を伴うM4-Eoにみられるが，M2，M5，好酸球増加を伴わないM4や稀であるがMDSにもみられる．付加的異常は1/3に認められ，+8，+22がそれぞれ15％ずつ，ほかにdel(7q)，+2などがある．付加的異常の有無は，予後への影響は特にない．変異型としてdel(16)(q22)があるが，表現型が典型的でないこと，MDSの既往があること，患者がより高年齢であること，複雑核型を示すこと，予後不良であることなどの特徴がある．また，16q22の転座パートナーが他の染色体に変わったM4-Eo症例の報告もある．M4には，他にt(8;21)(q22;q22)，t(9;22)(q34;q11.2)，t(6;11)(q21;q23)，t(9;11)(q34;q23)などもみられる[14, 21, 22]．11q23は相手染色体をいろいろ変えて相互転座を起こす部位で，11q23上の*KMT2A（MLL）*遺伝子と転座相手の遺伝子との間に種々の融合遺伝子を形成する．この11q23転座はFAB分類のAML-M4〜M5にみられる．

⑥急性単芽球性および急性単球性白血病
acute monoblastic and monocytic leukemia（AMoL）：M5 （図6-12, 図6-13）

- 単球系前駆細胞が腫瘍化したAMLで，FAB分類では**AML-M5a**は単芽球が白血病細胞の大多数を占めるものをいい，**AML-M5b**は前単球が大多数を占めるものをいう．WHO分類では＜AML with t(9;11)(p22;q23)；*MLLT3-MLL*＞，＜AML with t(6;9)(p23;q34)；*DEK-NUP214*＞と＜AML, NOS＞の一病型が含まれる．またWHO分類の暫定病型として加えられた＜AML with mutated *NPM1*＞の一部もこれに含まれる．
- 血中および尿中リゾチームが高値を示す．特にM5bでは著明である．

Ⅱ 骨髄系腫瘍

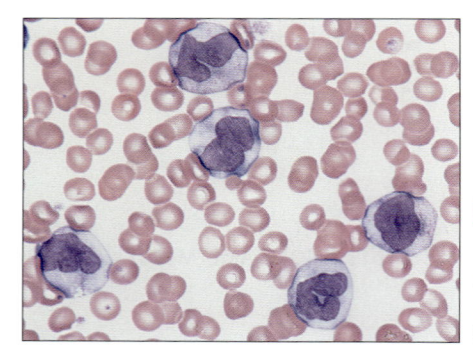

図6-12 急性単芽球性・単球性白血病（AMoL）の末梢血液像
比較的成熟した単球を多く認める．
（宮内 潤，泉二登志子．骨髄疾患診断アトラス 血球形態と骨髄病理．東京：中外医学社；2010）

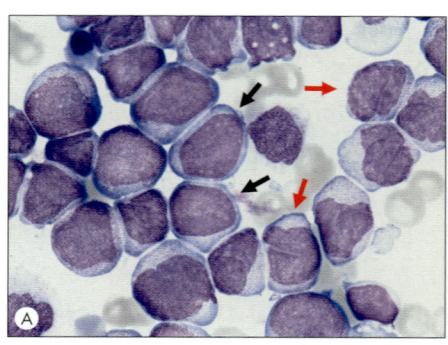

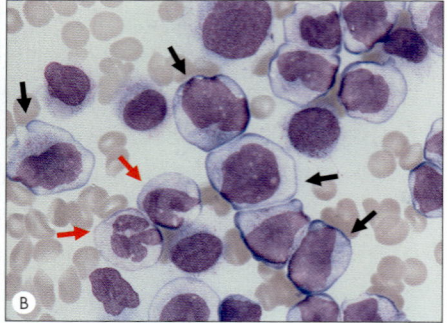

図6-13 急性単芽球性・単球性白血病（AMoL）の骨髄塗抹像
A：急性単芽球性白血病．単芽球が多くを占める．単芽球は核クロマチンが繊細で核小体を伴った類円形核（黒矢印）ないし脳回状核（赤矢印）を有する細胞で，細胞質には少数の細かいアズール顆粒や空胞，偽足がみられることもある．B：急性単球性白血病．前単球が多くみられる．前単球（黒矢印）は不規則なくびれや脳回状の陥入を伴った形状不整な核を有し，細胞質の青みは単芽球よりもやや弱く，多数のアズール顆粒や空胞を有する．より成熟した単球もみられる（赤矢印）．
（宮内 潤，泉二登志子．骨髄疾患診断アトラス 血球形態と骨髄病理．東京：中外医学社；2010）

- ＜AML, NOS＞は，成人ではM5a，M5bもAMLの5％以下を占め，若年に多い．急激な臨床経過をとり，髄外腫瘤や皮膚浸潤，歯肉浸潤，中枢神経浸潤がよくみられる．t（8;16）（p11;p13）を伴う症例では，白血病細胞自身による血球貪食症候群（特に赤血球貪食）を起こしやすい．＜AML with t（9;11）（p22;q23）; MLLT3-MLL＞は小児に多く，小児AMLの約10％を占める．FAB分類のM4，M5の形をとることが多い．DICを伴うことや髄外性腫瘤，歯肉や皮膚浸潤を伴うことが多い．
- **血液所見**：単芽球から成熟単球までの種々の分化段階の単球増加がみられる．

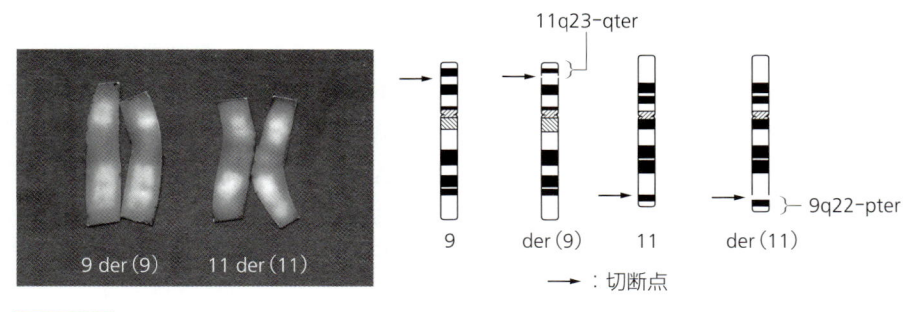

図 6-14 AML の染色体異常: t(9;11)(p22;q23), AML(M5)

単球の成熟度は末梢血と骨髄中で異なる場合があるため，骨髄と末梢血の標本を同時に比較観察することが重要である．

- **骨髄像**: 通常過形成で，単球と前単球との確実な区別は難しい場合がある．NSE は通常，単芽球と前単球がともに陽性であるが，単芽球は時に陰性または弱陽性となることもあるため，フローサイトメトリーにて単球系の免疫学的形質を確認する必要がある．単芽球は通常 MPO 陰性であるが，前単球は種々の程度に MPO 陽性を示す．
- **免疫学的形質**: 芽球は CD14, CD11b, CD11c, CD64, CD68, CD36, リゾチームなどの単球系抗原2つ以上の陽性を示す．CD13, CD33, CD15, CD65 などの骨髄系抗原の陽性率は様々で，CD34 は 30％程度の陽性率，CD117 は高い頻度で発現，HLA-DR は陽性である．
- **染色体・遺伝子**: 染色体は正常，または t(9;11)(p22;q23)(図 6-14)に代表される 11q23 転座，t(8;16)(p11;p13)などがある．t(8;16)は，AML の 6.5％にみられ，FAB 分類 M4, M5 に多く，赤血球貪食像を伴う例もあり，予後不良である[23, 24]．11q23 転座に関しては，1,897 例の報告によると，54 例 (2.8％) に 11q23 の構造異常があり，FAB 分類の内訳では，M4 4.7％，M5a 33.3％，M5b 15.9％，その他 0.9％と，大多数は単球系の白血病である[25]．概して予後は不良で，−5/del(5q)や−7/del(7q)症例などに匹敵する．付加的異常は＋8 が多い．11q23(*KMT2A*, *MLL*)の転座相手としては 9p22 (*MLLT3*, *AF9*)が最多で，10p12 (*MLLT10*, *AF10*)，6q27 (*MLLT4*, *AF6*)，19p13.1 (*ELL*)，19p13.3 (*MLLT1*, *ENL*)，17q21，17q25，1q21，15q15 などがある[26]．

Ⅱ　骨髄系腫瘍

⑦急性赤芽球性白血病 acute erythroid leukemia（AEL）：M6　（図 6-15）

- 赤芽球系前駆細胞の腫瘍性増殖を主体とする AML である．骨髄芽球の増加の有無で次の２つの病型に分類される．①赤白血病 erythroleukemia：骨髄における赤芽球が有核細胞の 50％以上を占め，赤芽球以外の有核細胞のうち骨髄芽球が 20％以上を占める病型である．FAB 分類の **AML-M6a** に相当し，WHO 分類では＜AML, NOS＞の一病型である．②純型赤血病 pure erythroid leukemia：未熟な赤芽球系細胞（未分化細胞ないし前赤芽球に相当する細胞）が骨髄有核細胞の 80％以上を占め，有意な骨髄芽球成分の関与がないものをいう．FAB 分類の純型赤血病は **AML-M6b** に相当し，WHO 分類では＜AML, NOS＞の一病型である．
- 赤白血病は成人に多く，AML の 5％以下を占める．純型赤血病は極めて稀であり急激な臨床経過をとる．
- **血液所見**：末梢血に赤芽球の出現をみることが多い．

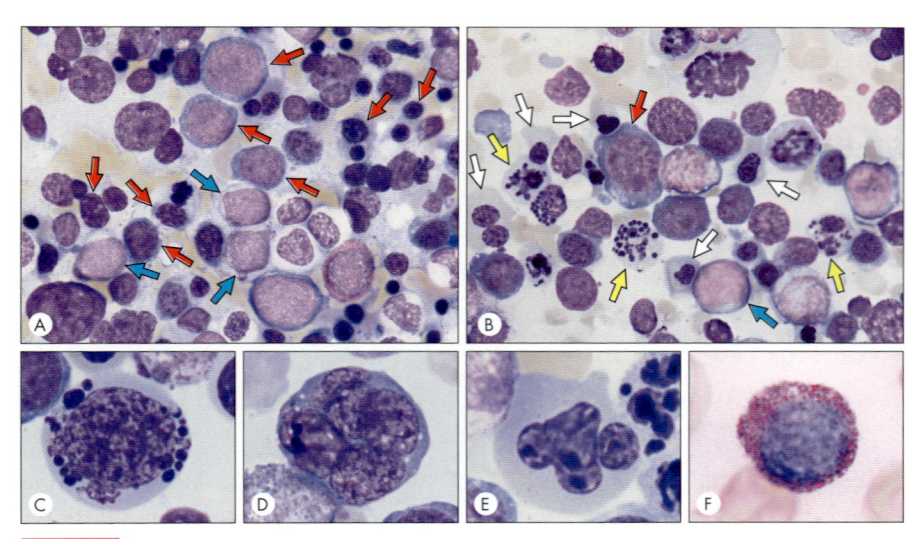

図 6-15　赤白血病（AEL）の骨髄塗抹像
A：あらゆる成熟段階の異型赤芽球（赤矢印）からなる顕著な赤芽球過形成を示す骨髄で，骨髄芽球（青矢印）も増加している．B：好塩基性赤芽球の巨赤芽球様変化（赤矢印），核が断片化した赤芽球（黄矢印），核異型を示す多染性ないし正染性赤芽球（白矢印）がみられる．青矢印は骨髄芽球．C：核断片化を伴う巨赤芽球様細胞．D：多核赤芽球．E：核異型が顕著な巨赤芽球様細胞．F：細胞質が PAS 染色陽性を示す赤芽球．
（宮内　潤，泉二登志子．骨髄疾患診断アトラス 血球形態と骨髄病理．東京：中外医学社；2010）

Ch.6　急性骨髄性白血病と関連前駆細胞腫瘍

- **骨髄像**：通常過形成で未熟な赤芽球が多い．赤芽球前駆細胞は巨赤芽球性変化，多核化，核形状不整，核の断片化や崩壊像などの形態異常を認める．骨髄芽球は Auer 小体を認める場合もある．好中球や巨核球にもしばしば形態異常が認められる．①赤白血病では環状鉄芽球を認めることがあり，しばしば PAS 染色陽性，骨髄芽球は MPO，N-ASD-CAE，SBB が陽性である．②純型赤血病では，濃い好塩基性を示す赤芽球（前赤芽球）がみられ，PAS 染色陽性で，NSE，酸ホスファターゼも陽性を示す．
- **免疫学的所見**：①赤白血病では glycophorin, hemoglobin A が陽性，骨髄系抗原と MPO は陰性である．②純型赤血病では glycophorin, hemoglobin A が陽性，MPO などの骨髄系細胞表面形質は陰性である．CD34, HLA-DR は陰性が多い．
- **染色体・遺伝子**：特定の染色体，遺伝子異常は認めないが，多数の構造異常を伴う複雑核型を持つ例が多い．−5/del(5q)，−7/del(7q)，+8 などの異常がしばしばみられる[27]．

⑧急性巨核芽球性白血病 acute megakaryoblastic leukemia（AMKL）：M7（図 6-16）

- AMKL は巨核球前駆細胞の腫瘍性増殖からなる AML である．骨髄に 20％以上の芽球がみられ，その 50％以上を巨核球系細胞が占めるものをいう．FAB 分類の AML-M7 に相当し，WHO 分類の＜AML with t(1;22)(p13;q13)；*RBM15-MKL1*＞，＜AML with inv(3)(q21q26.2) or t(3;3)(q21;q26.2)；*RPN1-EVI1*＞の一部と＜AML, NOS＞の一病型がこれに含まれる．

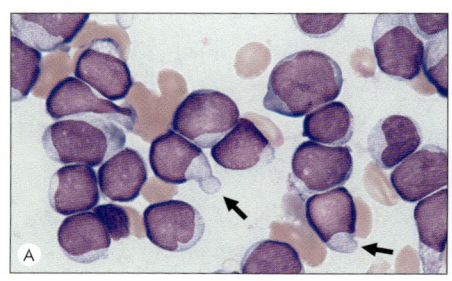

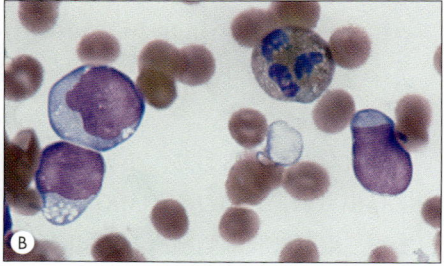

図 6-16　急性巨核芽球性白血病（AMKL）の骨髄塗抹像
A：小型〜大型の芽球増加がみられる．クロマチンが繊細な類円形の核を有し，核小体もみられる．細胞質は好塩基性で，偽足様突起（矢印）を有するものがみられる．B：MPO 染色．巨核芽球は常に MPO 陰性である．
（宮内　潤，泉二登志子．骨髄疾患診断アトラス 血球形態と骨髄病理．東京：中外医学社；2010）

- 成人では AML の約 1％，Down 症を除く小児では 5〜7％を占める．若い成人男性では縦隔胚細胞腫瘍を合併することがある．他の病型よりも予後不良である．＜AML with t(1;22)(p13;q13)＞は Down 症でない 6 ヵ月以下の乳児に多くみられ，著明な肝脾腫を認める．＜AML with inv(3)(q21q26.2) or t(3;3)(q21;q26.2)＞は AML の 1〜2％を占め，成人にみられる．血小板数は正常値を示すことが多い．

- **血液所見**：末梢血では巨核芽球を認め，微小巨核球や巨核芽球の断片，形態異常を示す大型血小板，顆粒に乏しい成熟好中球などもみられることがある．

- **骨髄像**：巨核芽球は中型〜大型の細胞で，核は円形ないし不整，核小体を有し，顆粒はなく，細胞質突起 cytoplasmic bleb や偽足をみる．巨核芽球は SBB，N-ASD-CAE，MPO が陰性，PAS 染色，酸ホスファターゼ，NSE は陽性の場合がある．骨髄の線維化により dry tap となることがあるため，骨髄の評価には生検が必要になる．

- **免疫学的形質**：CD41〔glycoprotein (GP) IIb〕，CD42b (GP Ib)，CD61 (GP IIIa) のいくつかが陽性である．血小板が芽球に付着することで，フローサイトメトリーにてこれらの抗原が疑陽性を呈する場合もあるため，細胞表面よりも細胞質内の陽性所見がより特異的である．骨髄系抗原 CD13，CD33 は時に陽性，CD34，CD45，HLA-DR は陰性，CD36 は陽性を示す．顆粒球，リンパ球系の抗原は陰性，CD7 が陽性を示す場合がある．

- **染色体・遺伝子**：成人では特異的な異常はないが，大部分の症例で複数のクローンを持つ複雑な異常を認め，−5/del(5q) や −7/del(7q) を多く伴い，正常核型は約 10％である[28]．3q21 や 3q26 の異常である逆位 inv(3)(q21q26.2) や転座 t(3;3)(q21;q26.2) が 20〜30％の症例にみられ，3q21 上の *RPN1* 遺伝子と 3q26.2 上の *MECOM* (*EVI1*) 遺伝子が融合遺伝子 *RPN1-MECOM* (*EVI1*) を形成する[29, 30]．t(9;22)(q34;q11.2)，+19，+21，+8，11q 関連の異常などもみられる．小児では t(1;22)(p13;q13) が特徴的で約半数の症例に見出され，*RBM15* と *MKL1* の融合遺伝子 *RBM15-MKL1* が産生される．また，縦隔の胚細胞腫瘍と AMKL の合併例では i(12p) が特徴的である[31]．

⑨急性塩基球性白血病 acute basophilic leukemia

- 主として好塩基球への分化を示す AML である．WHO 分類では新たに ＜AML, NOS＞の一つとして設定された病型である．
- 極めて特殊な病型で，頻度は AML の 1％未満である．骨髄機能不全に関連し

た症状を呈する．皮膚浸潤や臓器の腫大，高ヒスタミン血症を呈することがある．予後は概して不良である．

- **骨髄像**：芽球の増殖によって占められ，成熟好塩基球は少ない．細胞質は好塩基性を呈し，粗大な好塩基球顆粒を有する．好塩基球顆粒はトルイジンブルー toluidine blue 染色で異染性 metachromasia を示し，赤紫色に染色されることが特徴である．酸ホスファターゼがびまん性に陽性，PAS 染色陽性である．MPO, SBB, N-ASD-CAE, NSE は多くの場合は陰性である．
- **免疫学的形質**：CD13 または CD33 が陽性，CD123, CD11b, CD203c, CD9, CD34 も陽性である．正常の好塩基球と異なり，HLA-DR が陽性の場合もあり，CD117 は陰性である．
- **染色体・遺伝子**：特徴的な異常はない．
- **電子顕微鏡所見**：好塩基球顆粒は内部に電子密度の高い微小な粒子状構造を有する．顆粒内部に顆粒を二分するような膜構造を有する顆粒〔ギリシア文字のシータ（θ）のようにみえることから，シータ顆粒と呼ばれる〕の所見が診断に重要性を有する．

⑩ 骨髄線維症を伴う急性汎骨髄症 acute panmyelosis with myelofibrosis（APMF）

- 骨髄の線維化と芽球の増加を伴った全骨髄系造血細胞の腫瘍性増殖からなる疾患で，骨髄異形成に関連した変化を伴う AML の診断基準に合致しないものをいう．従来の acute (malignant) myelofibrosis, acute (malignant) myelosclerosis と同義である．骨髄に線維化を起こす線維芽細胞の増殖は反応性変化と考えられている．FAB 分類には設定されていない極めて特殊な白血病で，WHO 分類にて新たに＜AML, NOS＞の一つとして設定された病型である．
- 非常に稀な病型で，*de novo*（新規）で発症する成人の疾患である．全身倦怠感，発熱，骨痛などを起こす．脾腫はみられないか，あっても軽度で，汎血球減少症が認められる．急激に進行し治療抵抗性で予後不良である．
- **血液所見**：末梢血では奇形赤血球症や大小不同赤血球がみられ，赤芽球がみられる場合があるが，涙滴赤血球は認められない．芽球を含む幼若好中球が時にみられ，しばしば形態異常を示す．
- 骨髄穿刺はしばしば吸引不能（dry tap）で，診断には生検が必要となる
- **免疫学的形質**：芽球の形質発現は不均一で，CD34 陽性，CD13, CD33, CD117 などの骨髄系抗原のいずれかが陽性を示すが，MPO は通常陰性である．glycophorin や hemoglobin A などの赤芽球系抗原が陽性のことがある．

- **染色体・遺伝子**: 特徴的な異常はないが，染色体異常が認められる場合が多い．複雑核型(しばしば5番や7番染色体に関連)がみられる場合はこの診断ではなく，骨髄異形成に関連した変化を伴うAMLの診断になる．

⑪骨髄異形成関連変化を伴う急性白血病
acute myeloid leukemia with myelodysplasia-related changes

- 末梢血または骨髄に20％以上の芽球があり，細胞形態的な異常所見を伴うもの，またはMDSやMDS/MPNの既往があるもの，またはMDSに関連した細胞遺伝学的異常がみられるもので，特定の遺伝子異常を伴うAMLにみられる特異的な遺伝子異常がないものをいう．＜AML with multilineage dysplasia＞は同義である．FAB分類の **AML with trilineage dysplasia(AML with TLD)** はこのカテゴリーに含まれる．WHO分類にて新たに設定されたAMLの一病型で，診断基準を表6-7に示す．
- 高齢者に発症することが多く，小児は稀でAML全体の24〜35％を占める．
- 芽球が20〜29％の症例，特にMDSからの移行や小児例では進行は緩徐で，臨床的にはAMLよりもMDSに近い経過をとる．重度の汎血球減少を呈することが多く予後不良である．
- **血液所見**: 末梢血では好中球の顆粒低形成，低分葉核(偽Pelger核異常など)，分葉異常などを認める．
- **骨髄像**: 血球2系統以上でそれぞれ50％以上の細胞に形態異常が認められることが診断に必要である．赤芽球系：巨赤芽球性変化，核の崩壊や断片化，核の不整な形態，多核化，環状赤芽球，細胞質の空胞，PAS陽性所見など．顆粒球系：好中球の顆粒低形成，低分葉核(偽Pelger核異常など)．巨核球系：微少巨核球，非分葉状または多核の正常大ないし大型の巨核球が特徴的である．
- **免疫学的形質**: 多様性を示し，5番や7番染色体の異常症例ではCD34，CD7，TdTが高率に陽性である．MDSからの移行例では，CD34は芽球の一部が陽性，CD38，HLA-DRはときに弱陽性，CD13，CD33は陽性である．CD56，CD7を発現していることもある．
- **染色体・遺伝子**: 染色体異常はMDSにみられるものと同様で，−5/del(5q)，−7/del(7q)(p.88, 図7-1A, Bを参照)が最も多い．次いで短腕欠失を伴う17番染色体の構造異常，+8，20番染色体の長腕欠失などが多い[32]．これらの異常は単独でみられることは少なく，複雑核型に含まれる場合が多い．この疾患に含められるべき異常を表6-8に示す．+1/+1q，+21，性染色体モノソ

表6-7 AML with myelodysplasia-related changes の診断基準

1. 末梢血または骨髄の芽球が 20%以上.
2. 以下の a~c の1つ以上を有する.
   a) MDS の既往
   b) MDS に関連した細胞遺伝学的異常（表 6-8 参照）
   c) 多系統の血球形態異常
3. 以下 a, b のいずれも有さない.
   a) 他の無関係な疾患に対する化学療法の既往
   b) 特定の遺伝子異常を有する AML にみられる細胞遺伝学的異常

(Arber DA, et al. Acute myeloid leukaemia with myelodysplasia-related changes. In: Swerdlow SH, et al, ed. WHO classification of tumours of haematopoietic and lymphoid tissues. 4th ed. Lyon: IARC Press; 2008 p.124-6)

表6-8 WHO 分類による AML with myelodysplasia-related changes と診断しうる染色体異常

1. 複雑核型*
2. 不均衡型異常
   −7/del(7q)，−5/del(5q)，i(17q)/t(17p)，−13/del(13q)，
   del(11q)，del(12p)/t(12p)，del(9p)，idic(X)(q13)
3. 均衡型異常
   t(11;16)(q23;p13.3)**，t(3;21)(q26;q22.1)**，
   t(1;3)(p36.3;q21.1)，t(2;11)(p21;q23)**，
   t(5;12)(q33;p12)，t(5;7)(q33;q11.2)，
   t(5;17)(q33;p13)，t(5;10)(q33;q21)，
   t(3;5)(q25;q34)

*：相互に関連のない3個以上の異常を有すること（ただし特定の遺伝子異常を有する AML にみられるものは除く）.
**：治療関連 AML の可能性をまず除外すること.

(Arber DA, et al. Acute myeloid leukaemia with myelodysplasia-related changes. In: Swerdlow SH, et al, ed. WHO classification of tumours of haematopoietic and lymphoid tissues. 4th ed. Lyon: IARC Press; 2008 p.124-6)

ミーなどもしばしばみられるが，＋8 も含めてこの疾患に特異的ではなく，これだけで本疾患と診断するには十分な所見ではない．均衡型染色体転座は比較的少ない．*NPM1* や *FLT3* 遺伝子の変異が認められる.

⑫治療関連骨髄性腫瘍 therapy-related myeloid neoplasms

- 化学療法後または放射線治療後に発症した骨髄性腫瘍をいう．＜therapy-related AML（t-AML），therapy-related MDS（t-MDS）＞，＜therapy-related MDS/MPN（t-MDS/MPN）＞が含まれ，これらは WHO 分類では一つの症候群

と考えられる．原因としてアルキル化剤や放射線，トポイソメラーゼⅡ阻害剤などがあり，臨床的に2つの群に分類できる．第1群：アルキル化剤または放射線治療により発症するもので，約70％を占める．高年齢ほど頻度が高く，通常使用後5～10年で発症する．多系統の血球形態異常と血球減少を伴うMDS associated with multilineage dysplasiaで発症する症例が多い．予後は極めて不良である．第2群：エトポシドなどのトポイソメラーゼⅡ阻害剤が関連するもので，20～30％を占める．潜伏期間は1～5年と比較的短期間で，年齢と関連なく発症する．血球形態異常を伴うことは少なく，MDS期を経ずに急性白血病で発症することが多い．白血病の病型としてはAML-M4, M5が多いが，特定の遺伝子異常を伴ったAMLやALLの場合もある．予後は一般に第1群よりもよい．多種類の化学療法を同時に受けている患者が多く，上記2群は必ずしも明瞭に区別できないので，WHO分類では特にグループ分けをしていない．

- **免疫学的形質**：芽球は通常CD34陽性，CD13, CD33陽性，CD56, CD7はしばしば陽性である．
- **染色体・遺伝子**：多数例の集計では75～90％の症例で染色体異常を認め，欠失を伴う複雑核型が多い[33,34]．第1群：5番または7番染色体の全体ないし一部欠損である−7/del(7q)や−5/del(5q)，複雑核型などの不均衡型染色体異常がしばしばみられる．del(5q)の共通欠失領域は5q31.2の970 kbとの報告がある[34]．第2群：染色体11q23(*KMT2A, MLL*)および21q22(*RUNX1*)が関連する均衡型染色体転座であるt(9;11)(p22;q23)やt(11;19)(q23;p13)などが多くみられる．また16q22(*CBFβ*)あるいはt(15;17)(q22;q12)(*PML-RARA*)などもみられる．21q22を含む転座にt(3;21)(q26.2;q22)(*MECOM, EVI1-RUNX1*)の報告もある[35]．

F 予後

年齢，全身状態，発症様式，染色体異常や遺伝子変異の種類，寛解導入に要した治療回数などの指標によって生存率が明らかに異なり，これらがAMLの予後因子であることが判明した[36]（表6-9，図6-17）．なかでもAMLの予後を特に規定しているのは染色体異常であり，染色体異常の種類によって予後良好群，不良群，中間群の3群に分けられ，生存率が異なることが報告された[3]．さらに最近，予後中間群とされる染色体正常例において様々な遺伝子異常が報告されてい

表6-9 AMLにおける予後層別化因子

層別化因子	良好となる因子	不良となる因子
年齢	50歳以下	60歳以上
全身状態(PS)	PS 2以下	PS 3以上
発症様式	de novo	二次性
染色体核型	t(8;21)(q22;q22) inv(16)(p13.1q22) t(16;16)(p13.1;q22) t(15;17)(q22;q12)	3q異常 〔inv(3)(q21q26.2), t(3;3)(q21;q26.2)など〕 5番,7番染色体の欠失または長腕欠失 t(6;9)(p23;q24) 複雑核型
遺伝子変異	NPM1変異 CEBPA変異	FLT3-ITD変異
寛解までに要した治療回数	1回	2回以上

(急性骨髄性白血病(acute myeloid leukemia: AML). In: 日本血液学会, 編. 造血器腫瘍診療ガイドライン2013年版. 東京: 金原出版; 2013. p.8-11)[36]

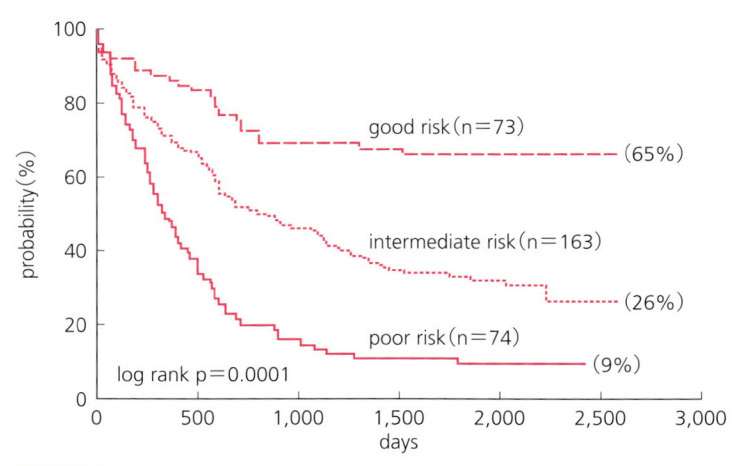

図6-17 スコアリングシステムを用いたAMLの全生存率
(栗山一孝, 他. 臨床血液. 1998; 39: 98-102)

る. *NPM1*遺伝子(5q35.1にあり, 核と原形質の物質輸送を行うシャペロン)の変異や*CEBPA*遺伝子(19q13.1にある転写因子, 細胞分化の促進と増殖抑制)の変異は予後良好に働き, *FLT3*遺伝子(13q12にある受容体型チロシンキナーゼ, 細胞増殖に関与)のITD, *KMT2A*(*MLL*)遺伝子(11q23にある転写因子)のpar-

表6-10 AMLの染色体,遺伝子異常による層別化(ELN推奨*)

グループ	サブセット
良好群	t(8;21)(q22;q22);*RUNX1-RUNX1T1* inv(16)(p13.1q22) or t(16;16)(p13.1;q22);*CBFB-MYH11* *NPM1*変異+,*FLT3*-ITD-,正常核型 *CEBPA*変異+,正常核型
中間群Ⅰ	*NPM1*変異+,*FLT3*-ITD+,正常核型 *NPM1*変異-,*FLT3*-ITD+,正常核型 *NPM1*変異-,*FLT3*-ITD-,正常核型
中間群Ⅱ	t(9;11)(p22;q23);*MLLT3-KMT2A(MLL)* 良好群,不良群のいずれにも該当しない細胞遺伝学的異常
不良群	inv(3)(q21q26.2) or t(3;3)(q21;q26.2);*RPN1-EVI1* t(6;9)(p23;q34);*DEK-NUP214* t(v;11)(v;q23);*KMT2A（MLL)*の構造異常 -5 or del(5q);-7; abnl(17p);複雑核型**

*:ELN: European Leukemia Net(Döhner H, et al. Blood. 2010; 115: 453)
　この報告には予後良好な t(15;17)(q22;q12)は含まれていない.
**:3個以上の相互に無関係な異常,ただし,WHO分類で規定された特定の反復異常を有する
　場合を含めない.多くの例で5番,7番のモノソミーや17pの異常を認める.

(Döhner K, et al. Hematology Am Soc Hematol Educ Program. 2014; 2014: 34-43)[39]

tial tandem duplication(*MLL*-PTD), *BAALC* 遺伝子(8q22.3 にあり, 機能不明)の過剰発現, *TET2* 遺伝子(4q24 にあり, 癌抑制遺伝子と推定される)の変異, *ERG* 遺伝子(21q22 にあり, 細胞増殖, 分化, アポトーシスの調節に関与)の高発現などは予後不良に働くことが報告された[5,37,38].これらの結果から染色体異常と遺伝子異常を組み合わせて,予後を3群に分類し,中間群をⅠとⅡに分けるモデルが提唱されている[39](表6-10).なお,日本成人白血病治療グループ(JALSG)は *TP53*,*MLL*-PTD,*RUNX1* 変異は予後不良因子であると報告している[40].

2 Down 症候群関連骨髄性白血病
myeloid leukemia associated with Down syndrome

A 疾患概念

Down 症候群 Down syndrome(DS)患児において,年長児では ALL が多くを

占めるが，3歳以下ではAMLが多くみられ，急性巨核芽球性白血病(AMKL)がその70％を占めるという特徴がある．FAB分類の複数の病型がこれに含まれ，WHO分類では新たに一病型として設定された．

AMKLの多くは一過性骨髄増殖症 transient abnormal myelopoiesis (TAM)の自然治癒後20～30％の症例で，1～3年後にMDS期を経て発症する．化学療法に高感受性を示し極めて良好な予後を示す．これらの独特な特徴から，DSにおけるTAM，MDS，AMKLの3者は一連の独立した疾患概念と考えられ，myeloid leukemia of Down syndromeと呼ばれてきた．DS児においてMDSとAMLの間に生物学的な差異はみられず，通常のMDSに対応する診断基準を適応しても予後予測や治療結果には反映されない．WHO分類第4版では，TAMに対してはleukemiaという用語の使用を避けて別項目とし，MDSとAMLの両者を併せて「Down症候群に関連する骨髄性白血病」としている．

B 臨床像

- DS児の1～2％にAMLがみられ，その大部分は5歳未満に起こる．小児ではそのAML/MDSのおよそ20％をDS児が占める．
- 骨髄の芽球が20％未満の症例では臨床経過は比較的緩徐で，初期は血小板減少の時期が続く．芽球の有意な増加を示さないMDS-RCC (小児の不応性血球減少症)の時期が，MDS-RAEBまたはAMKLに先行して通常みられ，これは数ヵ月に及ぶ場合もある．

C 検査所見・診断

- **血液所見**：末梢血に巨核芽球の所見を示す芽球がみられる．血小板数は通常減少し，巨大血小板がみられる場合もある．骨髄では前白血病期には芽球の増加はみられず，MDS-RCCの像を呈する．芽球は細胞質突起をしばしば有する．赤芽球は通常巨赤芽球変化と形態異常(2核または3核細胞，核崩壊物など)を示す．骨髄線維症をしばしば合併するため，骨髄はdry tapの場合が少なくない．
- **免疫学的形質**：AMKLの芽球の免疫学的形質発現はTAMの芽球と類似した特徴的な所見を呈する．多くの症例で，CD117, CD13, CD33, CD7, CD4, CD42, thrombopoietin receptor (TPO-R), interleukin-3 receptor (IL-3R), CD36, CD41, CD61, CD71が陽性，MPO, CD15, CD14, glycophorin Aは

陰性である．TAMと異なり，半数例でCD34が陰性で，約30％の症例でCD56とCD41が陰性である．AMKL以外のAMLでは通常のAMLの範疇の形質発現がみられる．

- **染色体・遺伝子**：TAMと同様に，AMKLにおいても大部分の症例に生来の+21がみられるが，*GATA1*遺伝子(Xp11)の変異も認められる[41]．AMKLとMDSではさらに付加的な遺伝子，染色体異常が認められ，これがTAMとは異なる白血病細胞の持続的な増殖に関与すると考えられている．6歳以上のDS児で*GATA1*異常のないAMLもあり，この場合は通常のAMLと考えられる．付加的な染色体異常として，+8，+21のさらなる付加，-7，-5/del(5q)がしばしばみられるが予後との関係ははっきりしない[42]．

3 骨髄性肉腫
myeloid sarcoma

A 疾患概念

骨髄性肉腫 myeloid sarcoma とは骨髄以外の部位に生じる骨髄芽球からなる腫瘍で分化傾向の有無は問わないとされる．白血病で浸潤などによる腫瘤を形成するものは含まれない．同義語として顆粒球肉腫 granulocytic sarcoma，髄外性骨髄性腫瘍 exramedullary myeloid tumor，緑色腫 chloroma などがある．

B 臨床像

- 平均年齢56歳で男性にやや多い．どこにでも生じるが皮膚，リンパ節，消化管，骨，軟部組織，睾丸などに多く，多発することもある．
- 臨床的にはAMLの診断に先だって，あるいはAML，MDSやMPNからの急性転化時に発症する．またAML再発時の症状として出現することもある．

C 検査所見・診断

- 診断は生検によるが，MPO染色，N-ASD-CAEやNSEが顆粒球系と単球系との鑑別に有効である．
- **免疫学的形質**：CD68，MPO，CD117，CD34，リゾチーム，TdT，CD56，CD61，CD30，CD4などが染色されることが多い．

- **病理**: 一般には，細胞質に乏しく，核小体の明瞭な核を有する芽球様細胞の密な増殖である．急性骨髄性白血病同様に顆粒球系あるいは単球系への分化を示す形態も取りうるが，通常は，びまん性大細胞型B細胞リンパ腫などの大型のリンパ球の増殖を示す悪性リンパ腫や，Ewing 肉腫等を含むいわゆる small round cell tumor といわれる多様な腫瘍群との鑑別が必要な形態を示す．その病理診断には細胞化学的あるいは免疫組織化学的な検討が必須である．
- **染色体・遺伝子**: 染色体異常は半数以上の症例に認められ，−7/del(7q)，+8，*KMT2A*(*MLL*)異常が最も多い[43,44]．遺伝子は *NPM1* や *FLT3* の変異が認められる．

4 芽球性形質細胞様樹状細胞腫瘍
blastic plasmacytoid dendritic cell neoplasm

A 疾患概念

　芽球性形質細胞様樹状細胞腫瘍 blastic plasmacytoid dendritic cell neoplasm は，plasmacytoid dendritic cell の前駆細胞からなる急激な経過を有する悪性腫瘍で，皮膚と骨髄に高頻度に浸潤を有する．blastic NK-cell lymphoma, blastic natural killer leukemia/lymphoma と同義語である．WHO 第3版ではリンパ芽球性白血病リンパ腫の中に blastic NK lymphoma と記載されていたが，第4版では骨髄性白血病の中に記載されている．

B 臨床像

- 稀な疾患で 60 歳代の男性に多い．
- 無症状であるが，皮膚に孤立性または多発性の結節とプラーク形成をきたす．所属リンパ節の腫脹をきたすことがある．
- 病変部位は皮膚と骨髄，ついでリンパ節である．病状の進展とともに骨髄浸潤と血球減少が増強する．10〜20%で白血病化する．生存期間中央値は 12〜14 ヵ月と急激な経過をとる．

C 検査所見・診断

- **細胞化学**: MPO や NSE は陰性である．
- **免疫学的形質**: CD4，CD43，CD45RA，CD56 は陽性である．CD123,

BDCA-2/CD303, TCL1, cutaneous lymphocyte-associated antigen (CLA) も陽性である．稀に CD56 が陰性であることがあるが，CD4, CD123, TCL1 が陽性であれば診断できる．CD68 は 50％で陽性である．CD7, CD33 も一般的に陽性．granzyme B 陽性，TdT は 1/3 で陽性である．

- **病理**：一般には不整な核を有し，細胞質に乏しい細胞が単調で密に増殖している．中型〜大型のリンパ球の増殖を示す悪性リンパ腫等との鑑別を要する形態であり，免疫学的形質の確認が病理診断には必須である．ほとんど常に皮膚病変を伴い，主として真皮における腫瘍細胞の増殖が観察される．

- **染色体・遺伝子**：60％以上の症例に多くは複雑核型異常がみられ，5q, 12p, 13q, 6q, 15q と 9 番染色体の欠失が多く[45, 46]，なかでも 5q 欠失が最多である．t(6;8)(p21;q24) も数例報告されており，病期進行に関与している可能性が示唆されている[47]．癌抑制遺伝子（*RB1*, *CDKN1B*, *CDKN2A*, *TP53*）の欠失が高頻度に認められる[48]．T 細胞受容体や B 細胞の遺伝子再構成はみられない．

5 分化系統不明瞭な急性白血病
acute leukemias of ambiguous lineage

急性未分化白血病と混合表現型急性白血病
acute undifferentiated leukemia (AUL) and mixed phenotype acute leukemia (MPAL)

A 疾患概念

　分化系統不明瞭な急性白血病 acute leukemias of ambiguous lineage とは，一系統への明確な分化を示さない種々の白血病を包含する．これには，系統特異的抗原をまったく発現しない急性未分化白血病 acute undifferentiated leukemia (AUL) と，2 系統以上の分化抗原を発現する芽球がみられ，いずれの 1 系統の白血病とも確実に診断できない混合表現型急性白血病 mixed phenotype acute leukemia (MPAL) がある．MPAL には，①異なる 2 系統の芽球が混在する場合，②一つの芽球が異なる複数系統の抗原を同時に発現する場合，③この両者が共存するものが含まれる．従来 bilineal leukemia（または bilineage leukemia）が上記の①を指し，biphenotypic leukemia がおおむね②を指す用語として用いられてきた．MPAL はこれら全体を示すものであり，芽球に発現される

抗原により B-myeloid（B/MY），T/myeloid（T/MY）leukemia などと，より特異的な用語を用いて示す．系統不明確な白血病の診断は免疫学的形質発現に基づく．

WHO 分類第 4 版では AML や ALL から独立した章として記載されているが，臨床上の頻度や項立て上から本章に記載する．

B 臨床像

- 系統不明確な急性白血病は稀であり，すべての急性白血病の 4%未満である．小児と成人のいずれにも生じるが頻度は後者に多い．

C 検査所見・診断

- 血液所見（図 6-18）：形態的に有意な骨髄系分化は示さない．
- 免疫学的形質：各血球系統の細胞表面形質を用いた同定には表 6-11 を用いる．MPAL には以下の 3 種類がある．① 2 つ以上の芽球集団があり，そのうちの 1 つが AML の免疫学的形質を有する場合で，従来の bilineal leukemia に相当する．② B-ALL，T-ALL の診断基準に合致する単一の細胞集団があり，同時に MPO を発現している場合である．CD13, CD33, CD117 は MPAL と診断するには骨髄系の形質としての特異性が十分でない．③ B-ALL，T-ALL の診断基準に合致する単一の細胞集団で，明確な単球系への分化を示す場合である．単球系への分化は NSE の広汎な陽性所見，または CD14, CD36, CD64, リゾチームなどの単球系マーカーを 2 つ以上発現することで判定できる．②と③は従来の biphenotypic leukemia に相当する．MPAL における T 細胞は cCD3（または sCD3）の発現によって同定できる．骨髄生検標本による

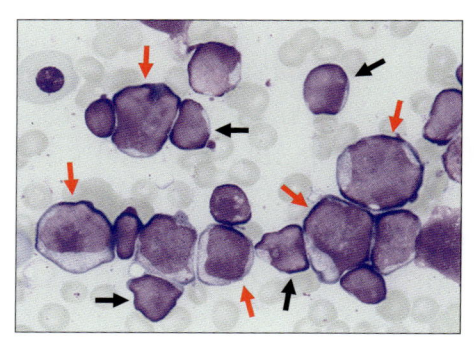

図 6-18 混合表現型急性白血病（MPAL; bilineal leukemia）の骨髄塗抹像

リンパ芽球様の細胞質の乏しい小型の芽球（黒矢印）と，骨髄芽球様の大型で細胞質がやや広い芽球（赤矢印）が混在する．

（宮内 潤, 泉二登志子. 骨髄疾患診断アトラス 血球形態と骨髄病理. 東京: 中外医学社; 2010）

II　骨髄系腫瘍

表6-11 単一芽球集団が1つ以上の血球系統形質を有すると判断する基準（WHO分類第4版）

骨髄系
・MPO陽性（フローサイトメトリー，免疫組織化学，または細胞化学による）
または
・単球系分化（以下の2つ以上陽性：非特異的エステラーゼ，CD11c, CD14, CD64, リゾチーム）

T細胞系
・cytoplasmic CD3陽性（CD3 epsilon鎖を検出する抗体を用いたフローサイトメトリーによる）（抗CD3ポリクローナル抗体による免疫組織化学はT細胞に特異的ではないCD zeta鎖を検出することがある）
または
・sCD3陽性（MPALでは稀）

B細胞系（複数の抗原が陽性の必要がある）
・CD19強陽性で以下の1つ以上が強陽性：CD79a, cCD22, CD10
または
・CD19弱陽性で以下の2つ以上が強陽性：CD79a, cCD22, CD10

(Borowity MJ, et al. Acute leukaemias of ambiguous lineage. Swerdlow SH, et al, ed. WHO classification of tumours of haematopoietic and lymphoid tissues, 4th ed. Lyon: IARC Press; 2008. p.150-5)

　免疫組織化学でもCD3の発現は認識できるが，これに用いられるポリクローナル抗体はNK細胞とも反応するため，完全にT細胞特異的とはいえない．したがってcCD3の判定にはフローサイトメトリーが最適である．一方，B細胞系と単独で確実に判定できるマーカーは存在しない．B-ALLの診断基準に合致する芽球集団が独立して存在する場合にはB細胞系と判定できるが，単一の芽球集団の場合には以下のいずれかの条件を満たす必要がある：① CD19が強陽性で，かつCD10, CD79a, cCD22のいずれか1つが強陽性であること，または，② CD19が弱陽性で，CD79a, cCD22, CD10のいずれか2つが強陽性であること．

● **染色体・遺伝子**：AULについては報告が少なく，特徴的な染色体異常は見出されていない．MPALについては，異常クローンを有する症例の割合が65〜90％と高く，t(9;22)(q34;q11.2)(Ph転座，*BCR-ABL1*)が20〜30％に，11q23(*KMT2A, MLL*)での転座例も10〜30％にみられ，特有の所見を呈することから，各々独立した疾患と考えられる．その他比較的多いものとして，del(6q)，12p11.2の異常，−5/del(5q)，−7/del(7q)などがあげられ，これらの異常は複雑核型異常に含まれる場合も多い[49, 50]．

D 病型

① acute undifferentiated leukemia

- リンパ系と骨髄系に特異的な抗原をいずれも発現しない白血病をいう．幹細胞白血病 stem cell leukemia ともいわれ，非常に稀な白血病で，正確な頻度は不明である．
- 系統特異的な抗原の発現はみられないが，しばしば HLA-DR, CD34, CD38 が陽性を示し，TdT が陽性の場合もある．
- **染色体・遺伝子**：特異的な異常はない．

② MPAL with t(9;22)(q34;q11.2);*BCR-ABL1*

- MPAL の診断基準に合致するが，同時に t(9;22)転座または *BCR-ABL1* 遺伝子異常を有するものをいう．ただし以前に CML と診断されている症例は MPAL と診断しない．頻度は 1％未満と稀な白血病である．成人に多く，他の MPAL よりも予後不良のようであるが，Ph 陽性 ALL よりも不良か否かは明らかでない．
- 多数例でリンパ芽球と骨髄芽球に類似する2種類の形態の異なる芽球集団が混在し，B/myeloid の形質を示すものが多く，一部の症例は T/myeloid の形質を示す．稀に3系統の形質を発現する症例の報告もある．
- **染色体・遺伝子**：t(9;22)の他に多くの例で付加的な染色体異常がみられ，しばしば複雑核型が認められる．

③ MPAL with t(v;11q23);*MLL* rearranged

- MPAL の診断基準に合致する白血病の中で，*MLL* 遺伝子を含む転座を有するものをいう．*MLL* 遺伝子異常を伴った ALL では多くの症例で骨髄系抗原の発現がみられる．
- 幼児に多くみられ，白血球数が高値を示すことがしばしばで予後は不良である．
- リンパ芽球と単芽球に類似した形態を呈する2種類の芽球が混在する．リンパ芽球は大部分の症例で CD19 陽性，CD10 陰性の B 前駆細胞(pro-B)の性質を示し，しばしば CD15 陽性で，CD22 や CD79a など他の B 細胞抗原は弱陽性である．骨髄系の形質を示す細胞集団は単芽球が一般的である．
- **染色体・遺伝子**：11q23(*KMT2A*, *MLL* 遺伝子)の転座相手は4番染色体 q21 に存在する *AF4* 遺伝子の場合が多い．t(9;11)(p22;q23), t(11;19)(q23;p13)

の報告もある．染色体分析で見つかる 11q23 の欠損を伴う症例はこの疾患には含まれない．

④ MPAL, B/myeloid, NOS および MPAL, T/myeloid, NOS

- B/myeloid または T/myeloid の MPAL 診断基準を満たすが，上記 2 種の遺伝子異常を伴わない白血病をいう．
- 稀な白血病でリンパ芽球様形態を示す 1 種類の芽球からなる症例が多く，B/myeloid は成人に多く T/myeloid は小児に多い．いずれも予後は不良である．
- **染色体・遺伝子**：クローナルな染色体・遺伝子異常がみられる場合が多いが，いずれも疾患特異的とはいえない．

⑤ MPAL, NOS-rare types

- 一部の白血病では B/T 両系統の明らかな形質を同時に発現することがあるが，極めて稀である．また B/T/myeloid の 3 系統の形質を発現する白血病の報告は少ない．

⑥ 他の系統不明確な白血病

- AUL や MPAL の診断基準に合致せず，通常の 1 系統の白血病にも該当しないものをいう．MPAL の診断に必要な系統特異抗原以外の種々のマーカーを同時に発現する症例などがこれに含まれ，これらは acute unclassifiable leukemia と診断するのが適当である．

文献

1) Thiede C. Impact of mutational analysis in acute myeloid leukemia. EHA Hematol Educ. 2012; 6: 33-40.
2) The cancer genome atlas research network. Genomic and epigenomic landscapes of adult de novo acute myeloid leukemia. N Engl J Med. 2013; 368: 2059-74.
3) Mrózek K, Bloomfield CD. Chromosome aberrations, gene mutations and expression changes, and prognosis in adult acute myeloid leukemia. Hematology Am Soc Hematol Educ Program. 2006; 2006: 169-77.
4) Slovak ML, Kopecky KJ, Cassileth PA, et al. Karyotypic analysis predicts outcome of preremission and postremission therapy in adult acute myeloid leukemia: a Southwest Oncology Group/ Eastern Cooperative Oncology Group study. Blood. 2000; 96: 4075-83.
5) Döhner H, Gaidziki V. Impact of genetic features on treatment dicisions in AML. Hematology Am Soc Hematol Educ Program. 2011; 2011: 36-42.
6) 眞田 昌．AML におけるゲノム異常．臨床血液．2013; 54: 1651-9.
7) Larson RA. Micro-RNAs and copy number changes: New levels of gene regulation in acute myeloid leukemia. Chem Biol Interact. 2010; 184: 21-5.
8) Han Y-C, Park CY, Bhagat G, et al. microRNA-29a induces aberrant self-renewal capacity in

hematopoietic progenitors, biased myeloid development, and acute myeloid leukemia. J Exp Med. 2010; 207: 475-89.
9) Li Z, Lu J, Sun M, et al. Distinct microRNA expression profiles in acute myeloid leukemia with common translocations. Proc Natl Acad Sci U S A. 2008; 105: 15535-40.
10) Garzon R, Garofalo M, Martelli MP, et al. Distinctive microRNA signature of acute myeloid leukemia bearing cytoplasmic mutated nucleophosmin. Proc Natl Acad Sci U S A. 2008; 105: 3945-50.
11) Marcucci G, Radmacher MD, Maharry K, et al. MicroRNA expression in cytogenetically normal acute myeloid leukemia. N Engl J Med. 2008; 358: 1919-28.
12) Béné MC, Bernier M, Casasnovas RO, et al. Acute myeloid leukemia M0: haematological, immunophenotypic and cytogenetic characteristics and their prognostic significance: an analysis in 241 patients. Br J Haematol. 2001; 113: 737-45.
13) Klaus M, Haferlach T, Schnittger S, et al. Cytogenetic profile in de novo acute myeloid leukemia with FAB subtypes M0, M1, and M2; a study based on 652 cases analyzed with morphology, cytogenetics, and fluorescence in situ hybridization. Cancer Genet Cytogenet. 2004; 155: 47-56.
14) Huret JL. t(8;21)(q22;q22). Atlas Genet Cytogenet Oncol Haematol. 1997; 1: 23-5.
15) Chi Y, Lindgren V, Quigley S, et al. Acute myelogenous leukemia with t(6;9)(p23;q34) and marrow basophilia: an overview. Arch Pathol Lab Med. 2008; 132: 1835-7.
16) Schoch C. M3/M3 acute nonlymphocytic leukemia (M3-ANLL); M3/M3v acute myeloid leukemia (AML M3/M3v); Acute promyelocytic leukemia (APL). Atlas Genet Cytogenet Oncol Haematol. 2006; 10: 184-5.
17) Kim M, Lee SA, Park HI, et al. Two distinct clonal populations in acute promyelocytic leukemia, one involving chromosome 17 and the other involving an isochromosome 17. Cancer Genet Cytogenet. 2010; 197: 185-8.
18) Arnould C, Philippe C, Bourdon V, et al. The signal transducer and activator of transcription STAT5b gene is a new partner of retinoic acid receptor α in acute promyelocytic-like leukaemia. Hum Mol Genet. 1999; 8: 1741-9.
19) Rohr SS, Pelloso LAF, Borgo A, et al. Acute promyelocytic leukemia associated with the PLZF-RARA fusion gene: two additional cases with clinical and laboratory peculiar presentations. Med Oncol. 2012; 29: 2345-7.
20) Chen H, Pan J, Yao L, et al. Acute promyelocytic leukemia with a *STAT5b-RARA*α fusion transcript defined by array-CGH, FISH, and RT-PCR. Cancer Genet. 2012; 205: 327-31.
21) Blum W, Mrózek K, Ruppert AS, et al. Adult de novo acute myeloid leukemia with t(6;11)(q27;q23): results from cancer and leukemia group B study 8461 and review of the literature. Cancer. 2004; 101: 1420-7.
22) Pulsoni A, Iacobelli S, Bernardi M, et al. M4 acute myeloid leukemia: the role of eosinophilia and cytogenetics in treatment response and survival. The GIMEMA experience. Haematologica. 2008; 93: 1025-32.
23) Esteyries S, Perot C, Adelaide J, et al. NCOA3, a new fusion partner for MOZ/MYST3 in M5 acute myeloid leukemia. Leukemia. 2008; 22: 663-5.
24) Haferlach T, Kohlmann A, Klein H-U, et al. AML with translocation t(8;16)(p11;p13) demonstrates unique cytomorphological, cytogenetic, molecular and prognostic features. Leukemia. 2009; 23: 934-43.

25) Schoch C, Schnittger S, Klaus M, et al. AML with 11q23/*MLL* abnormalities as defined by the WHO classification: incidence, partner chromosomes, FAB subtype, age distribution, and prognostic impact in an unselected series of 1897 cytogenetically analyzed AML cases. Blood. 2003; 102: 2395-402.
26) De Braekeleer M, Morel F, Le Bris MJL, et al. The MLL gene and translocations involving chromosomal band 11q23 in acute leukemia. Anticancer Res. 2005; 25: 1931-44.
27) Killick SB, Matutes E. Acute Erythroid leukemias. Atlas Genet Cytogenet Oncol Haematol. 2002; 6: 292-3.
28) Cuneo A, Cavazzini F, Castoldi GL. Acute megakaryoblastic leukemia (AMegL) -M7 acute nonlymphocytic leukemia (M7-ANLL). Atlas Genet Cytogenet Oncol Haematol. 2004; 8: 32-4.
29) Sun J, Konoplev SN, Wang X, et al. De novo acute myeloid leukemia with inv (3) (q21q26.2) or t (3;3) (q21;q26.2): a clinicopathologic and cytogenetic study of an entity recently added to the WHO classification. Mod Pathol. 2011; 24: 384-9.
30) Cui W, Sun J, Cotta CV, et al. Myelodysplastic syndrome with inv (3) (q21q26.2) or t (3;3) (q21;q26.2) has a high risk for progression to acute myeloid leukemia. Am J Clin Pathol. 2011; 136: 282-8.
31) Oshrine BR, Olsen MN, Heneghan M, et al. Acquired isochromosome 12p, somatic *TP53* and *PTEN* mutations, and a germline *ATM* variant in an adolescent male with concurrent acute megakaryoblastic leukemia and mediastinal germ cell tumor. Cancer Genet. 2014; 207: 153-9.
32) 岡田美智子, 宇佐美明美, 岡嶋 香, 他. 急性骨髄性白血病の病型分類と染色体異常―東京女子医科大学病院血液内科の過去28年間, 300症例における解析―. 東京女子医科大学雑誌. 2013; 83 (臨時増刊号): 107-15.
33) Kayser S, Döhner K, Krauter J, et al. The impact of therapy-related acute myeloid leukemia (AML) on outcome in 2853 adult patients with newly diagnosed AML. Blood. 2011; 117: 2137-45.
34) Stoddart A, McNerney ME, Bartom E, et al. Genetic pathways leading to therapy-related myeloid neoplasms. Mediterr J Hematol Infect Dis. 2011; 3: e2011019.
35) Li S, Yin CC, Medeiros LJ, et al. Myelodysplastic syndrome/acute myeloid leukemia with t (3;21) (q26.2;q22) is commonly a therapy-related disease associated with poor outcome. Am J Clin Pathol. 2012; 138: 146-52.
36) 急性骨髄性白血病 (acute myeloid leukemia: AML). In: 日本血液学会, 編. 造血器腫瘍診療ガイドライン2013年版. 東京: 金原出版; 2013. p.8-11.
37) Döhner K, Schlenk RF, Habdank M, et al. Mutant nucleophosmin (*NPM1*) predicts favorable prognosis in younger adults with acute myeloid leukemia and normal cytogenetics: interaction with other gene mutations. Blood. 2005; 106: 3740-6.
38) Patel JP, Gönen M, Figueroa ME, et al. Prognostic relevance of integrated genetic profiling in acute myeloid leukemia. N Engl J Med. 2012; 366: 1079-89.
39) Döhner K, Pachka P. Intermediate-risk acute myeloid leukemia therapy: current and future. Hematology Am Soc Hematol Educ Program. 2014; 2014: 34-43.
40) Kihara R, Nagata Y, Kiyoi H, et al. Comprehensive analysis of genetic alterarions and their prognostic impacts in adult acute myeloid leukemia patients. Leukemia. 2014; 28: 1586-95.
41) Toki T, Kanezaki R, Kobayashi E, et al. Naturally occurring oncogenic GATA1 mutants with internal deletions in transient abnormal myelopoiesis in Down syndrome. Blood. 2013; 121:

3181-4.
42) Roy A, Roberts I, Norton A, et al. Acute megakaryoblastic leukemia (AMKL) and transient myeloproliferative disorder (TMD) in Down syndrome: a multi-step model of myeloid leukaemogenesis. Br J Haematol. 2009; 147: 3-12.
43) Pileri SA, Ascani S, Cox MC, et al. Myeloid sarcoma: clinico-pathologic, phenotypic and cytogenetic analysis of 92 adult patients. Leukemia. 2007; 21: 340-50.
44) Hurley MY, Ghahramani GK, Frisch S, et al. Cutaneous myeloid sarcoma: natural history and biology of an uncommon manifestation of acute myeloid leukemia. Acta Derm Venereol. 2013; 93: 319-24.
45) Leroux D, Mugneret F, Callanan M, et al. $CD4^+$, $CD56^+$ DC2 acute leukemia is characterized by recurrent clonal chromosomal changes affecting 6 major targets: a study of 21 cases by the Groupe Français de Cytogénétique Hématologique. Blood. 2002; 99: 4154-9.
46) Lucioni M, Novara F, Fiandrino G, et al. Twenty-one cases of blastic plasmacytoid dendritic cell neoplasm: focus on biallelic locus 9p21.3 deletion. Blood. 2011; 118: 4591-4.
47) Fu Y, Fesler M, Mahmud G, et al. Narrowing down the common deleted region of 5q to 6.0 Mb in blastic plasmacytoid dendritic cell neoplasms. Cancer Genet. 2013; 206: 293-8.
48) Shi Y, Wang E. Blastic plasmacytoid dendritic cell neoplasm: a clinicopathologic review. Arch Pathol Lab Med. 2014; 138: 564-9.
49) Matutes E, Pickl WF, Van't Veer M, et al. Mixed-phenotype acute leukemia: clinical and laboratory features and outcome in 100 patients defined according to the WHO 2008 classification. Blood. 2011; 117: 3163-71.
50) Owaidah TM, Al Beihany A, Iqbal MA, et al. Cytogenetics, molecular and ultrastructural characteristics of biphenotypic acute leukemia identified by the EGIL scoring system. Leukemia. 2006; 20: 620-6.

7 骨髄異形成症候群

myelodysplastic syndrome(MDS)

A 疾患概念

　骨髄異形成症候群(MDS)は造血幹細胞の腫瘍性増殖からなる疾患群で，1系統または2系統以上の骨髄系細胞の形態異常(異形成)と骨髄の無効造血による末梢血の血球減少，急性骨髄性白血病(AML)への高い移行率を特徴とする．異形成(dysplasia)は，当初，AMLに移行するリスクが高い前白血病状態という意味で用いられたが，現在は血球形態異常の意味でも用いられている．無効造血とは，骨髄は過形成であるが造血前駆細胞の分化・成熟が正常に行われずにその過程でアポトーシスを起こしやすく，成熟した血球産生が低下し末梢血で血球減少を示す状態をいう．

　原因不明で起こる一次性または新規(*de novo*) MDSと，化学療法(アルキル化剤など)や放射線治療に続発する二次性MDSがある．*de novo* MDSの想定される病因としては，化学物質(ベンゼン，農薬，溶剤など)への曝露，喫煙，造血器腫瘍の家族歴などがあげられる．小児ではMDSを起こしやすい先天的な造血器疾患としてFanconi貧血，先天性角化不全症，Shwachman-Diamond症候群，Diamond-Blackfan症候群などが知られている．

B 臨床像

- 年齢中央値は70歳と高齢者に多い．年間発症頻度は10万人あたり3〜5人で，70歳以上では20人以上と増加する．男性に多くみられる．
- 多くの症例は血球減少に関連した症状で発症する．貧血が最も多く，ついで好中球減少または血小板減少を認める．肝脾腫は通常みられない．

C 検査所見・診断

- 末梢血で1系統以上の血球減少を認める．血球減少の程度はヘモグロビン<10 g/dL，白血球<1,800/μL，血小板<10×10^4/μLとされるが，血球数がこの基準より高値でも，MDSとして確実な形態異常または細胞遺伝学的異

常が認められる場合には MDS と診断する．
- **骨髄所見**：大多数が正ないし過形成であるが，低形成のこともある(約10％)．
- **形態学的異常**：血球形態の異常は，赤芽球系，顆粒球系，巨核球系いずれの系統もそれぞれ 10% 以上の細胞に異常を認める場合に有意と判定する．なお巨核球では少なくとも 30 個の細胞を評価する必要がある．MDS に特徴的な各系統の血球形態異常を表 7-1 に示す．環状鉄芽球は鉄染色により，5 個以上の鉄顆粒が核周 1/3 以上に分布するものをいう．巨核球系では微小巨核球 micromegakaryocyte と分離多核巨核球が最も特徴的な異常の指標である．
- **染色体**：クローン性の染色体異常は MDS の約 50％ の症例に認められ，以下に示すごとく，臨床経過や予後，形態学的特徴と密接な関連を有する．MDS において頻度の高い染色体異常は以下のようなものがある(表 7-2)．

① del(5q) 単独の異常(図 7-1A)は女性に多く，低分葉核または非分葉核巨核球，大球性貧血，血小板数は正常ないし増加，良好な臨床経過を特徴とし，MDS の中の独立した 1 カテゴリーとされている(後述)．

② del(17p) は偽 Pelger 核異常，小空胞を有する好中球，*TP53*(染色体 17p13.1)変異を特徴とし，予後不良を示す MDS や AML にみられる．治療関連 MDS の最も代表的な染色体異常である．

③ 3 つ以上の異常を示す複雑な染色体異常は通常，5 番または 7 番染色体の異常〔－5/del(5q)，－7/del(7q)〕を伴い，不良な経過をとる．

④ 上記以外の染色体異常で特徴的な形態異常と関連するものとしては，赤芽球と巨核球系の異常を起こす del(20q)や，異常巨核球の増加を起こす 3 番染色体の異常〔inv(3)(q21q26.2)，t(3;3)(q21;q26.2)〕などがある．

⑤ なお，del(7q) の範疇に入る異常であるが，1q トリソミーを伴った 7q モノソミー，＋1,der(1;7)(q10;p10) が MDS の 1～3％ にみられる(図 7-1B)．この der(1;7) MDS は －7/del(7q) MDS に比し付加的異常も少なく，芽球比率も低く，AML への進行も遅い傾向があり，独立したグループであるとの見方もあるが[1]，生存期間に有意差がみられないとの報告もあり[2]，IPSS スコアの poor から intermediate への移行には至っていない．

- **遺伝子**：*NRAS*(1p13.2) の変異や *TP53* の欠失/変異は MDS クローン拡大に関与し，特に AML への進展に関わっていると考えられている．*RUNX1*(21q22.3) の変異は分化障害を，*RPS14*(5q31-33) 欠失はアポトーシス亢進に関与し，無効造血を説明していると思われる．*TET2*(4q24)，*DNMT3A*

表7-1　MDSに特徴的な血球形態異常

赤芽球系
　核：核の分芽(budding)，核間架橋，核崩壊，多核化，核分葉化，巨赤芽球変化(細胞の大型化，細胞質の成熟に比較して核の成熟が遅れる現象)
　細胞質：環状赤芽球，空胞形成，PAS陽性所見

顆粒球系
　小型化または大型化，低分葉核(偽Pelger核異常)，不規則な過分葉核，顆粒減少・顆粒消失，偽Chédiak-東異常，Auer小体

巨核球系
　微小巨核球 micromegakaryocyte(前骨髄球と同程度かこれより小型で単核または2核の巨核球)，分葉核，分離多核巨核球(正常な巨核球は単一の分葉核を有する)

(Brunning RD, et al. Myelodysplastic syndromes/neoplasms, overview. In: Swerdlow SH, et al, ed. WHO classification of tumours of haematopoietic and lymphoid tissues. Lyon: IARC Press; 2008. p.88-93)[6]

表7-2　MDSにみられる染色体異常の種類とその頻度

	Abnormality	MDS	t-MDS
Unbalanced	+8	10%	
	−7 or del(7q)	10%	50%
	−5 or del(5q)	10%	40%
	del(20q)	5〜8%	
	−Y	5%	
	i(17q) or t(17p)	3〜5%	
	−13 or del(13q)	3%	
	del(11q)	3%	
	del(12p) or t(12p)	3%	
	del(9q)	1〜2%	
	idic(X)(q13)	1〜2%	
Balanced	t(11;16)(q23;p13.3)		3%
	t(3;21)(q26.2;q22.1)		2%
	t(1;3)(q36.3;q21.2)	1%	
	t(2;11)(p21;q23)	1%	
	inv(3)(q21q26.2)	1%	
	t(6;9)(p23;q34)	1%	

MDSの診断には上記のような染色体異常があっても形態的な異常や血球減少を伴うことが必要である．

(Brunning RD, et al. Myelodysplastic syndromes/neoplasms, overview. In: Swerdlow SH, et al, ed. WHO classification of tumours of haematopoietic and lymphoid tissues. Lyon: IARC Press; 2008. p.88-93)[6]

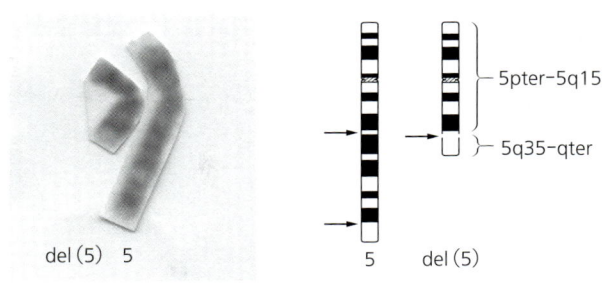

A： del(5)(q15q35)

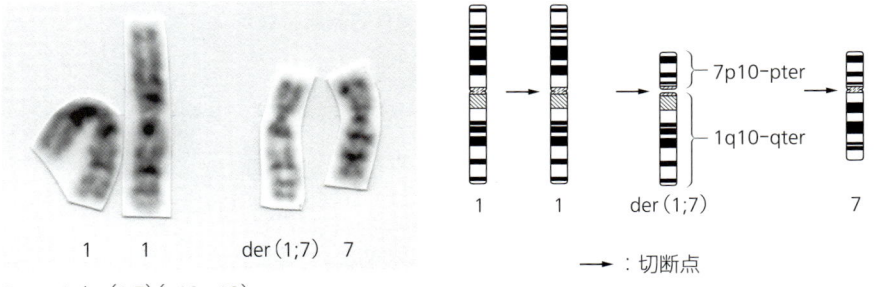

5pter–5q15
5q35–qter

B： +1,der(1;7)(q10;p10)

7p10–pter
1q10–qter

→：切断点

図7-1 MDSの染色体異常

(2p23)，*ASXL1*(20q11)，*EZH2*(7q35-36)，*IDH1*(2q33.3)/*IDH2*(15q26.1)遺伝子などのエピゲノム制御遺伝子の変異も高頻度にみられ，MDS発症とAMLへの進展に寄与しているようである[3]．スプライシング経路の遺伝子異常はMDSで認められる[4]．

上記所見からMDSを診断するが，特発性造血障害に関する調査研究班で作製した診断基準を表7-3に示す[5]．持続的な血球減少を認めるものの，形態異常やMDSに特徴的な細胞遺伝学的異常が認められない場合は，idiopathic cytopenia of undetermined significance (ICUS) として，経過観察する．

反応性に血球形態異常を生じる疾患を鑑別する必要がある．ビタミンB_{12}や葉酸欠乏，必須元素の欠乏，重金属への曝露，ST合剤などの薬剤，生物学的活性物質，parvovirus感染症，免疫抑制剤，先天性の造血異常症，化学療法剤などがあげられる．その他，顆粒球コロニー刺激因子(G-CSF)の使用，発作性夜間血色素尿症(PNH)においても時にMDSに似た病像を示すことがある．

表 7-3 MDS の診断規準(特発性造血障害に関する調査研究班 厚生労働省 平成 22 年度改訂)

1. 臨床所見として慢性貧血を主とするが,時に出血傾向,発熱を認める.症状を欠くこともある.
2. 末梢血で 1 血球系以上の持続的な血球減少を認めるが,血球減少を欠くときもある.診断の際の血球減少とはヘモグロビン< 10 g/dL,白血球< 1,800/μL,血小板< 10×10^4/μL を指す.
3. 骨髄は正ないし過形成であるが,低形成のこともある.

A 必須基準〔WHO 分類では以下の 1)〜4)が,FAB では 1),2)が必須である〕
　1)末梢血と骨髄の芽球比率が 20%未満(FAB では 30%未満)である.
　2)血球減少や異形成の原因となる他の疾患が除外できる.
　3)末梢血の単球数が 1,000/μL 未満である.
　4)t(8;21)(q22;q22),t(15;17)(q22;q12),inv(16)(p13q22)または t(16;16)(p13;q22)の染色体異常を認めない.
B 決定的基準
　1)骨髄塗抹標本において異形成が 1 系統以上で 10%以上の細胞に認められる.
　2)MDS が推測される染色体異常を認める.
C 補助基準
　1)MDS で認められる遺伝子異常(*RAS* 変異,*EVI1* 発現亢進,*P53* 変異,*P15* メチル化など)が認められる.
　2)網羅的ゲノム解析(マイクロアレイ CGH や SNP アレイ)でゲノム異常が認められる.
　3)フローサイトメトリーで異常な形質を有する骨髄系細胞が認められる.

診断に際しては 1,2,3,によって MDS を疑う.
A の 1)〜4)のすべてを満たし,FAB 分類では 1),2)を満たした場合に MDS と診断できる.
A を満たすが B の決定的基準を満たさない場合,あるいは典型的臨床像(例えば輸血依存性の大球性貧血など)である場合は可能であれば,C の補助基準を適用する.補助基準は MDS,あるいは MDS の疑いがあることを示す根拠となる.補助基準の検査ができない場合や疑診例〔idiopathic cytopenia of undetermined signifinicance(ICUS)例を含む〕は経過観察とし,適切な観察期間(通常 6 ヵ月)での検査を行う.

(小澤敬也,編.厚生労働省科学研究費補助金難治性疾患克服研究事業　特発性造血障害に関する調査研究班.不応性貧血(骨髄異形成症候群)特発性造血障害疾患の診療の参照ガイド.平成 22 年度改訂版.2011.p.61-98)[5]

D 分類

　血球の形態的・細胞化学的な特徴を基盤とした FAB(French-American-British)分類(1985)に臨床所見や染色体・遺伝子所見を考慮したものが WHO(World Health Organization)分類第 4 版(2008)[6]である(表 7-4).変更されたのは以下の点である.①WHO 分類では急性白血病を定義する骨髄芽球比率が

表7-4 骨髄異形成症候群(MDS)の診断基準(WHO分類第4版)

病型	末梢血所見	骨髄所見
Refractory cytopenia with unilineage dysplasia (RCUD) 　Refractory anemia (RA) 　Refractory neutropenia (RN) 　Refractory thrombocytopenia (RT)	1系統または2系統の血球減少* 芽球(−)またはごくわずか(1%未満)**	1系統の異形成：1系統の10%以上の細胞に異形成(+) 芽球5%未満 環状鉄芽球15%未満
Refractory anemia with ring sideroblasts (RARS)	貧血 芽球(−)	環状鉄芽球15%以上 赤血球系の異形成のみ 芽球5%未満
Refractory cytopenia with mulitilineage dysplasia (RCMD)	血球減少(2〜3系統) 芽球(−)またはごくわずか(1%未満)** Auer小体(−) 単球1,000/μL未満	2系統以上に異形成：1系統の10%以上の細胞に異形成(+) 骨髄中の芽球5%未満 Auer小体(−) 赤芽球の15%に及ぶ環状鉄芽球(±)
Refractory anemia with excess blasts-1 (RAEB-1)	血球減少　芽球5%未満** Auer小体(−) 単球1,000/μL未満	1〜3系統で異形成(+) 芽球5〜9%** Auer小体(−)
Refractory anemia with excess blasts-2 (RAEB-2)	血球減少 芽球5〜19% Auer小体(±)*** 単球1,000/μL未満	1〜3系統で異形成(+) 芽球10〜19% Auer小体(−)***
Myelodysplastic syndrome-unclassifiable (MDS-U)	血球減少 芽球1%以下**	1〜3系統にて，1系統の10%未満の細胞に明らかな異形成(+)(MDSを示唆する染色体異常が存在する場合) 芽球5%未満
MDS asociated with isolated del(5q)	貧血 血小板数は通常正常または増加 芽球(−)またはごくわずか(1%未満)	低分葉核をもつ巨核球数が正常または増加 芽球5%未満 染色体はdel(5q)の単独異常 Auer小体(−)

(±)：ありまたはなし．
　*：3系統の血球減少(汎血球減少症)の場合はMDS-Uに分類する．
　**：骨髄芽球が骨髄で5%未満でも，末梢血で2〜4%の場合はRAEB-1に分類する．末梢血に1%の骨髄芽球を認めるRCUDとRCMDはMDS-Uに分類する．
　***：Auer小体がみられる場合は骨髄芽球が末梢血で5%未満，骨髄で10%未満でもRAEB-2に分類する．

(Brunning RD, et al. Myelodysplastic syndromes/neoplasms, overview. In: Swerdlow SH, et al eds. WHO classification of tumours of haematopoietic and lymphoid tissues. Lyon: IARC; 2008. p.88-93)[6])

20％以上に変更され，FAB 分類の RAEB-t は WHO 分類では MDS から削除されたこと，②FAB 分類の RA と RARS が血球形態異常の系統と程度により，それぞれ 2 つに細分類され，RCMD, RCMD-RS という 2 つの病型が追加され，2 系統以上の血球に形態異常を認める場合は RCMD または RCMD-RS となった．さらに 1 系統の血球形態異常を示す病型を RCUD とし，このなかに RA, RN, RT という系統ごとの亜型を設けていること，③骨髄と末梢血の芽球比率より，RAEB が RAEB-1 と RAEB-2 に細分類されたこと，④FAB 分類の CMML は他の MDS 病型とは異なり，MDS と骨髄増殖性疾患の性格を併せ持つため，"MDS/MPN" という新設されたカテゴリーに組み込まれ，MDS からは除外されたこと，⑤del(5q)(5q−)症候群は他の病型と異なる特有な所見を呈することから，独立した MDS の 1 病型に設定されたこと，⑥MDS-U(unclassifiable) といういずれの病型にも該当しない MDS 病型が設定されたこと，⑦childhood MDS という小児特有の MDS の病型が設定され，この中に refractory cytopenia of childhood (RCC) という暫定項目が設けられたことなどである．この他亜型として，低形成性 MDS (hypoplastic MDS)，骨髄線維化を伴う MDS (MDS with myelofibrosis: MDS-F)，治療関連 MDS (t-MDS) がある．

E 病型

①単系統の形態異常を伴う不応性血球減少症
refractory cytopenia with unilineage dysplasia (RCUD)

＜不応性貧血 refractory anemia (RA)＞（図 7-2）
＜不応性好中球減少症 refractory neutropenia (RN)＞
＜不応性血小板減少症 refractory thrombocytopenia (RT)＞

- 1 系統のみに血球形態異常がみられる群をいい，MDS の 10〜20％を占める．
- RCUD のほとんどが RA で，RN, RT は極めて稀である．
- 高齢者の疾患であり，年齢中央値は 65〜70 歳，性差はない．
- 平均生存期間は約 5 年で，AML への移行は 5 年間で約 2％と少ない．

②環状鉄芽球を伴う不応性貧血
refractory anemia with ring sideroblasts (RARS)（図 7-3）

- 環状鉄芽球 (ring sideroblast) が赤芽球の 15％以上を占める MDS をいう．鉄の利用障害によりミトコンドリアに鉄が異常に沈着すると環状鉄芽球となる．ミトコンドリアの鉄代謝異常が原因と考えられ，体細胞の *SF3B1* 遺伝子

Ch. 7　骨髄異形成症候群

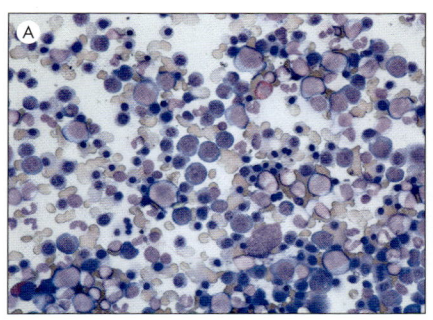

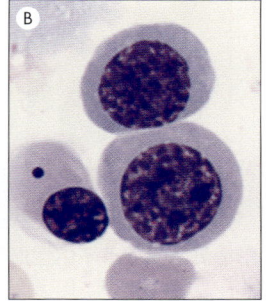

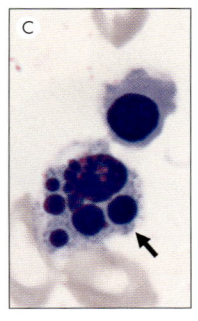

図 7-2　**単系統の形態異常を伴う不応性血球減少症(RCUD, RA)の骨髄塗抹像**
A: 低倍率像．BとC: 高倍率像で赤芽球の形態異常が認められる．Bは巨赤芽球変化(左の赤芽球に比して右側2個の赤芽球は，細胞質は同程度に成熟しているが，核は未熟である)．
(宮内　潤，泉二登志子．骨髄疾患診断アトラス 血球形態と骨髄病理．東京: 中外医学社; 2010)

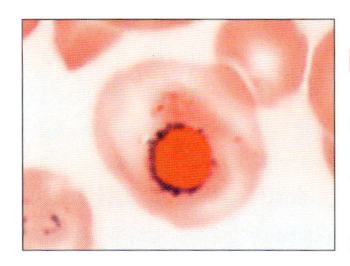

図 7-3　**環状鉄芽球を伴う不応性貧血(RARS)の骨髄塗抹像**
鉄染色(ベルリン青染色)陽性の環状鉄芽球がみられる．青く染色された多数の鉄顆粒が核の周囲に環状の配列をとっている．
(宮内　潤，泉二登志子．骨髄疾患診断アトラス 血球形態と骨髄病理．東京: 中外医学社; 2010)

(2q33.1)の変異が約65％の症例で認められ，メッセンジャーRNAのsplicingの異常を引き起こすと推察され，*SF3B1*のhaploinsufficiencyによって環状鉄芽球が形成されることが報告された[7,8]．

- MDSの5～10％を占め年齢中央値はおよそ60～70歳，性差はない．
- 貧血に関連した症状が主で，中等度の貧血を認める．
- 環状赤芽球が15％以上認められた場合でも芽球の増加を伴う時はRAEBと診断し，赤芽球以外の血球にも形態異常を認める時はRCMDと診断する．
- 環状鉄芽球の出現を起こす種々の非腫瘍性疾患(アルコール，鉛やベンゼンなどの有害物質，INHなどの薬剤，亜鉛過剰摂取，銅の欠損，先天性鉄芽球性貧血など)を除外する必要がある．
- 治療に不応性で，鉄蓄積による症状は進行性である．1～2％の症例でAMLへの移行がみられ，平均生存期間は約5～9年である．

Ⅱ 骨髄系腫瘍

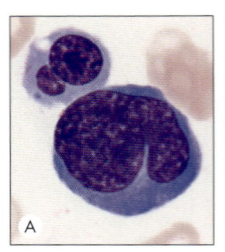

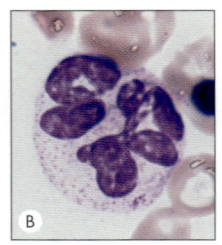

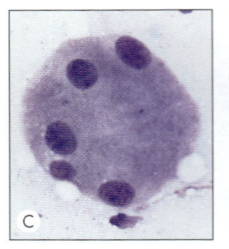

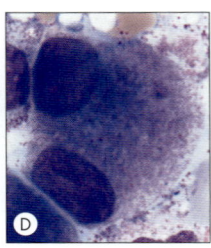

図 7-4 多系統の形態異常を伴う不応性血球減少症（RCMD）の骨髄塗抹像
A: 分芽および核形態異常を示す赤芽球，B: 過分葉核好中球，C: 分離円形多核巨核球，
D: 低分葉核巨核球
（宮内 潤，泉二登志子．骨髄疾患診断アトラス 血球形態と骨髄病理．東京：中外医学社；2010）

③ 多系統の形態異常を伴う不応性血球減少症
refractory cytopenia with multilineage dysplsia（RCMD）（図 7-4）

- 1 系統以上の血球減少と 2 系統以上の血球形態異常を認める MDS をいう．一部の RCMD 症例では，赤芽球の 15％以上に環状鉄芽球がみられる場合がある．
- MDS の約 30％を占め，年齢中央値は 70 歳代，男性に多い．
- 予後は血球減少と血球形態異常の程度に関連する．AML に移行する率は 2 年で約 10％，平均生存期間は 30 ヵ月，複雑な染色体異常を有する症例の生存期間は RAEB と同様である．

④ 芽球増加を伴う不応性貧血
refractory anemia with excess blasts（RAEB）（図 7-5）

- ＜RAEB-1＞: 芽球が骨髄中で 5〜9％，または末梢血中で 2〜4％のものをいう．＜RAEB-2＞: 芽球が骨髄中で 10〜19％，または末梢血中で 5〜19％であるものをいう．白血病への移行の頻度と生存期間の差異により 2 群に分けら

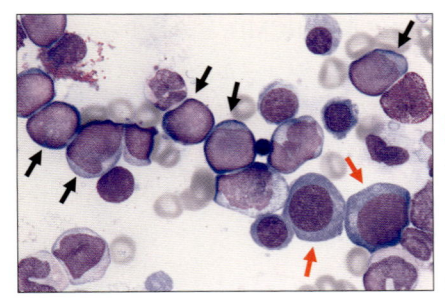

図 7-5 芽球増加を伴う不応性貧血（RAEB）の骨髄塗抹像
骨髄芽球の増加がみられる（黒矢印）．赤矢印は巨赤芽球性変化を伴う好塩基性赤芽球．
（宮内 潤，泉二登志子．骨髄疾患診断アトラス 血球形態と骨髄病理．東京：中外医学社；2010）

れている．骨髄の芽球が5％未満でも末梢血の芽球が2～4％，Auer小体を認めない時はRAEB-1と診断し，末梢血の芽球が1％以下でもAuer小体を認める場合はRAEB-2，末梢血の芽球が1％でAuer小体を認めない時にはMDS-Uと診断する．

- MDSの約40％を占め，主として50歳以上が罹患する疾患である．
- 血球減少に基づく骨髄不全に関連した症状を起こし，骨髄不全は通常進行性で，血球減少が次第に増強する．
- **免疫学的形質**：CD34またはCD117陽性の幼若細胞の増加を認める．通常はCD38，HLA-DRおよびCD13，CD33などの骨髄系関連抗原が陽性である．芽球のCD7陽性は約20％でみられ予後が悪い．CD56の発現は約10％でみられる．
- AMLへの移行率はRAEB-1：約25％，RAEB-2：約33％，生存期間中央値はRAEB-1：約16ヵ月，RAEB-2：約9ヵ月である．
- MDS症例の約15％では有意な骨髄の線維化がみられMDS with fibrosis (MDS-F)と呼ばれるが，そのほとんどがRAEBである．骨髄の線維化は治療関連MDSや骨髄増殖性疾患，反応性の骨髄不全状態などでも認められるため，これらを除外する必要がある．RAEB with fibrosis (RAEB-F)とacute panmyelosis with myelofibrosis (APMF)は形態学的なオーバーラップがみられ鑑別は難しいが，APMFでは発熱や骨痛を伴って突然発症する点が異なる．

⑤ del(5q)(5q−)を伴う骨髄異形成症候群 MDS with isolated del(5q)

- 5q欠損を示すMDSで，60歳代後半の女性に多くみられ，高度の大球性貧血が特徴的で，血小板数は減少せずむしろしばしば増加する．骨髄芽球は末梢血では<1％，骨髄では<5％である．
- 原因としては5q32に存在するリボゾーム蛋白をコードする*RPS14*遺伝子の機能不全や*EGR1*(5q31.1)，*CTNNA1*(5q31.2)遺伝子などの関与が疑われている[9]．*RPS14*遺伝子の機能低下により*p53*が活性化していることがアポトーシス亢進の原因の一つと報告されている[10]．さらにmiR-145とmiR-146のhaploinsufficiencyが血小板増加を引き起こすと推測されている[11]．
- 生存期間は長く，AMLへの移行は10％未満，レナリドマイドが著効を示す．

⑥ 低形成性MDS hypoplastic MDS

MDSの約10％の症例では骨髄は低形成を示し，このように呼ばれる．再生不良性貧血，骨髄毒性物質への曝露や自己免疫疾患などとの鑑別が重要である．

⑦骨髄線維化を伴う MDS MDS with myelofibrosis（MDS-F）

MDS の約 10%の症例では，骨髄の線維化を伴いこのように呼ばれる．芽球の増加を伴う症例では急速に進行性の経過をとることが多い．治療関連 MDS にしばしばみられる．線維化のため骨髄穿刺では芽球増加の評価が困難なことがあり，骨髄生検および免疫組織化学による CD34 陽性細胞の確認が望ましい．

⑧小児の不応性血球減少症 refractory cytopenia of childhood（RCC）

RCC とは持続する血球減少と血球形態異常がみられ，芽球の増多を伴わない（芽球比率が骨髄で＜5%，末梢血で＜2%）MDS をいい，成人の RA に相当する小児の MDS である．RCC 症例の 75%では骨髄は顕著な低形成を示すため，骨髄機能不全症との鑑別が難しい場合がある．WHO 分類にて診断に必要とされる基準を表 7-5 に示す[12]．

小児では二次性 MDS（先天性または後天性の骨髄機能不全症を背景としてこれに続発する）あるいは治療関連 MDS（腫瘍または非腫瘍性疾患に対する細胞毒性薬剤の使用後に起こる）が多くみられるため，*de novo* MDS をこれらと鑑別す

表 7-5　RCC の診断に必要な形態異常

	赤芽球系	顆粒球系	巨核球系
骨髄吸引塗抹標本	赤芽球の 10%以上の形態異常[a]や巨赤芽球様変化	顆粒球系幼若球と好中球の 10%以上に形態異常[b]，芽球は＜5%	明確な微小巨核球，その他の形態異常[c]（数は様々）
骨髄生検標本	成熟障害による前赤芽球の増加，核分裂像の増加	特になし	明確な微小巨核球（CD61, CD41 の免疫組織化学が不可欠），その他の形態異常[c]（数は様々）
末梢血塗抹標本		好中球の 10%以上に形態異常[b]，芽球は＜2%	

（形態異常は 2 系統以上または 1 系統の 10%以上の細胞に存在することが必要）

[a]：核の異常分葉，多核細胞，核間架橋．
[b]：偽 Pelger 核異常，顆粒減少または欠損，巨大桿状核球（高度の好中球減少の場合にはこの基準は不適応）．
[c]：分離核または円形核を有する種々の大きさの巨核球．巨核球がみられなくとも RCC を否定はできない．

（Baumann I, et al. Childhood myelodysplastic syndrome. In: Swerdlow SH, et al, ed. WHO classification of tumours of haematopoietic and lymphoid tissues. Lyon: IARC Press; 2008. p.104-7）[12]

ることが重要である．MDS様病態を起こす主な基礎疾患はウイルス感染症，ビタミン欠乏症，リウマチ性疾患，遺伝性骨髄機能不全などがある．
- 小児のMDSは極めて稀であり，14歳以下の全血液悪性腫瘍の5％未満を占めるに過ぎない．RCCは小児MDSでは最も多い病型で約50％を占め，すべての年齢にみられ男女差はない．
- 主症状は倦怠感，出血，発熱，感染であるが，無症状の場合も約20％にある．
- 感染に基づく二次的なリンパ節腫大はみられる場合があるが，肝脾腫は通常みられない．

F 予後

MDSの予後は従来，生存期間やAMLへの移行率から，低リスク群(RCUD，RARS)，中間リスク群(RCMD±sideroblasts，RAEB-1)，高リスク群(RAEB-2)の3つのリスクグループに分けられてきた．その後，細胞遺伝学的所見の重要性が明らかになり，これに基づいて，低リスク群〔正常核型，del(5q)単独，del(20q)単独，-Y〕，高リスク群(3種類以上の染色体異常を伴う複雑核型，または7番染色体異常)，中間リスク群(他のすべての異常)の3つのリスク群に分けられるようになった．

最近では国際研究グループによるinternational prognostic scoring system (IPSS)が用いられる(表7-6)[13]．骨髄での芽球比率，染色体異常の種類，血球減少のみられる血球系統の数によりスコアを計算し，合計点数から予後を4グ

表7-6 MDSの国際予後スコアリングシステム(IPSS)

	スコア				
	0	0.5	1.0	1.5	2.0
骨髄中芽球(%)	<5	5〜10	—	11〜19	20〜30
核型異常	good	intermediate	poor		
血球減少	0-1	2-3			

核型異常：good……………正常核型，-Y，del(5q)，del(20q)
　　　　　poor………………7番染色体異常，相互に無関係な3種類以上の染色体異常
　　　　　intermediate……other than good and poor
血球減少：ヘモグロビン<10 g/dL，好中球<1,800/μL，血小板数<100,000/μL

判定	Low	Int-1	Int-2	High
スコア	0	0.5〜1.0	1.5〜2.0	≧2.5

(Greenberg P, et al. Blood. 1997; 89: 2079-88)[13]

II 骨髄系腫瘍

表7-7 MDSの染色体スコアリングシステム

予後群の分類 （症例の割合）	染色体異常	生存期間 中央値 （年）	AMLへの 移行期間, 25%*（年）	Hazard ratios OS/AML*	Hazard ratios OS/AML[†]
very good (4%*/3%[†])	−Y，del（11q）	5.4	NR	0.7/0.4	0.5/0.5
good (72%*/66%[†])	Normal，del（5q），del（12p）， del（20q）， double including del（5q）	4.8	9.4	1/1	1/1
intermediate (13%*/19%[†])	del（7q），+8，+19，i（17q）， any other single or double inde- pendent clones	2.7	2.5	1.5/1.8	1.6/2.2
poor (4%*/5%[†])	−7，inv（3）/t（3q）/del（3q）， double including −7/del（7q）， complex: 3 abnormalities	1.5	1.7	2.3/2.3	2.6/3.4
very poor (7%*/7%[†])	complex: >3 abnormalities	0.7	0.7	3.8/3.6	4.2/4.9

OS: 生存期間（年），NR: not reached
*: 国際染色体委員会のデータベースからの多変量解析の結果（n=7,012），
[†]: Schanzらのデータ（J Clin Oncol. 2012; 30: 820）（n=2,754）
（Greenberg PL, et al. Blood. 2012; 120: 2454-65）[14]

表7-8 改訂国際予後因子によるスコア（Revised IPSS）

予後因子	0	0.5	1	1.5	2	3	4
染色体	very good	—	good	—	intermediate	poor	very poor
骨髄での芽球（%）	≦2	—	>2〜<5%	—	5〜10%	>10%	—
ヘモグロビン（g/dL）	≧10	—	8〜<10	<8	—	—	—
血小板数（×10⁴/μL）	≧10	5〜<10	<5	—	—	—	—
好中球数（/μL）	≧800	<800	—	—	—	—	—

—：適用できず

リスク群	リスクスコア
very low	≦1.5
low	>1.5〜3
intermediate	>3〜4.5
high	>4.5〜6
very high	>6

（Greenberg PL, et al. Blood. 2012; 120: 2454-65）[14]

Ch. 7 骨髄異形成症候群

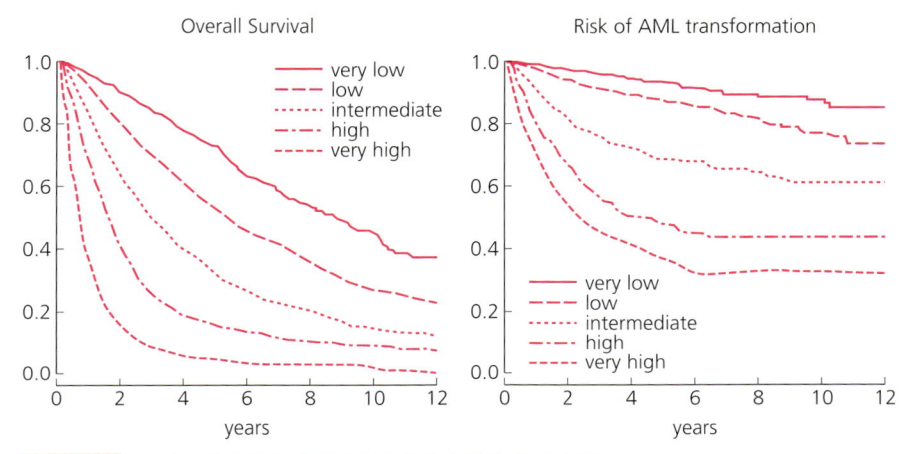

図 7-6 Revised IPSS による MDS の生存率と白血化率
(Greenberg PL, et al. Blood. 2012; 120: 2454-65)[14]

ループに分類する．年齢も予後因子の一つと考えられており，同じカテゴリーにおいては，60 歳未満の症例は，60 歳以上の症例と比べ予後は良いとされる．改訂 IPSS (2012 年)では，染色体異常が従来の 3 群から 5 群に分類され(表 7-7)それぞれに点数がつけられ，また血球減少の程度によっても点数がつけられている(表 7-8)[14]．これらの点数の合計によって生存率は 5 群に層別化された(図 7-6)．この改訂によって，従来の IPSS，Int-1 の中からより積極的な治療を必要とする予後の悪いグループを見つけ出すことが可能となった．さらに生存に寄与する因子として，全身状態，血清フェリチン値，LD 値などがあげられている．*ASXL1*，*RUNX1*，*TP53* などの遺伝子変異が予後に影響を及ぼすことも報告されており，今後は改訂 IPSS に遺伝子変異を含めた予後予測が広がる可能性がある[15]．

References

1) Sanada M, Uike N, Ohyashiki K, et al. Unbalanced translocation der(1;7)(q10;p10) defines a unique clinicopathological subgroup of myeloid neoplasms. Leukemia. 2007; 21: 992-7.
2) Slovak ML, O'Donnell M, Smith DD, et al. Does MDS with der(1;7)(q10;p10) constitute a distinct risk group? A retrospective single institutional analysis of clinical/pathologic features compared to -7/del(7q) MDS. Cancer Genet Cytogenet. 2009; 193: 78-85.
3) Itzykson R, Fenaux P. Epigenetics of myelodysplastic syndromes. Leukemia. 2014; 28: 497-

506.
4) Yoshida K, Sanada M, Shiraishi Y, et al. Frequent pathway mutations of splicing machinery in myelodysplasia. Nature. 2011; 478: 64-9.
5) 小澤敬也, 編. 厚生労働省科学研究費補助金難治性疾患克服研究事業 特発性造血障害に関する調査研究班. 不応性貧血（骨髄異形成症候群）特発性造血障害疾患の診療の参照ガイド 平成 22 年度改訂版. 2011. p.61-98.
6) Brunning RD, Orazi A, Germing U, et al. Myelodysplastic syndromes/neoplasms, overview. In: Swerdlow SH, Campo E, Harris NL, et al, ed. WHO classification of tumours of haematopoietic and lymphoid tissues. 4th ed. Lyon: IARC Press; 2008. p.88-93.
7) Papaemmanuil E, Cazzola M, Boultwood J, et al. Somatic *SF3B1* mutation in myelodysplasia with ring sideroblasts. N Engl J Med. 2011; 365: 1384-95.
8) Visconte V, Rogers HJ, Singh J, et al. SF3B1 haploinsufficiency leads to formation of ring sideroblasts in myelodysplastic syndromes. Blood. 2012; 120: 3173-86.
9) Ebert BL, Pretz J, Bosco J, et al. Identification of *RPS14* as a 5q− syndrome gene by RNA interference screen. Nature. 2008; 451: 335-9.
10) Barlow JL, Drynan LF, Hewett DR, et al. A p53-dependent mechanism underlies macrocytic anemia in a mouse model of human 5q− syndrome. Nat Med. 2010; 16: 59-66.
11) Boumltwood J, Pellagatti A, McKenzie AN, et al. Advances in the 5q− syndrome. Blood. 2010; 116: 5803-11.
12) Baumann I, Niemeyer CM, Bennett JM, et al. Childhood myelodysplastic syndrome. In: Swerdlow SH, Campo E, Harris NL, et al, ed. WHO classification of tumours of haematopoietic and lymphoid tissues. Lyon: IARC Press; 2008. p.104-7.
13) Greenberg P, Cox C, LeBeau MM, et al. International scoring system for evaluating prognosis in myelodysplastic syndromes. Blood. 1997; 89: 2079-88.
14) Greenberg PL, Tuechler H, Schanz J, et al. Revised international prognostic scoring system for myelodysplastic syndromes. Blood. 2012; 120: 2454-65.
15) Bejar R, Stevenson K, Abdel-Wahab O, et al. Clinical effect of point mutations in myelodysplastic syndromes. N Engl J Med. 2011; 364: 2496-506.

8 骨髄異形成・骨髄増殖性腫瘍
myelodysplastic/myeloproliferative neoplasms(MDS/MPN)

A 定義

　骨髄異形成症候群 myelodysplastic syndrome(MDS)は骨髄が過形成ないし正形成にもかかわらず成熟血球の産生が減少する無効造血と血球の形態異常を特徴とし，慢性骨髄増殖性腫瘍 myeloproliferative neoplasms (MPN)は骨髄の過形成により成熟血球の産生が増加する有効造血と肝脾腫を特徴とする疾患である．両者はともに造血幹細胞のクローン性増殖からなる疾患で，急性白血病への移行の危険性が高いことなど共通点が多く，相互の経時的移行やオーバーラップ症例も存在し，両者の間に明確な一線を画すことは難しい．WHO 分類では，これらの境界領域の疾患群として MDS/MPN という新しい項目を設け，発症時に MDS と MPN の両者の特徴を併せ持つ造血器腫瘍と定義した．臨床経過の中で上記の病態を示す場合はこの範疇に分類せず，transformation としてとらえる．

B 分類

　WHO 分類では，以下の 4 疾患が現在このカテゴリーに入れられている．
①慢性骨髄単球性白血病 chronic myelomonocytic leukemia (CMML)
②若年性骨髄単球性白血病 juvenile myelomonocytic leukemia (JMML)
③*BCR-ABL1* 陰性の非定型慢性骨髄性白血病 atypical chronic myelogenous leukemia, *BCR-ABL1* negative (aCML)
④ MDS/MPN 分類不能型 MDS/MPN, unclassifiable (MDS/MPN, U)

　①〜③は同一疾患のバリエーションとするとらえ方もあるが，臨床的・細胞形態学的・生物学的に大きな違いがある．各病型の特徴を表 8-1 に示す．

II 骨髄系腫瘍

表8-1 CMML，JMML，atypical CML，CML の比較

特徴	CMML	JMML	atypical CML	CML
年齢	すべての年齢，通常50歳以上	ほとんどが5歳未満	通常高齢者	すべての年齢
肝脾腫	なし～中等度	中等度～高度	なし～高度	なし～高度
他の臓器浸潤	稀	高頻度	稀	稀
リンパ節腫大	稀	時々	稀	稀
皮疹	稀	高頻度	稀	稀
白血球数	高値，正常ないし低値	通常中等度上昇	種々の程度に上昇	中等度ないし高度上昇
単球増加	あり（>1,000/μL，持続的）	あり（1,000/μL）	白血球数の10%未満，絶対数増加はなし～軽度	なし
好塩基球増加	なし	なし	ごく軽度	あり
貧血	多くみられる	多くみられる	高頻度，中等度	様々
血小板数	正常～低値	正常～低値	様々，低値の場合が多い	正常～高値
免疫グロブリン値	正常	しばしば高値	正常	正常
ヘモグロビンFの上昇	なし	高頻度	なし	なし
細胞形態異常	1系統以上の骨髄系細胞にあり	一部の症例にあり，多くは軽度	顆粒球系に顕著，赤芽球・巨核球系にはしばしばみられる	なし，ただし増悪期にはありうる
染色体異常	非特異的異常（20～40%），+8，-7/del(7q)，abnormal 12p	正常（65%），-7（25%）	非特異的異常（80%），+8, del(20q), etc	t(9;22)(q34;q11.2)
遺伝子異常	TET2, ASXL1, SRSF2, RAS, JAK2,	RAS, NF1, PTPN11	TET2, SETBP1	BCR-ABL1
急性転化	約40%	約15%	15～40%	>90%

（Emanuel PD. Leukemia. 2008; 22: 1335-42[7]）および Baumann I, et al. Juvenile myelomonocytic leukaemia. In: Swerdlow SH, et al, ed. WHO classification of tumours of haematopoietic and lymphoid tissues. Lyon: IARC Press; 2008. p.82-4[9]）を統合，改変）

1 慢性骨髄単球性白血病
chronic myelomonocytic leukemia (CMML)

A 疾患概念

　慢性骨髄単球性白血病(CMML)はMDSとMPNの両者の特徴を併せ持つ造血器腫瘍で，予後の点から末梢血と骨髄の芽球比率などによって，CMML-1とCMML-2の2つの亜型に分けることが推奨されている．

B 臨床像

- 10万人あたり約3〜4人，年齢中央値は65〜75歳で男性が女性より多い．
- 症状は倦怠感，体重減少，発熱，寝汗などが多く，血球減少による易感染性，出血傾向，肝脾腫がみられる．

C 検査所見・診断

- **血液所見**(図8-1A)：白血球数の増加(1,000/μL以上の単球増加のみならず好中球の増加)を認める症例が約半数，正常〜軽度減少する症例も認められる．単球は白血球数の10%以上，実数は通常2,000〜5,000/μLの値を示す．好塩基球や好酸球数は軽度増加する．軽度の貧血と中等度の血小板減少を認める．
- 血清リゾチーム値は上昇している．
- **骨髄像**(図8-1B, C)：過形成で種々の成熟段階の単球増加がみられる．末梢血の単球増加に比較して骨髄中の単球系細胞の判定は難しく，細胞化学による確認が推奨される．α-naphthyl acetate esterase (ANAE)またはα-naphthyl butyrate esterase (ANBE)とnaphthol AS-D chloroacetate esterase (N-ASD-CAE)の併用による単球の同定が有用である．形態異常を伴った顆粒球，赤芽球の形態異常(巨赤芽球様変化，異常な核の輪郭，環状鉄芽球など)，小巨核球または異常な核分葉を示す巨核球をみることが多い．芽球(骨髄芽球と単芽球，前単球を含む)は有核細胞の20%未満で，診断時には通常10%未満である．
- **免疫学的形質**：骨髄単球系の形質であるCD33, CD13が通常陽性で，CD14, CD68, CD64も様々に陽性を示す．CD34陽性細胞の増加はAMLへの移行を示唆する所見である．
- **染色体**：クローナルな染色体異常が20〜40%の患者に認められるが，この疾

Ⅱ 骨髄系腫瘍

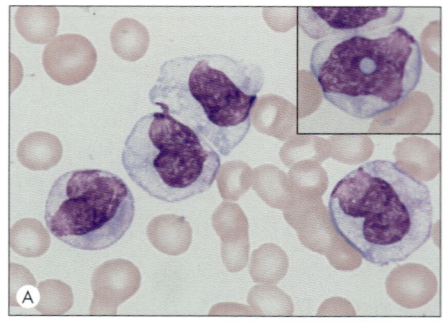

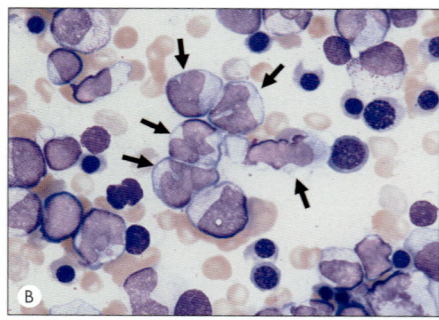

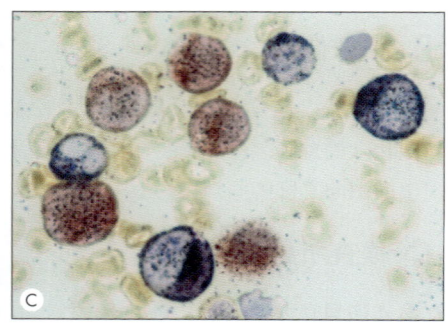

図 8-1 慢性骨髄単球性白血病（CMML）の末梢血液像（A）と
CMML-1 の骨髄塗抹像（B と C）

A：成熟した単球の増加がみられる．（挿入図）環状の核を有する形態異常を示す単球．B：単球系細胞の増加がみられる（矢印）．C：エステラーゼ二重染色．ANAE 陽性（褐色）の単球性細胞と N-ASD-CAE 陽性（青色）の好中球系細胞がともにみられる．
（宮内　潤，泉二登志子．骨髄疾患診断アトラス 血球形態と骨髄病理．東京：中外医学社；2010）

患に特徴的な異常はない．最も頻度が高いものは＋8 であり，－7/del（7q），del（12p），del（20q）や複雑核型などもみられる[1]．染色体異常と予後の関係が多数例について調べられ，低リスク群（正常核型か－Y のみの異常），高リスク群（＋8，7 番染色体異常あるいは複雑核型），中間リスク群（他のすべての異常）の層別化が提唱されている．高，中間，そして低リスク群における 5 年生存率は，それぞれ 35％，26％と 4％であり，AML への移行率は高リスク群で高い[2]．

- **遺伝子**：*TET2*（4q24），*ASXL1*（20q11），*SRSF2*（17q25.1）の変異が最も多く，40～60％の症例にみられる．*EZH2*（7q35-36），*NRAS*（1p13.2），*KRAS*（12p12.1），*CBL*（11q23.3），*RUNX1*（21q22.3）などの変異も 5～15％にみ

表 8-2　CMML の診断基準（WHO 分類第 4 版）

1) 末梢血の持続的な単球増加症＞1,000/μL．
2) Philadelphia（Ph）染色体および *BCR-ABL1* 融合遺伝子を認めない．
3) *PDGFRA* および *PDGFRB* 遺伝子再構成を認めない（特に好酸球増加を伴う場合）．
4) 末梢血および骨髄の芽球（骨髄芽球，単芽球，前単球を含む）＜20％．
5) 1 系統以上の骨髄系細胞に形態異常を認める．形態異常がみられないか軽度の場合には，上記 1)～4) に加えて次の (a) または (b) + (c) の条件を満たすこと．
　(a) 後天性のクローン性染色体・遺伝子異常が造血細胞に認められる．
　(b) 単球増加が 3 ヵ月以上持続している．
　(c) 単球増加を起こす他の原因が除外されている．

（Orazi A, et al. Chronic myelomonocytic leukaemia. In: Swerdlow SH, et al, ed. WHO classification of tumours of haematopoietic and lymphoid tissues. Lyon: IARC Press; 2008. p.76-9）[6]

表 8-3　CMML の亜型の診断基準（WHO 分類第 4 版）

1) CMML-1：芽球（＋前単球）が末梢血で 5％未満，骨髄で 10％未満．
2) CMML-2：芽球（＋前単球）が末梢血で 5～19％，骨髄で 10～19％，あるいは芽球（＋前単球）数に関係なく Auer 小体を有する．

（Orazi A, et al. Chronic myelomonocytic leukaemia. In: Swerdlow SH, et al, ed. WHO classification of tumours of haematopoietic and lymphoid tissues. Lyon: IARC Press; 2008. p.76-9）[6]

られる．*TET2* や *ASXL1* の変異は高頻度に，そして初期に起きていることから骨髄単球系細胞のクローン性増殖に関与し（driver mutation），*SRSF2*，*NRAS* や *CBL* はこれらのクローンを CMML の病型へと進展させると考えられる[3,4]．シークエンサーによる解析では 73％の症例で少なくとも 1 つの変異がみられる[5]．

WHO 分類による診断基準を表 8-2，CMML-1 と CMML-2 の亜型の診断基準を表 8-3 に示す[6]．

D 予後

生存期間についてのリスク因子は，①骨髄での芽球が 10％以上であること，②白血球が 13,000/μL 以上であること，③ヘモグロビンが 10 g/dL 以下であること，④上記の，＋8，7 番異常や複雑核型などの染色体異常があること，⑤血小板数が 10 万以下であることがそれぞれ高リスクになっている[2]．AML への移行は約 15～30％の患者に起こり，平均生存期間は 20～40 ヵ月，芽球比率が患者の生存を規定する因子である．

2 若年性骨髄単球性白血病
juvenile myelomonocytic leukemia(JMML)

A 疾患概念

　若年性骨髄単球性白血病(JMML)は顆粒球系と単球系の増殖を主体とする小児特有の稀な白血病である．形態異常を示す成熟血球とともに幼若球の増加もみられ，亜急性の経過を示す予後不良な疾患である．臨床的に成人のCMLと類似することから，かつてjuvenile CML(JCML)と呼ばれたが，Philadelphia(Ph)染色体および*BCR-ABL1*遺伝子異常はみられず，CMLとは異なる疾患である[7]．

B 臨床像

- 発症率は10万人あたり約0.1人で，小児の全白血病の2〜3％未満であるが，MDSとMPNの20〜30％を占める．大部分は3歳以下で男児が多い．
- 本症の約10％は1型神経線維腫症neurofibromatosis type1(NF1)に合併する．またNoonan症候群に合併する場合もある．
- 全身症状(顔色不良，発熱，貧血など)または感染を主症状とし，出血や皮疹(湿疹，黄色腫，NF1患者にはカフェオレ斑)もしばしばみられる．著明な肝脾腫やリンパ節腫脹がみられる．
- 通常急激な経過を示し，白血病細胞浸潤による臓器不全にて死亡する予後不良(平均生存期間は約1年)な疾患である．

C 検査所見・診断

- **血液所見**：白血球増加(多くは2.5〜3万/μL)と単球増加(1,000/μL)，血小板減少がみられ，しばしば貧血を伴う．白血球増加は前骨髄球や骨髄球などの幼若球を少数含む種々の成熟段階の好中球と単球を主体とする．芽球は通常5％未満で前単球や赤芽球も出現し，顆粒球・単球の形態異常がみられることもある．
- 好中球アルカリホスファターゼ(NAP/LAP)は低値である．
- ヘモグロビンFは高値を示し，免疫異常をしばしば合併し自己抗体や多クローン性の高ガンマグロブリン血症がみられる場合もある．
- **骨髄像**：顆粒球の増加を伴った過形成を呈し，単球は通常5〜10％程度であ

る．幼若な骨髄系細胞が目立ち，芽球の増加もみられるが前単球を合わせても20％以内で，血球形態異常(偽 Pelger 核異常や顆粒減少，巨赤芽球変化など)は軽度である．M/E 比は平均 5 と高値である．単球系細胞の同定にはエステラーゼ二重染色が有用である．

- **染色体**：約 65％の症例は正常核型であるが，7 番染色体モノソミーを約 25％に，その他の異常を 10％未満に認める．Ph 染色体および *BCR-ABL1* 遺伝子異常はみられない．

- **遺伝子**：本疾患では RAS 蛋白の恒常的活性化により，増殖刺激シグナルが増強することで白血病が生じると考えられる．この機序として，① *RAS* 遺伝子(*NRAS* および *KRAS*)の点突然変異による RAS 蛋白の恒常的活性化，②神経線維腫症の原因遺伝子である *NF1*(17q11.2)の変異による RAS の恒常的活性化，③ *PTPN11* 遺伝子(12q24)の点突然変異による RAS の恒常的活性化，などが知られている．*PTPN11* の生殖細胞系変異 germline mutation は Noonan 症候群患児の約半数にみられ，この患者からも JMML が高い頻度で発症する．上記の①と②は JMML 患者の約 20％，③は 35％程度の頻度で認められる．また *SETBP1*(18q21.1)や *JAK3*(19p13.1)の二次的な変異が最近報告され，疾患の進展に関与すると推察されている[8]．

血液像は成人の CMML に類似するが，相違点も多い．WHO 分類の診断基準を表 8-4 に示す[9]．EBV，CMV，HHV6 などの感染症は JMML と類似する場合があるため，感染症の可能性を除外することは診断に極めて重要である．

表 8-4 JMML の診断基準(WHO 分類第 4 版)

最低限の必須条件；1)〜3)のすべて．
1) 末梢血中の単球数＞1,000/μL
2) 芽球(前単球を含む)が末梢血白血球および骨髄有核細胞の＜20％
3) Ph 染色体または *BCR-ABL1* 遺伝子異常なし

診断確定に必要な条件：上記 1)〜3)に加えて下記 4)〜8)の 2 項目以上．
4) ヘモグロビン F 高値(年齢補正後)
5) 末梢血に幼若顆粒球出現
6) 白血球数＞10,000/μL
7) クローン性染色体異常(7 モノソミーを含む)あり
8) *in vitro* における骨髄系前駆細胞の GM-CSF に対する過敏性を認める

(Baumann I, et al. Juvenile myelomonocytic leukaemia. In: Swerdlow SH, et al. ed. WHO classification of tumours of haematopoietic and lymphoid tissues. Lyon: IARC Press; 2008. p.82-4)[9]

3 *BCR-ABL1* 陰性の非定型慢性骨髄性白血病
atypical chronic myeloid leukemia, *BCR-ABL1* negative (aCML)

A 疾患概念

　非定型慢性骨髄性白血病 (aCML) は異形成と骨髄増殖性腫瘍の性質を同時に持つ疾患で，CML との多くの類似点を有する疾患であるが，Ph 染色体および *BCR-ABL1* 遺伝子異常がみられず，CML とはまったく異なる疾患である．この点を明確に示すため，2008 年の WHO 分類では aCML の疾患名に上記のごとく末尾に「*BCR-ABL1* negative」という用語を付記することとなった．

B 臨床像

- CML の 1〜2% を占め，高齢者に多い．
- 腫瘍細胞は末梢血と骨髄に多く，肝臓や脾臓にも浸潤し高度な脾腫となる．

C 検査所見・診断

- **血液所見**：貧血があり白血球数は種々の程度に増加している．偽 Pelger 核異常などの形態異常を伴った好中球系細胞が主体で，芽球は 5% 以内，幼若好中球は 10〜20%，好塩基球増加は軽度である．好中球アルカリホスファターゼは低値である．

表 8-5　atypical CML の診断基準 (WHO 分類第 4 版)

- 著明な形態異常を示す好中球系細胞 (成熟型と幼若球) 増加による末梢血の白血球増多 (13,000/μL 以上)
- Ph 染色体および *BCR-ABL1* 遺伝子異常なし
- *PDGFRA* および *PDGFRB* 遺伝子異常なし
- 幼若好中球 (前骨髄球，骨髄球，後骨髄球) が白血球の 10% 以上
- 好塩基球絶対数がごくわずかに増加：通常白血球数の 2% 未満
- 単球絶対数は正常またはごくわずかに増加：白血球数の 10% 未満
- 骨髄は過形成で形態異常を伴う顆粒球の増殖 (赤芽球系と巨核球系の形態異常もしばしばあり)
- 末梢血および骨髄中に芽球が 20% 未満

(Vardiman JW, et al. Atypical chronic myeloid leukaemia, *BCR-ABL1* negative. In: Swerdlow SH, et al, ed. WHO classification of tumours of haematopoietic and lymphoid tissues. Lyon: IARC Press; 2008. p.80-1)[10]

- **骨髄像**：芽球は 20％以内で顆粒球系細胞，赤芽球系，巨核芽球の異形成もみられる．骨髄標本で非特異的エステラーゼ染色をすると多くの単球が認められることが診断の一助となり有用である．診断基準を表 8-5[10]に示す．
- **染色体**：80％までの症例に染色体異常が認められる．+8，del（20q）が最も多く，その他 13，14，17，19，12 番染色体などの異常が多くみられる．
- **遺伝子**：*TET2*，*CBL*，*EZH2* 変異がそれぞれ 33％，〜8％，13％に，*SETBP1* の変異も 24％で報告されており，CMML や MDS との分子学的な病態とオーバーラップがある[4,11]．また *JAK2* V617F の変異や *NRAS* または *KRAS* の変異があることもある．
- 予後は不良で生存期間中央値は 14〜29 ヵ月である．15〜40％の患者は AML に移行するが他の症例は骨髄不全で死亡する．予後不良因子としては 65 歳以上，白血球数 5 万/μL 以上，ヘモグロビン 10 g/dL 以下があげられている．

4　骨髄異形成・骨髄増殖性腫瘍 分類不能型
myelodysplastic/myeloproliferative neoplasms, unclassifiable（MDS/MPN, U）

骨髄異形成・骨髄増殖性腫瘍分類不能型（MDS/MPN, U）とは，発症時に MDS と MPN の所見がオーバーラップする特徴を有し，CMML，*BCR-ABL1* 陰性の aCML，JMML のいずれにも合致しないものをいう．表 8-6 に診断基準を示す．

表 8-6　MDS/MPN, U の診断基準（WHO 分類第 4 版）

1)〜3)を同時に満たす，または 4)を満たすこと．

1) MDS の 1 病型の臨床的・血液検査学的・形態学的特徴を有し，末梢血および骨髄中の芽球が 20％未満
2) 顕著な骨髄増殖を示す所見（血小板数 45 万/μL 以上で巨核球増加を伴う，または白血球数 13,000/μL 以上，顕著な脾腫のみられることがある）
3) 過去に MPN または MDS の既往なく，MPN や MDS の所見を起こしうる化学療法または増殖因子を用いた治療を最近受けていないこと，Ph 染色体および *BCR-ABL1* 遺伝子異常なし，*PDGFRA*，*PDGFRB*，*FGFR1* 遺伝子異常なし，isolated del(5q)，t(3;3)(q21;q26)，inv(3)(q21q26)なし
4) 患者は MPN と MDS の所見を併せ持つ新規（*de novo*）の疾患を有するが，MDS，MPN，MDS/MPN の他のいずれのカテゴリーにも相当しない

（Vardiman JW, et al. Myelodysplastic/myeloproliferative neoplasm, unclassifiable. In: Swerdlow SH, et al, ed. WHO classification of tumours of haematopoietic and lymphoid tissues. Lyon: IARC Press; 2008. p.85-6[12]）

5 血小板増加と環状鉄芽球増加を伴う不応性貧血
refractory anemia with ring sideroblasts associated with marked thrombocytosis (RARS-T)

血小板増加症を伴ったRARSで，血小板数が45万/μL以上を示す病型である．骨髄での環状赤芽球は赤芽球の15％以上，芽球は5％以下で，巨核芽球には異形成がある．del(5)，t(3;3)(q21;q26)またはinv(3)(q21q26)はみられない．*JAK2*変異，*SF3B1*変異，*MPL*変異はそれぞれ42〜76％，87％，4％に認められ，予後はRARSと本態性血小板血症との中間を示す[13,14]．

References

1) Hyjek E, Vardiman JW. Myelodysplastic/myeloproliferative neoplasms. Semin Diagn Pathol. 2011; 28: 283-97.
2) Such E, Cervera J, Costa D, et al. Cytogenetic risk stratification in chronic myelomonocytic leukemia. Haematologica. 2011; 96: 375-83.
3) Parikh SA, Tefferi A. Chronic myelomonocytic leukemia: 2013 update on diagnosis, risk stratification, and management. Am J Hematol. 2013; 88: 967-74.
4) Cazzola M, Malcovati L, Invernizzi R. Myelodysplastic/myeloproliferative neoplasms. Hematology Am Soc Hematol Educ Program. 2011; 2011: 264-72.
5) Kohlmann A, Grossmann V, Klein HU, et al. Next-generation sequencing technology reveals a characteristic pattern of molecular mutations in 72.8% of chronic myelomonocytic leukemia by detecting frequent alterations in *TET2*, *CBL*, *RAS*, and *RUNX1*. J Clin Oncol. 2010; 28: 3858-65.
6) Orazi A, Bennett JM, Germing U, et al. Chronic myelomonocytic leukaemia. In: Swerdlow SH, Campo E, Harris NL, et al, ed. WHO classification of tumours of haematopoietic and lymphoid tissues. Lyon: IARC Press; 2008. p.76-9.
7) Emanuel PD. Juvenile myelomonocytic leukemia and chronic myelomonocytic leukemia. Leukemia. 2008; 22: 1335-42.
8) Sakaguchi H, Okuno Y, Muramatsu H, et al. Exome sequencing identifies secondary mutations of *SETBP1* and *JAK3* in juvenile myelomonocytic leukemia. Nat Genet. 2013; 45: 937-41.
9) Baumann I, Bennett JM, Niemeyer CM, et al. Juvenile myelomonocytic leukaemia. In: Swerdlow SH, Campo E, Harris NL, et al, ed. WHO classification of tumours of haematopoietic and lymphoid tissues. Lyon: IARC Press; 2008. p.82-4.
10) Vardiman JW, Bennett JM, Bain BJ, et al. Atypical chronic myeloid leukaemia, *BCR-ABL1* negative. In: Swerdlow SH, Campo E, Harris NL, et al, ed. WHO classification of tumours of haematopoietic and lymphoid tissues. Lyon: IARC Press; 2008. p.80-1.
11) Piazza R, Valletta S, Winkelmann N, et al. Recurrent *SETBP1* mutations in atypical chronic myeloid leukemia. Nat Genet. 2013; 45: 18-24.
12) Vardiman JW, Bennett JM, Bain BJ, et al. Myelodysplastic/myeloproliferative neoplasm, unclassifiable. In: Swerdlow SH, Campo E, Harris NL, et al, ed. WHO classification of tumours

of haematopoietic and lymphoid tissues. Lyon: IARC Press; 2008. p.85-6.
13) Broseus J, Florensa L, Zipperer E, et al. Clinical features and course of refractory anemia with ring sideroblasts associated with marked thromobocytosis. Haematologica. 2012; 97: 1036-41.
14) Jeromin S, Haferlach T, Grossmann V, et al. High frequencies of *SF3B1* and *JAK2* mutations in refractory anemia with ring sideroblasts associated with marked thrombocytosis strengthen the assignment to the category of myelodysplastic/myeloproliferative neoplasms. Haematologica. 2013; 98: e15-7.

9 慢性骨髄増殖性腫瘍
myeloproliferative neoplasms (MPN)

1 慢性骨髄性白血病
chronic myelogenous leukemia (CML)

A 疾患概念

　慢性骨髄性白血病(CML)は慢性骨髄増殖性腫瘍(MPN)の一病型であり，多能性造血幹細胞レベルの異常による腫瘍で，t(9;22)相互転座によって形成されるフィラデルフィア Philadelphila (Ph) 染色体と *BCR-ABL1* 融合遺伝子を特徴とする．この融合遺伝子は骨髄系細胞のみならず，リンパ球系細胞や内皮細胞にも認められる．これによって産生されるキメラ蛋白は高いチロシンキナーゼ活性を有し，いくつかのシグナル伝達経路を恒常的に活性化して，自立性の増殖能獲得，骨髄間質への接着性減弱，アポトーシス反応低下などを起こすことで腫瘍発生に関わると考えられる[1]．

　初期は緩やかな経過をとる慢性期 chronic phase (CP) であるが，ほぼすべての症例が最終的に急性期 blast phase (BP) へと進展する．慢性期から急性期への進展は突然に起こる場合と，この間に移行期 accelerated phase (AP) を介する場合がある．慢性期には骨髄芽球から成熟球まで，種々の成熟段階の骨髄系細胞の増加を認めるが，急性転化 blast crisis (blast transformation) をきたすと芽球が増加し，急性白血病の病像を呈する．

B 臨床像

- CMLは最もしばしば遭遇するMPNで，発症頻度は10万人に1〜2人である．好発年齢は50〜60歳代で男性にやや多い．
- 慢性期に診断されることがほとんどであるが，稀に急性転化で診断される．
- 初期の症状としては，全身倦怠感，体重減少，貧血，寝汗，脾腫などが多い．胃潰瘍や皮膚瘙痒感を伴うこともあり，これは好塩基球増加による高ヒスタミン血症が原因である．約20〜40％の症例は無症状で，通常の血液検査におけ

Ch. 9 慢性骨髄増殖性腫瘍

る白血球増加から診断される．
- 移行期と急性転化時には貧血，血小板減少，高度の脾腫などによる症状と全身状態の悪化がみられる．多くは急性期に死亡するが，一部の患者は移行期に死亡する場合もある．

C 検査所見・診断

- **血液所見**：白血球数増加（中央値 10 万/μL 程度）がみられる．白血球分画には好中球系の幼若球から成熟球までがみられる（白血病裂孔は認められない）（図9-1A）．好塩基球の絶対数増加が常にみられ，好酸球増加もしばしば認められ

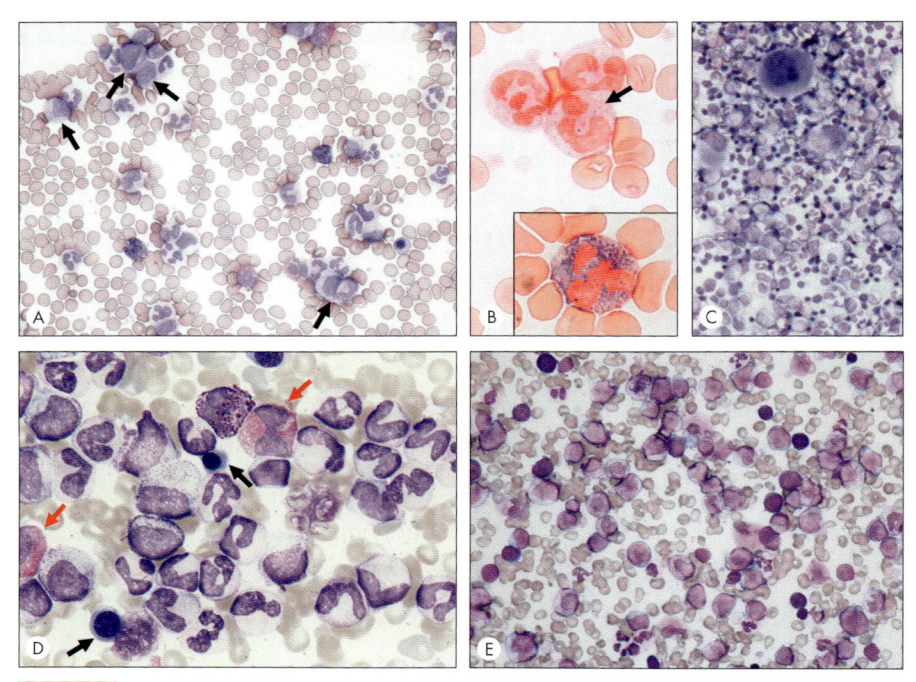

図9-1 慢性骨髄性白血病（CML）慢性期の末梢血液像（A と B）と骨髄塗抹像（C と D）および急性期の骨髄塗抹像（E）

A：成熟好中球とともに幼若顆粒球（前骨髄球，骨髄球）（矢印）を認める．B：アルカリホスファターゼ（NAP）染色．成熟好中球には陽性細胞が少なく，陽性であっても陽性顆粒（青く染色される；矢印）の数は少ない．挿入図は正常な好中球の染色態度を示す．C：低倍率像．D：高倍率像ではM/E比は著しく高値で，種々の成熟段階の顆粒球がみられる（黒矢印は赤芽球）．通常好酸球も増加する（赤矢印）．E：急性期の骨髄塗抹像
（宮内　潤，泉二登志子．骨髄疾患診断アトラス 血球形態と骨髄病理．東京：中外医学社；2010）

る．単球は通常3％未満であるが，p190型CML（遺伝子の項および図9-3参照）では多くの場合単球増加を伴う．リンパ球は減少する．芽球は通常2％未満である．急性期には，芽球が増加し（20％以上），急性白血病の骨髄像を呈する．血小板数は正常ないし増加する場合が多く，100万以上になることもあり，軽度の貧血をみる．成熟好中球の好中球アルカリホスファターゼ neutrophil (leukocyte) alkaline phosphatase〔NAP(LAP)〕活性は慢性期には著しい低値，急性期には高値を示す（図9-1B）．

- 血清 LD，尿酸，血清ビタミン B_{12}，ヒスタミン値の上昇を認める．
- **骨髄像**：慢性期には有核細胞数の著増，芽球は5％未満で顆粒球系細胞の過形成がみられ，好酸球，好塩基球も増加する（図9-1C, D）．赤芽球は相対的に減少し，顆粒球：赤芽球系(M/E)比は多くの場合10：1程度となる．巨核球数は中等度〜高度の増加を示す．急性期には骨髄芽球が骨髄有核細胞の20％以上を占め，急性白血病の骨髄像を呈する（図9-1E）．約70％の症例で芽球は骨髄系であり，20〜30％はリンパ球系である．骨髄性急性転化では，いずれの系統の芽球転化も起こりうる．芽球はMPOが強陽性から陰性など様々で，顆粒球・単球・巨核球・赤芽球系の分化抗原を発現している．多くの場合，骨髄芽球はリンパ球系抗原も同時に発現する．
- **免疫学的形質**：骨髄系急性転化では，芽球はMPOが強陽性から陰性まで様々で，顆粒球・単球・巨核球・赤芽球系に関連する何らかの抗原を発現し，CD34とTdTも陽性を示す．また大部分の症例で，1つ以上のリンパ球系抗原を同時に発現する．リンパ球系急性転化は大部分がB前駆細胞性であるが，T前駆細胞性の場合もある．リンパ球系急性転化では芽球は1つ以上の骨髄系抗原を発現し，約1/4の症例では mixed phenotype acute leukemia (MPAL)の診断基準を満たすが，MPALとは診断しない．CML幹細胞 stem cell はCD34陽性，CD38，CD45RA，CD71陰性，HLA-DR弱陽性の形質を有することが知られている[2]．
- **染色体**：均衡型相互転座，t (9;22)(q34;q11.2)（標準型Ph転座 standard Ph translocation）がCML患者の90％以上にみられる（図9-2A）．転座によって2つの派生染色体，der(9)とder(22)が生ずる．der(9)は長腕末端近くに22番染色体長腕が転座して長くなり，長腕の大部分を失ったder(22)は小さく，Ph染色体と呼ばれる（図9-2B）．顕微鏡ではPh染色体に転座している9番染色体末端部を認めるのは難しいが，分子遺伝学的にはt (9;22)により，9番染

Ch. 9 慢性骨髄増殖性腫瘍

A 標準型 Ph 転座（Q 分染法）

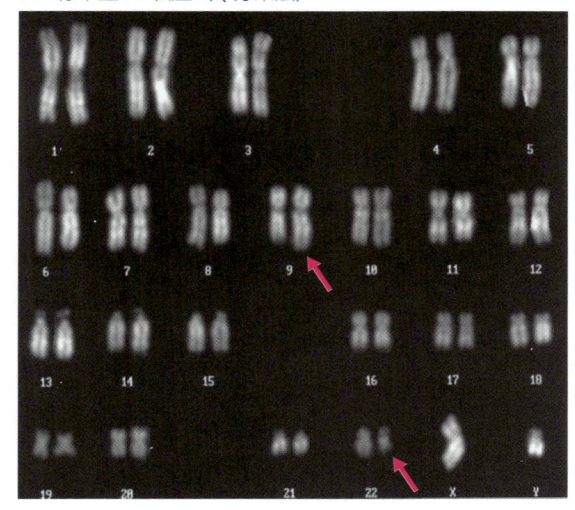

B 転座模式図

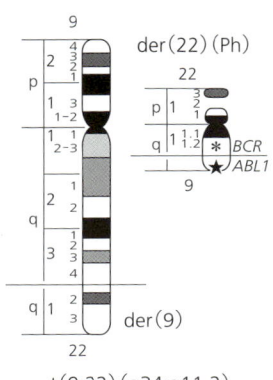

t(9;22)(q34;q11.2)

C metaphase FISH による t(q;22) の検出（左）と模式図（右）

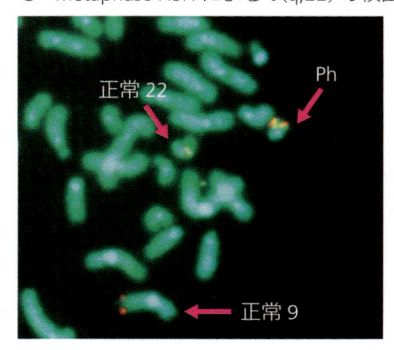

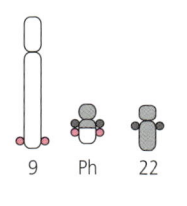

正常 22
Ph
正常 9

- ABL1 遺伝子（9q34）
- BCR 遺伝子（22q11.2）
- BCR-ABL1 融合遺伝子

図 9-2 CML における Ph 転座

色体の *ABL1* 遺伝子の 3′ 部が 22 番染色体の *BCR* 遺伝子の 5′ 部に移り，融合遺伝子 *BCR-ABL1* を形成（図 9-3），FISH 法でそれを確かめることができる（図 9-2C）．診断時，患者の数％〜10％には，t(9;22)以外の転座や第 3 の染色体が含まれた転座，より複雑な転座などの変異型（variant Ph translocation）があり，顕微鏡では Ph 転座が認められない例もある．しかし，これらの症例の大部分に *BCR-ABL1* 融合遺伝子が証明され，CML のほぼ全症例が Ph 転座陽性であるといえる．これら変異型 Ph 転座において，9 番，22 番以外の染色

II 骨髄系腫瘍

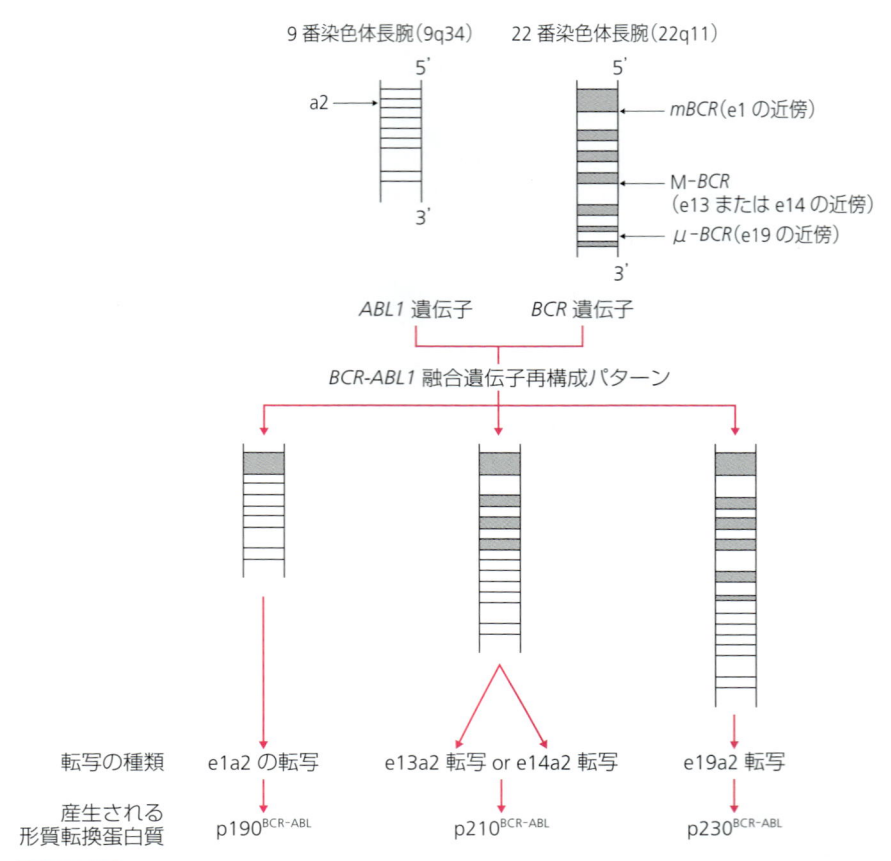

図9-3 *BCR*遺伝子の切断部位とBCR-ABL1キメラ蛋白の種類

体にみられる切断点は以下の染色体バンドに集中する傾向がみられる．それらは，1p36, 3p21, 5q13, 6p21, 9q22, 11q13, 12p13, 17p13, 17q21, 17q25, 19p13, 21q22, 22q12, 22q13などである．染色体バンドからみるとG淡染バンドであり，分子レベルではmiRNAs, Alu反復配列，GC含量と既知の遺伝子が多い傾向にある，との報告もある．顕微鏡下では正常核型だが，FISHなどで*BCR-ABL1*融合遺伝子が確認された場合は，masked Ph translocationと呼ばれる．これら変異型Ph転座を持つ症例の表現型や予後は標準型症例と変わりない．慢性期では標準型，変異型，どちらの場合も大多数の症例において，Ph転座だけが染色体異常としてみられる．ところが急性転化すると，

60〜80％の症例に他の染色体異常が加わる（付加的異常）．出現する付加的異常にははっきりした傾向があり，+8，+Ph（double Ph），i(17q)，+19，−Y，+21，+17，−7 などが多い．i(17q)は骨髄性急性転化に多く，−7 や低二倍性はリンパ性急性転化により多い傾向にある．これら付加的異常と予後との関係は治療によっても影響を受けるが，i(17q)など 17 番染色体を含むと予後不良と報告されている[3]．

- **遺伝子**：*BCR* 遺伝子の切断点は疾患の表現型と強い関連を示す．CML では *BCR* の切断はほとんどの場合エクソン 12〜16（従来 b1〜b5 と呼ばれた）に存在する major breakpoint cluster region（M-BCR）で起こり，融合蛋白 p210 が産生される．一方，*BCR* のエクソン 1〜2 に存在する minor BCR（m-BCR）に切断が生じると短いキメラ蛋白 p190 が形成される[1]．p190 は Ph 陽性 ALL に関係するが，p210 型の CML 症例の 90％以上にも，*BCR* の可変スプライシングにて少量の p190 が産生されている．また p190 は稀に，CMML に類似する単球増加を伴った CML 症例にも認められている．つまり，切断部位によって融合遺伝子産物の大きさが異なってくる（図 9-3）．極めて稀に *BCR* のエクソン 17〜20（従来 c1〜c4 と呼ばれた）に存在する μ-BCR に切断が生じると，大きな融合蛋白 p230 が産生され，高度の成熟好中球増加や血小板増加が起こり，CML の neutrophilic variant と呼ばれる．急性転化時には多くの症例で前述のような付加的な染色体異常がみられ，*TP53*（17p13.1），*RB1*（13q14.2），*MYC*（8q24.21），*CDKN2A*（*p16^{INK4a}*，9p21），*RAS*，*RUNX1*（*AML1*，21q22.3），*MECOM*（*EVI1*，3q26.2）などの遺伝子変異がみられるが，急性転化における詳細な役割は明らかでない[4]．

診断は染色体検査にて t(9;22)を認めるか，遺伝子検査にて *BCR-ABL1* 融合遺伝子を確認することである．末梢血の成熟細胞でも FISH 法にて染色体異常があるか否かを調べることができる（図 9-4）．

鑑別診断としては，他の MPN の各病型，非定型 CML（atypical CML），慢性骨髄単球性白血病（CMML）などがあげられる．p230 型 CML は著明な成熟好中球増加をきたし，慢性好中球性白血病（CNL）と極めて類似する病態を示すが，CNL では上記の遺伝子異常を認めないことで鑑別される．

移行期の診断基準（WHO 分類推奨）は，1）白血球増加（>1 万/μL）の持続または治療抵抗性脾腫の持続，2）治療抵抗性血小板数増加（>100 万/μL）の持続，

Ⅱ 骨髄系腫瘍

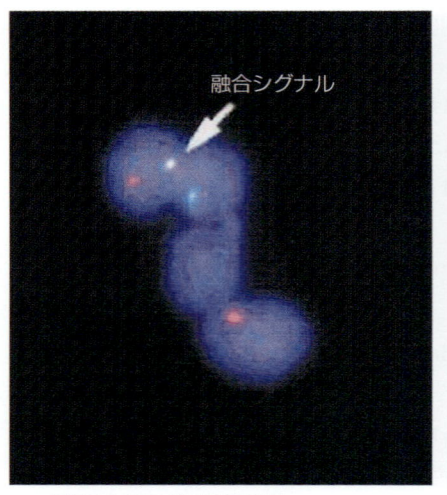

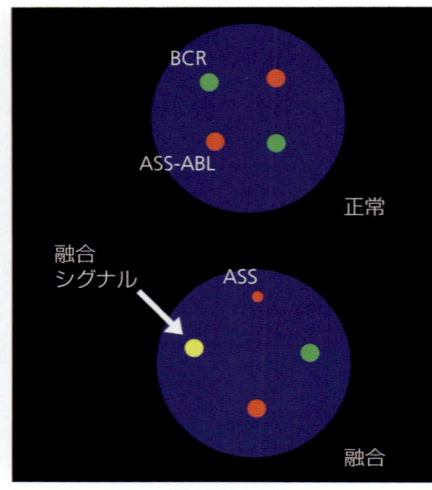

A: 成熟好中球における間期核 FISH

B: 検出パターン（模式図）

図 9-4 *BCR-ABL1* の検出

3）適切な治療によっても持続する血小板減少（＜10万/μL），4）新たな異常クローンの出現，5）末梢血中の好塩基球出現（20％以上），6）骨髄芽球の末梢血または骨髄中の増加（10〜19％），が1つ以上認められることとしている．上記の1）〜4）は CP から AP への移行に，また5）と6）は AP と BP の間の移行に関わる所見といえる．

急性転化の診断基準は，1）骨髄芽球の末梢血白血球または骨髄有核細胞における20％以上の増加，2）骨髄外に芽球の増殖を認める，のいずれかが認められることによる．リンパ球系急性転化では多くの場合，1つまたはそれ以上の骨髄系抗原を同時に発現する．

D 予後

予後予測因子として Sokal score, Hasford score, European treatment and outcome study による EUTOS score がある（表 9-1）．脾腫，年齢，芽球数，血小板数，好塩基球数，好酸球数などが因子となっている．Sokal score は予後中間群と予後不良群を層別化するのが難しい点があり[5]，EUTOS score は簡便であるのが特徴である．チロシンキナーゼ阻害薬により5年生存率は92％，無病生存率は90％と非常に改善している．

Ch. 9 慢性骨髄増殖性腫瘍

表9-1　Socal score, Hasford score, EUTOS score の比較

- **因子が検索された母体**
  Socal score：化学療法を受けた患者のデータ
  Hasford score：インターフェロン治療を受けた患者のデータ
  EUTOS score：イマチニブ治療を受けた患者のデータ

- **基礎となるパラメーター**
  Socal score：脾臓の大きさ，年齢，芽球数，血小板数
  Hasford score：脾臓の大きさ，年齢，芽球数，血小板数，好塩基球数，好酸球
  EUTOS score：脾臓の大きさ，好塩基球数

- **公式**
  Socal score ＝ exp（0.0116×（年齢－43.4）＋0.0345×[脾臓の大きさ（cm）－7.51]＋
  　　　　　　0.188×[（血小板数／700)^2－0.563]＋0.0887×（芽球数－2.1）
  Hasford score ＝[0.6666 ×年齢（年齢が 50 歳未満なら 0，以上は 1）＋0.0420 ×脾臓の
  　　　　　　大きさ（肋骨下 cm）＋ 0.0584 ×芽球数（％）＋0.0413 ×好酸球（％）＋
  　　　　　　0.2039×好塩基球数（好塩基球数が 3％未満なら 0，以上は 1）＋
  　　　　　　1.0956×血小板数（150 万／μL 未満なら 0，以上は 1）×1000
  EUTOS score ＝[7×好塩基球数（％）]＋[4×脾臓の大きさ（肋骨下 cm）]

- **分類**
  Socal score：low risk ＜0.80，intermediate risk ≧0.80 and ≦1.20，high risk ＞1.20
  Hasford score：low risk ≦780，intermediate risk ＞780 and ≦1480，high risk ＞1480
  EUTOS score：low risk ≦87，high risk ＞87

Socal score, Hasford score の計算式は Europoean Luekemia Net Website で簡単に求められる．
http://www.leukemia-net.org/content/leukemias/cml/cml_score/index_eng.html
（Hu B, et al. Eur J Haematol. 2014; 93: 179-86）[5]

2　慢性好中球性白血病
chronic neutrophilic leukemia（CNL）

A　概念

　慢性好中球性白血病（CNL）は末梢血中の持続する好中球増加，肝脾腫，骨髄にて好中球増殖による過形成を示す，極めて稀な MPN の一型である．他の骨髄増殖症および反応性過形成を除外することで診断される．CML の neutrophilic variant（p230 型；p.117 参照）とは細胞・組織学的な鑑別が難しいが，本疾患は CML を特徴づける Ph 染色体および *BCR-ABL1* の遺伝子異常を示さないことで鑑別される．

B 臨床像

- 顕著な脾腫が常にみられ，肝腫大もみられる場合が多い．
- 粘膜・皮下出血や消化管出血が約30％の症例に認められる．
- 臨床経過は一般に緩やかであるが，生存期間は多様で6ヵ月～20年に及ぶ．通常好中球増加は進行性で，貧血や血小板減少を起こすこともある．経過中に40％の症例ではAMLへの移行を起こして死亡する．急性転化を起こさない場合でも薬剤治療に対して次第に不応性となり，進行する好中球増加が原因で死亡する場合が多い．

C 検査所見・診断

- **血液所見**：末梢血白血球数は25,000/μL以上である．分葉核球および桿(杆)状核球の増加がみられるが，幼若顆粒球は5％未満である．NAP活性は通常正常または高値を示す．
- **骨髄像**：過形成で，好中球は増加し，M/E比は20：1以上に増加することもある．骨髄芽球と前骨髄球の増加はみられない．
- **染色体**：異常がみられない症例が多いが，約23％に異常があると報告されている．+8，+9，+21，del(20q)，del(11q)，del(12p)などが認められ，これらは経過中に出現する場合もある[6]．
- **遺伝子**：*BCR-ABL1*融合遺伝子は陰性で，CMLのneutrophilic variantでみられるp230蛋白は本疾患では認めない．最近，*CSF3R*遺伝子(1p35-p34.3)のミスセンス変異，T618Iが高頻度に特異的に検出されることが報告された[6～8]．変異シグナルはその下流のJAKキナーゼとSRCチロシンキナーゼ経路を介し，好中球の増殖を引き起こし病態に関与すると考えられている．その他，*SETBP1*(18q21.1)，*JAK2*(9p24)遺伝子変異がそれぞれ約10％に認められる．

WHO分類の診断基準を表9-2に示す．CMLとの鑑別がもっとも問題となるが，前述のごとくPh染色体と*BCR-ABL1*遺伝子異常がみられない点で，CMLのneutrophilic variantと鑑別される．CMMLとは末梢血の単球増加を伴わないことや血球の形態異常を示さないことで鑑別される．

表 9-2　CNL の診断基準（WHO 分類第 4 版より）

1. 末梢血：白血球数≧25,000/μL.
   分葉核好中球＋桿(杆)状核好中球＞白血球の 80%
   幼若顆粒球（前骨髄球，骨髄球，後骨髄球）＜白血球の 10%
   骨髄芽球＜白血球の 1%
2. 骨髄生検：過形成．
   好中球系顆粒球の比率と絶対数の増加
   骨髄芽球＜有核細胞の 5%
   好中球の成熟様式は正常
   巨核球は正常または左方偏位
3. 肝脾腫がある．
4. 生理的な好中球増加を起こす原因がないか，ある場合には染色体・遺伝子検査によるクローン性の証明．
   感染症または炎症がない
   基礎疾患として腫瘍がない
5. Ph 染色体あるいは *BCR-ABL1* 融合遺伝子を認めない．
6. *PDGFRA*，*PDGFRB*，*FGFR1* の遺伝子再構成を認めない．
7. 他の骨髄増殖性疾患（PV, PMF, ET）を認めない．
8. 骨髄異形成症候群あるいは MDS/MPN を認めない．
   顆粒球および他の骨髄系細胞に形態異常がない
   単球＜1,000/μL

(Bain BJ, et al. Myeloid and lymphoid neoplasms with eosinophilia and abrormalities of *PDGFRA*, *PDGFRB* or *FGFR1*. In: Swerdlow SH et al, ed. WHO classification of tumours of haematopoietic and lymphoid tissues. Lyon: IARC Press; 2008. p.38-9)[9]

3　慢性好酸球性白血病
chronic eosinophilic leukemia（CEL）

A　疾患概念

　慢性好酸球性白血病（CEL）は好酸球前駆細胞のクローナルな自立性増殖からなる MPN の一病型で，骨髄・末梢血・末梢組織における好酸球の持続的増加を特徴とする．*PDGFRA*，*PDGFRB*，*FGFR1* の遺伝子異常を伴う疾患はしばしば CEL 様病態を示すが，リンパ系も含む多様な腫瘍を起こすことから，WHO 分類第 4 版では MPN とは異なる別の独立した疾患群 myeloid and lymphoid neoplasms with eosinophilia and abnormalities of *PDGFRA*, *PDGFRB* or *FGFR1* とされた．これらは好酸球増加を主たる特徴とする腫瘍性疾患であることから，本書ではここで扱う．

上記の遺伝子異常や好酸球増加を起こしうる他の造血器腫瘍が存在せず，反応性好酸球増加の原因となる基礎疾患も存在せず，末梢血の好酸球増加(1,500/μL以上)が持続し，好酸球のクローン性が証明されるか，末梢血または骨髄に芽球増加(ただし20％未満)がみられる場合に，非特定型慢性好酸球性白血病 CEL, not otherwise specified(CEL, NOS)と診断する．

臓器浸潤と機能障害を伴った原因不明の好酸球増加が6ヵ月以上持続するか，好酸球のクローン性や芽球増加を認めない場合を WHO 分類では特発性好酸球増加症候群(idiopathic HES)と定義している．

B 臨床像

- 正確な発症頻度は不明な稀な疾患で，男性に多く好発年齢は40歳代である．
- 白血病細胞(好酸球)の組織内浸潤や好酸球顆粒から放出されるサイトカイン・酵素・その他の蛋白によって，心臓，肺，中枢神経系，皮膚，消化管がしばしば障害される．肝脾への浸潤を示す所見は30〜50％の症例に認められる．
- 無症状な症例もあるが，発熱，全身倦怠感，咳嗽，血管性浮腫，筋肉痛，瘙痒感，下痢などの症状がみられることもある．最も重篤な症状は心内膜の線維化で，その結果拘束型心肥大を起こすことである．また僧帽弁や三尖弁の瘢痕による弁の閉鎖不全から，心臓内血栓形成に基づく脳塞栓を起こすこともある．末梢性神経障害，中枢神経障害，肺障害，リウマチ性変化などの症状も起こす．
- 生存期間は報告により様々である．idiopathic HES や CEL らしき症例を含めると，5年生存率は約80％である．脾腫や末梢血や骨髄中の芽球増加，細胞遺伝学的異常，他の骨髄系細胞の形態異常は予後不良に関与する．

C 検査所見・診断

- **血液所見**：白血球数増加(2〜3万/μL)がみられ，成熟好酸球が30〜70％を占める．好酸球数は末梢血中1,500/μL以上を占める．しばしば好中球増加，単球も増加する場合がある．好酸球は主に成熟球からなり，好酸球性骨髄球や前骨髄球はわずかである．好酸球は種々の形態異常(顆粒が乏しい細胞，細胞質内の空胞，核の過分葉や低分葉，細胞の大型化など)を呈する場合がある．貧血が約半数の患者にみられ，血小板増加または減少も一部の症例に認められる．
- **骨髄像**：骨髄は過形成で好酸球は増加し，好酸球比率は50％を超える場合もある．種々の成熟段階の好酸球増加が認められ，形態異常が認められる場合も

ある．骨髄芽球は増加し(5～19%)，他の系統にも異形成を認める．好酸球に由来する Charcot-Leyden 結晶がしばしばみられる．

● **染色体・遺伝子**
＜CEL, NOS＞：単一の特異的染色体・遺伝子異常は認められない．
＜myeloid and lymphoid neoplasms with *PDGFRA* rearrangement＞：*PDGFRA* 遺伝子(4q12)の異常は CEL と診断された症例の約半数にみられる．最も代表的な異常である *FIP1L1-PDGFRA* は，4番染色体上に存在する *FIP1L1* 遺伝子(酵母のポリアデニル化に関与する)と血小板由来増殖因子受容体α遺伝子(*PDGFRA*)の間の約 800 kb が抜け落ちる部分欠失 del(4q12)により，上記の両遺伝子が融合遺伝子を形成するものである．この欠失は通常の染色体分析では検出できない cryptic deletion であり，FISH 法で検出できる．この他に 4q12 を切断点とする t(1;4)(q44;q12) あるいは t(4;10)(q12;p11) や，他の染色体との構造異常が認められる場合もあり，様々な融合遺伝子形成が認められる．

＜myeloid neoplasms with *PDGFRB* rearrangement＞：*PDGFRB* 遺伝子(5q33.1)に関連する遺伝子異常を伴う疾患群で，t(5;12)(q31-33;p12) に伴う *ETV6-PDGFRB* 融合遺伝子が最も多くみられるが，*PDGFRB* がその他の遺伝子と融合する多数の亜型がある．5q31-33 に切断点を有する MPN と推定される患者においては，*PDGFRB* プローブを用いた FISH 解析が推奨される．

＜myeloid and lymphoid neoplasms with *FGFR1* abnormalities＞：*FGFR1* 遺伝子(8p11.22-23)異常では切断点 8p11 と，13q12，9q33，6q27，22q11 など様々な染色体との間に転座がみられ，*FGFR1* と多くの相手遺伝子との融合遺伝子が形成される．

いずれの病型でも，融合遺伝子の形成によりチロシンキナーゼ活性が恒常的に活性化することで腫瘍が発生する．CEL においてもチロシンキナーゼの特異的阻害剤であるイマチニブが有効な症例が存在することから，上記の遺伝子異常が発見されることになった．しかしイマチニブが有効でも既知の遺伝子異常が認められない症例が存在することから，CEL, NOS では未知のチロシンキナーゼ遺伝子異常が関与している可能性が考えられる[9～13]．

表 9-3 に CEL, NOS に関する WHO 分類の診断基準を示す．また診断のフローチャートを図 9-5 に示す．1,500/μL 以上の好酸球増加が持続する場合にま

Ⅱ 骨髄系腫瘍

表9-3 CEL, NOS の診断基準（WHO 分類第 4 版より）

1. 好酸球増加（1,500/μL 以上）がある．
2. Ph 染色体と *BCR-ABL1* 融合遺伝子を認めず，他の骨髄増殖性腫瘍（PV, ET, PMF）および MDS/MPN（CMML, aCML）を認めない．
3. t(5;12)(q31-q35;p13) および他の *PDGFRB* 遺伝子再構成を認めない．
4. *FIP1L1-PDGFRA* 融合遺伝子および他の *PDGFRA* 遺伝子再構成を認めない．
5. *FGFR1* 遺伝子再構成を認めない．
6. 末梢血および骨髄の芽球が＜20%で，inv(16)(p13q22)，t(16;16)(p13;q22) および他の AML と診断されうる所見を認めない．
7. クローナルな染色体・遺伝子異常を有するか，末梢血の芽球が＞2%または骨髄の芽球が＞5%．

(Bain BJ, et al. Chronic eosinophilic leukaemima, not otherwise specified. In: Swerdlow SH, et al, ed. WHO classification of tumours of haematopoietic and lymphoid tissues. Lyon: IARC Press; 2008. p.51-3)

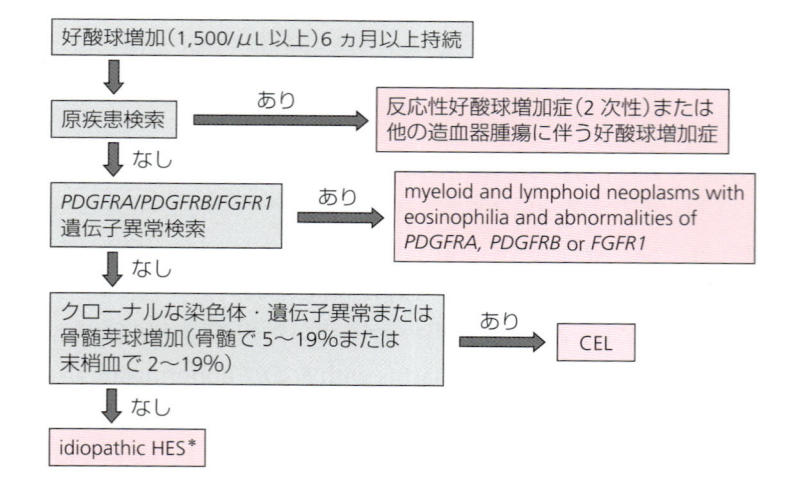

```
好酸球増加（1,500/μL 以上）6ヵ月以上持続
        ↓
    原疾患検索 ──あり──→ 反応性好酸球増加症（2次性）または
        ↓                   他の造血器腫瘍に伴う好酸球増加症
       なし
        ↓
  PDGFRA/PDGFRB/FGFR1 ──あり──→ myeloid and lymphoid neoplasms with
    遺伝子異常検索                  eosinophilia and abnormalities of
        ↓                         PDGFRA, PDGFRB or FGFR1
       なし
        ↓
 クローナルな染色体・遺伝子異常または ──あり──→ CEL
 骨髄芽球増加（骨髄で 5〜19%または
 末梢血で 2〜19%）
        ↓
       なし
        ↓
  idiopathic HES*
```

*：ただし 6 ヵ月以上持続する好酸球増加とそれによる臓器障害を伴うこと

図 9-5 CEL, NOS と idiopathic HES の診断フローチャート

ずその原因となる基礎疾患を厳密に除外することが求められる．反応性好酸球増加をきたす疾患（寄生虫疾患，アレルギー疾患，Löffler 症候群などの肺疾患，膠原病，木村病など）や腫瘍性疾患（悪性リンパ腫，Hodgkin リンパ腫，急性リンパ性白血病，肥満細胞症など）を除外する．また腫瘍性クローンの一部を好酸球が占める疾患（慢性骨髄性白血病，急性骨髄性白血病，真性赤血球増加症，本態性血小板血症，骨髄線維症など）は除外する．好酸球増加の原因となりうるすべ

ての非腫瘍性および腫瘍性疾患が除外され，他の血液腫瘍またはこれに関連する遺伝子・染色体異常(*PDGFRA*, *PDGFRB*, *FGFR1* 遺伝子異常を含む)が認められず，好酸球にクローン性(染色体・遺伝子異常)を証明できる場合に CEL, NOS と診断する．ただし好酸球のクローン性は証明が困難な場合が多いため，芽球の増加が末梢血(2〜19％)または骨髄(5〜19％)にみられる場合も CEL と診断する．好酸球のクローン性を証明できず，芽球の増加もみられない場合には idiopathic HES と診断する．

4 真性赤血球増加症(真性多血症)
polycythemia vera (PV)

A 疾患概念

　真性赤血球増加症(PV)は自律性の赤芽球造血亢進による著明な赤血球増加を特徴とする MPN の一病型で，境界域〜軽度の赤血球増加を示す前駆期 pre-polycythemic phase，明らかな赤血球増加をきたす多血症期 polycythemic phase，無効造血による血球減少，骨髄線維化，髄外造血，脾機能亢進症をきたす消耗期 spent phase または多血症後の骨髄線維症期 post-polycythemic myelofibrosis phase (post-PV MF) の3つの病期に分けられる．自然経過の中で赤血球総量は次第に正常から減少に転じ，診断から8〜10年経つと10〜20％の患者は予後不良な消耗期に移行する．一部の症例では MDS や AML への移行もみられる．原因はほとんどの場合不明であるが，一部の家系に好発の報告もあり，放射線被曝や毒素への曝露が一部の症例では関与する可能性もある．

B 臨床像

- 欧米での年間罹患率は10万人あたり年間約1〜3人，わが国ではこれよりも少ない．
- 年齢中央値は60歳，男女比は1〜2：1である．
- 主要症状は赤血球量の増加に伴う高血圧と血管系の異常で，約20％の症例に静脈もしくは動脈の血栓性疾患を認め，時に本疾患の初発症状であることもある．腸間膜静脈・門脈・脾静脈の血栓症および Budd-Chiari 症候群(肝静脈または肝部下大静脈の閉塞・狭窄)では，本疾患の存在を考慮する必要がある．

- 頭痛，めまい，視覚障害，知覚異常が主要な症状で，しばしば瘙痒，皮膚紅痛症，痛風などもみられる．
- 完成された病期では，脾腫が70％，肝腫大が40％に認められる．消耗期には骨髄における赤芽球造血が低下し，髄外造血のために脾腫は増大する．

C 検査所見・診断

- **血液所見**：多血症期には正色素性・正球性の赤血球増加を認めるが，出血や相対的鉄供給の不足があると鉄欠乏となり，小球性低色素性赤血球となる．好中球増加や稀に好塩基球増加を認め，時に幼若顆粒球をみることがあるが，芽球は通常認めない．初期のPVでは15％以下の症例で著明な血小板増加を伴う場合があり，ETとの鑑別を要する．消耗期には骨髄の線維化を反映して，白赤芽球症 leukoerythroblastosis の像や，涙滴赤血球，奇形赤血球などを認める．白血球増加（12,000/μL以上），血小板増加（45万/μL以上）を伴うことが多い．
- 動脈血酸素飽和度は92％以上である．
- 血清ビタミンB_{12}＞900 pg/mL，血清エリスロポエチン erythropoietin（EPO）は正常または低値である．
- 骨髄細胞の培養をEPO無添加で行うと赤芽球コロニー（BFU-E，CFU-E）が形成される〔これを内因性赤芽球コロニー endogenous erythroid colony（EEC）形成と呼ぶ〕．
- **骨髄像**：多血症期には過形成で，赤芽球，顆粒球，巨核球系の3系統の増加を認め，特に赤芽球系造血の亢進が著しいが，巨核球系が優位となることもある．骨髄芽球の増加はみられず，顆粒球系細胞や赤芽球系に形態的な異常はみられないが，巨核球系には軽度異形成がみられ，線維化も軽度にみられる．
- **染色体**：診断時，クローン性異常は約20％の患者にみられ，最も多いものはdel（20q）であり（図9-6），＋8，＋9，＋1q，del（13q），del（9p），del（5q）などもみられる．＋8と＋9は時々一緒にみられる．いずれもPVに特徴的なものではなく，MDSやAMLなど他の血液疾患にもみられる．Ph染色体，*BCR-ABL1*融合遺伝子は認められない．これらの染色体異常は病状の進行とともに増加し，post-PV MFでは70〜90％の症例が異常となり，特に大多数の症例に＋1qが認められる．MDSやAMLに移行した症例ではほぼ100％が異常となる．9p24.1にある*JAK2*遺伝子の変異が大多数の症例に認められる

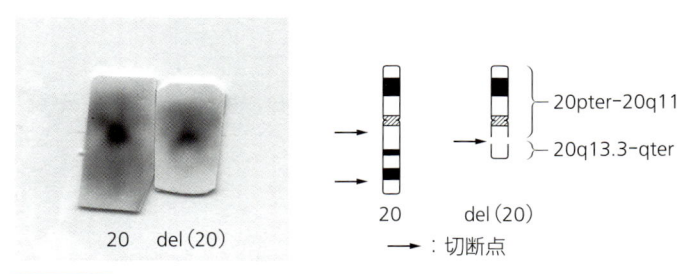

図9-6 del(20)(q11q13.3), PV

こと（遺伝子の項参照），9pのLOHやcryptic duplicationがみられることなどから，9番染色体異常はPVに最も多く，関連性のある変化といえよう[14]．またdel(20q)は中間部欠失であり，核型分析上del(20)(q11q12)とdel(20)(q11q13)の2型があるといわれてきたが，アレイCGH法で調べると欠失域の大きさは単純に2型に分けられるものではなく，症例ごとに様々であった[15]．

- **遺伝子**：95％以上の症例で*JAK2*遺伝子(9p24)のexon 14にV617F変異，*JAK2*V617F〔コドン617がコードするアミノ酸がvaline(V)からphenylalanine(F)に変異したもの〕が認められ，うち30％にhomozygous mutationがみられる[16]．この異常は赤芽球前駆細胞にもみられ，ほぼ全例でhomozygous mutationであった[17]．*JAK2*V617F変異のみられない症例でもexon 12のheterozygous mutationがみられる症例が多く[18]，この変異は赤血球数の増加と関連しているようである．これらを合わせるとほぼすべてのPV患者が*JAK2*遺伝子異常を有するといえる．しかしこれらはPVに特異的な異常ではなく，ETやPMFでも認められる．JAK2はJAKファミリーに属するチロシンキナーゼの一つで，*JAK2*V617F変異によりこの蛋白が恒常的に活性化されることでシグナル伝達が異常に亢進し，エリスロポエチンなどの増殖因子に対する過敏性を獲得し，腫瘍が発生すると考えられる．

真性赤血球増加症の分類と鑑別診断の進め方を図9-7のフローチャートに示す．PVと診断するためには，二次性赤血球増加症を起こす原因が存在しないことが必要である．酸素飽和度の低下やEPO上昇などを認める症例では，二次性の赤血球増加症を疑う．WHO分類の診断基準を表9-4と表9-5に示す[19]．

II　骨髄系腫瘍

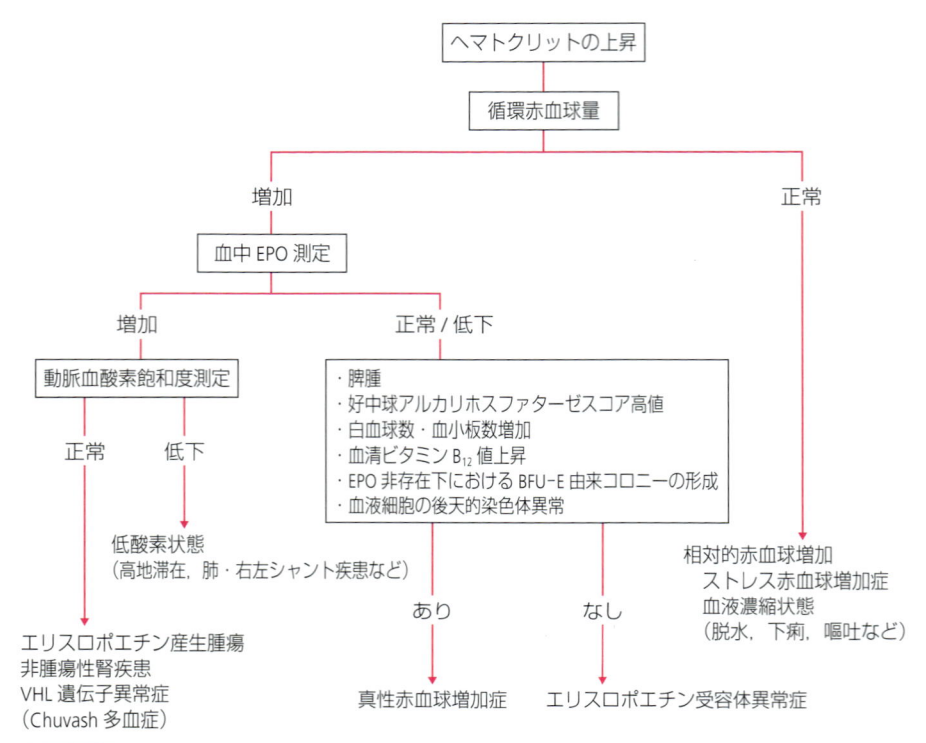

```
                    ヘマトクリットの上昇
                           │
                      循環赤血球量
                      ┌────┴────┐
                    増加          正常
                     │
                 血中EPO測定
              ┌──────┴──────┐
            増加            正常/低下
              │        ┌─────┴─────┐
        動脈血酸素飽和度測定   ・脾腫
         ┌────┴────┐      ・好中球アルカリホスファターゼスコア高値
        正常      低下     ・白血球数・血小板数増加
                           ・血清ビタミンB₁₂値上昇
                           ・EPO非存在下におけるBFU-E由来コロニーの形成
                           ・血液細胞の後天的染色体異常
```

- 正常：エリスロポエチン産生腫瘍／非腫瘍性腎疾患／VHL遺伝子異常症（Chuvash多血症）
- 低下：低酸素状態（高地滞在，肺・右左シャント疾患など）
- あり：真性赤血球増加症
- なし：エリスロポエチン受容体異常症
- 正常（循環赤血球量）：相対的赤血球増加／ストレス赤血球増加症／血液濃縮状態（脱水，下痢，嘔吐など）

図9-7　赤血球増加症（PV）の鑑別診断

　臨床的にPVが示唆されるが，Hb値や赤血球量が診断基準に達するほど上昇しない症例はlatent PV, pure idiopathic erythrocytosisと呼ばれる．臨床的にはPVに比較して，①年齢中央値が52歳と若い，②Hb中央値が18 g/dLと高い，③白血球中央値が8,100/μLと高くない，④血小板中央値が29.8万/μLと高くない，という特徴がある．PV前駆期に相当すると考えられてきたが[20]，最近 JAK2 exon 12のheterozygous mutationが認められることが報告され，機序が異なるために異なる臨床病態を示すものと考えられる．

　診断は形態学的所見とともにEPO低下，JAK2遺伝子変異，内因性赤芽球コロニー形成などを証明することである．以前のpolycythemia groupによる診断基準[21]では，Ht値にかかわらず，Cr-51により循環赤血球量を測定することが必要とされたが，WHOによる診断基準では循環赤血球量の測定が必須とされていない．このため特にHbやHtの増加が基準に達していない"early-stage" PV

表 9-4　PV の診断基準（WHO 分類第 4 版より）

主基準 2 つと副基準 1 つ，または主基準の第 1 項と副基準 2 つを満たすこと．

主基準
1. ヘモグロビン値*：男性＞18.5 g/dL，女性＞16.5 g/dL，または赤血球量が増加している他の証拠が存在する．
2. *JAK2* V617F 変異，または機能的にこれに類似した遺伝子変異（例えば *JAK2* 遺伝子の exon12 変異）が存在する．

副基準
1. 生検標本にて，骨髄は年齢に比して過形成で，血球 3 系統の増殖 panmyelosis がみられる．
2. 血清エリスロポエチンレベルが正常域より低い．
3. 骨髄細胞の *in vitro* での内因性赤芽球コロニー形成が認められる．

*：上記ヘモグロビン値に加え，測定された循環赤血球量が平均予想値よりも 25％以上の増加を認める場合にも赤血球量が多いと判断してよい．さらにヘモグロビン値やヘマトクリット値が正常の 99％以上よりも高値を示す場合，さらに鉄補正の影響なくヘモグロビン値が男性＞17 g/dL，女性＞15 g/dL で個人の平時のレベルから 2 g/dL 以上増加した場合には PV を疑ってよい．

(Thiele J, et al. Polycythaemia vera. In: Swerdlow SH, et al, ed. WHO classification of tumours of haematopoietic and lymphoid tissues. Lyon: IARC Press; 2008. p.40-3)[19]

表 9-5　PV 消耗期の診断基準（WHO 分類第 4 版より）

主基準と副基準 2 つを満たすこと．

主基準
1. WHO 分類に基づいた PV の診断が確定していること．
2. 骨髄線維化の程度が grade 2〜3（スケール 0〜3 とした時）または grade 3〜4（スケール 0〜4 とした時）であること*．

副基準
1. 貧血を認めるか，赤血球増加に対して瀉血や化学療法が持続的に不要となること．
2. 末梢血に白赤芽球症を認める．
3. 肋骨下 5 cm 以上の脾腫を認めるか，新たに脾を触知するようになること．
4. 次の全身症状の 2 つ以上を認めること：6 ヵ月以内に 10％以上の体重減少・寝汗・原因不明の発熱（37.5℃以上）．

*：線維化の grade は原発性骨髄線維症の項参照．

(Thiele J, et al. Polycythaemia vera. In: Swerdlow SH, et al, ed. WHO classification of tumours of haematopoietic and lymphoid tissues. Lyon: IARC Press; 2008. p.40-3)[19]

の症例をPVと診断できない症例が多いとの報告がみられる[22]．このためそのような症例ではCr-51による赤血球量測定が必要であり，EPOが正常値を示す場合には骨髄生検が必須であることなど，診断基準を見直す提案がされている[22]．

D 予後

生存の予後不良因子は，表9-6に示すように高年齢，15,000/μL以上の白血球増加，診断時の静脈血栓症，あるいはその既往があることである．点数によってリスクを3群に分けると生存期間中央値は高リスク群で10.9年，中間リスク群で18.9年，低リスク群で27.8年であった[10]．患者の多くは出血または血栓症により死亡するが，MDSやAMLに移行して死亡する場合がある．経過中の白血病への移行は自然経過とされるが，高年齢になるほど白血病に移行するリスクが高く，独立した予後不良因子とされている[24]．化学療法が施行されない患者では，MDSや急性白血病への移行率は2～3%とされるが，化学療法を受けた症例ではその頻度は10%以上に増加する．消耗期になると予後は平均3年と不良である．

表9-6 PVの予後因子

因子		Hazard ratio	点数
年齢	67歳以上	8.5	5
	57～66歳	2.9	2
白血球数	15,000/μL以上	2.2	1
静脈血栓	あり	1.8	1

高リスク群：>3点，中間リスク群：1～2点，
低リスク群：0点と判定する
(Tefferi A, et al. Leukemia 2013; 27: 1874-81)[23]

5 原発性骨髄線維症
primary myelofibrosis（PMF）

A 疾患概念

　原発性骨髄線維症（PMF）は巨核球系と顆粒球系細胞の増殖を主体とするMPNの一型で，完成された病期では骨髄の線維化と髄外造血を特徴とする．病期は2つに分けられ，初期の前線維化期 prefibrotic stage には骨髄は過形成性で線維化はないか，あっても軽微であるが，時間の経過とともに線維化期 fibrotic stage へと移行する．線維化期には細網線維または膠原線維の増加による骨髄線維症 myelofibrosis のため造血は低形成となり，同時にしばしば骨硬化症 osteosclerosis を起こし，骨髄腔は狭小化する．最終的には骨髄不全となるが，急性白血病に移行する場合もある．

　線維化期には髄外造血を伴った著明な肝脾腫，末梢血の血球減少，涙滴赤血球をはじめとする奇形赤血球 poikilocytosis，末梢血中に骨髄芽球と赤芽球の出現，すなわち白赤芽球症 leukoerythroblastosis などの特徴がみられる．

　「骨髄線維症」という用語は様々な原因で起こる骨髄の線維化を包含する広義と，本疾患としての狭義の使用法があるため注意を要する．したがって本疾患を示すために様々な修飾語が用いられ，以下のような多くの同義語が作られた：primary myelofibrosis, (chronic) idiopathic myelofibrosis, myelofibrosis/sclerosis with myeloid metaplasia, agnogenic myeloid metaplasia など．WHO分類第4版では primary myelofibrosis の用語が採用されている．

　骨髄の線維化を起こす線維芽細胞は腫瘍成分ではなく，腫瘍性造血細胞（特に巨核球系）によって産生される platelet-derived growth factor（PDGF）や transforming growth factor β（TGFβ）などの液性因子が線維芽細胞を刺激して線維化を起こすと考えられている．骨髄の線維化は造血幹細胞の末梢への恒常的な動員を起こし，線維化期には末梢血中に多数のCD34陽性細胞が出現する．造血幹細胞が末梢組織に集まることで髄外造血が起こり，肝脾腫をきたすと考えられる．ベンゼンや放射線に曝露の既往を有する症例がある．また幼少児では家族性発症例の報告もある．

Ⅱ　骨髄系腫瘍

B　臨床像

- 線維化期 PMF の年間発症頻度は 10 万人に約 1〜2 人で，60〜70 歳代に多くみられ，小児では稀である．性差は認められない．
- 全身症状としては倦怠感，呼吸困難，体重減少，寝汗，微熱，出血などがあるが，時に無症状で肝脾腫や血液検査による貧血や白血球増加，血小板増加にて発見される．
- 脾腫の程度は種々で巨脾をきたす場合もある．肝腫大は約 50％の患者にみられる．

C　検査所見・診断

- **血液所見**（図 9-8）：線維化期には通常貧血を認める．白血球数は様々で，中等度の血小板増加がみられる．涙滴赤血球 tear drop red cell, dacrocyte を伴った赤血球の大小不同 anisocytosis・奇形 poikilocytosis と白赤芽球症をみる．巨大血小板，奇形血小板，巨核球の断片，微小巨核球などもみられる．前線維化期には軽度の貧血と中等度の白血球増加，中等度ないし高度の血小板増加がみられる．
- 高尿酸血症のため痛風性関節炎や腎結石を起こすことがある．
- **骨髄像**：前線維化期には骨髄穿刺吸引は可能，骨髄は過形成で好中球と異型巨核球が増加し，後骨髄球以降の成熟球が主体を占め，芽球の増加はみられない．赤芽球は減少するが，一部の症例では幼若赤芽球が目立つ場合もある．巨

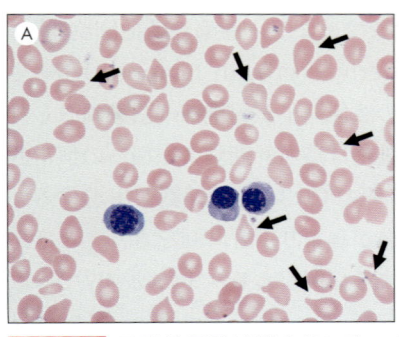

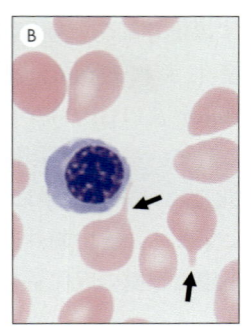

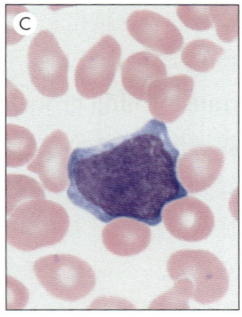

図 9-8　原発性骨髄線維症（PMF）の末梢血液像
A と B：涙滴赤血球（矢印）と赤芽球．C：骨髄芽球が末梢血中に出現する．
（宮内　潤，泉二登志子．骨髄疾患診断アトラス 血球形態と骨髄病理．東京：中外医学社；2010）

核球には顕著な形態異常が認められる．線維化期には通常穿刺吸引は不能(dry tap)である．生検で細網線維や膠原線維の増加を認める．

- **染色体**：30%以下の症例に染色体異常が認められる．Ph 染色体や *BCR-ABL1* 融合遺伝子はみられない．del(13)(q12-22)，der(6)t(1;6)(q21-23;p21.3)は本疾患を強く示唆するが，特異的ではない．最も高い頻度でみられる異常は del(20q)と部分 1q トリソミーで，+8，+9 の報告もみられる．7番や5番染色体長腕の欠損をみる例もあるが，そのような症例では化学療法の既往を有する場合がある．予後不良を示唆する異常として，複雑核型や+8，-7/del(7q)，i(17q)，inv(3)，-5/del(5q)，del(12p)あるいは 11q23 異常などがあげられている[25]．

- **遺伝子**：PV の 90%にみられる遺伝子異常 *JAK2*V617F 変異が本疾患においても約 50%程度認められる．*JAK2* 遺伝子変異によりこの蛋白が恒常的に活性化することで，シグナル伝達が異常に亢進し腫瘍発生を起こすと考えられる．他に巨核球系の造血因子であるトロンボポエチン thrombopoietin 受容体遺伝子 *MPL*(1p34)の異常〔*MPL* W515L/K；*MPL* のコドン 515 がコードするアミノ酸が tryptophan(W)から leucine(L)または lysine(K)に変異〕が，*JAK2*V617F のみられない PMF の 5%以下の症例に認められる．この遺伝子異常も *JAK2* と同様の機能獲得変異であり，増殖シグナル伝達の亢進により腫瘍化を起こすと考えられる．この遺伝子変異は本態性血小板血症(ET)にも認められる．最近 *CALR* 変異が本症の約 35%の症例に報告されている[26]．また，*ASXL1*(20q11)，*EZH2*(7q35-36)，*SRSF2*(17q25.1)，*IDH1/IDH2*(2q33.3/15q26.1)などの遺伝子変異があると，その数によって生存率が異なり，2 つ以上認められる例では生存率が最も悪いと報告されている[27]．

WHO 分類の診断基準を表 9-7 に示す[28]．診断時の病期によって所見が大きく異なるため，注意が必要である．骨髄の線維化の程度は病期の進行と平行するため，骨髄生検による線維化の半定量的評価を継続的に行うことが望ましい．前線維化期には末梢血の涙滴赤血球はみられない場合が多い．骨髄および末梢血中の骨髄芽球は 10%未満であるが，芽球の増加(10〜19%)を認める場合や CD34 陽性細胞の増加がみられる場合は移行期 accelerated phase が示唆される．芽球が 20%以上を占める場合には AML への移行と診断する．

鑑別診断として，まず acute panmyelosis with myelofibrosis (APMF；急性

表 9-7 原発性骨髄線維症の診断基準(WHO 分類第 4 版)

確定診断には，以下の主基準 3 つすべてと副基準の 2 つ以上を満たすこと．

主基準
1) 巨核球の増殖と異型を認め，通常細網線維または膠原線維の増加を伴うが，有意な細網線維の増加がみられない場合は，巨核球の変化とともに骨髄過形成(顆粒球増殖としばしば赤芽球減少を伴う)が認められること．
2) PV, *BCR-ABL1* 陽性 CML, MDS, 他の骨髄系腫瘍の WHO 診断基準に合致しないこと．
3) *JAK2* V617F または他のクローナルなマーカー(例：*MPL* W515K/L)を証明する，あるいは骨髄線維化や他の所見が，感染，自己免疫疾患，他の慢性炎症性疾患によるものではなく，また hairy cell leukemia や他のリンパ球系腫瘍，転移性腫瘍，有毒物質による慢性の骨髄障害などに基づく二次性変化ではないこと．

副基準
1) 骨髄芽球・赤芽球の末梢血出現(leukoerythroblastosis)
2) 血清 LD 値の上昇
3) 貧血
4) 脾腫

(Thiele J, et al. primary myelofibrosis. In: Swerdlow SH, et al, ed. WHO classification of tumours of haematopoietic and lymphoid tissues. Lyon: IARC Press; 2008. p.44-7)[28]

骨髄線維症 acute myelofibrosis)があげられる．APMF では末梢血にて涙滴赤血球や白赤芽球症がみられず，脾腫も通常みられない．骨髄生検にて線維化と多数の巨核球がみられる点は PMF と共通するが，芽球の増加がみられる点で PMF と異なる．他の MPN に伴う骨髄線維症は，組織像のみから確実な鑑別は困難である．CML とは Ph 染色体または *BCR-ABL1* 遺伝子異常で鑑別する．癌や悪性リンパ腫(特に Hodgkin 細胞)の浸潤に伴う線維化との鑑別には免疫組織化学が有用であり，反応性骨髄線維化との鑑別は遺伝子変異を検出することが有効である．

D 予後

国際ワーキンググループにより提唱された予後不良因子としては 65 歳以上，ヘモグロビン低値(<10 g/dL)，白血球>25,000/μL，末梢血芽球>1％，症状(微熱，多汗や 10％以上の体重減少)の 5 項目である[29]．因子の数によって 4 群に分けられ，生存期間も層別化されている(表 9-8)．AML への移行は 30％以下の患者にみられる．生存期間は初期の前線維化期に診断された症例では 10 年生存率は約 70％，15 年生存率は約 60％，線維化期に発見された症例の生存期間中央値は 3～7 年と大きく異なる．生存に関する予後因子 Dynamic (D) IPSS に

表 9-8 PMFのリスク分類と生存期間

リスクカテゴリー	リスク因子の数	生存期間中央値（ヵ月）	死亡率（%）
低リスク群	0	135	32
中間群 I	1	95	50
中間群 II	2	48	71
高リスク群	>3	27	73

① 65歳以上，② ヘモグロビン低値（<10 g/dL），③ 白血球>25,000/μL，④ 末梢血芽球>1%，⑤ 症状（微熱，多汗や 10%以上の体重減少）おのおのを 1 点とする．
(Cervantes F, et al. Blood. 2009; 113: 2895-901)[29]

は予後不良な染色体異常，赤血球輸血量，血小板減少が関与している[30]．

6 本態性血小板血症
essential thrombocythemia（ET）

A 疾患概念

　本態性血小板血症（ET）は巨核球系細胞が増殖の主体をなす MPN の一病型である．末梢血の持続する血小板数増加と骨髄における大型で成熟した巨核球の増殖によって特徴づけられる疾患で，臨床的には繰り返す血栓症と出血を特徴とする．

B 臨床像

- 年間発症頻度は 10 万人に約 1〜3 人，50〜60 歳に多いが，小児にも稀にみられる．女性では 30 歳前後にも第 2 のピークがみられる．男女差はない．
- 半数以上の症例は無症状で，検診などの血液検査にて著明な血小板増加により偶然発見され，残りは血栓症や出血症状をきっかけに診断される．脾腫はごく一部の症例でみられる．
- 血栓症は微小血管から大型の動静脈まで様々な部位に起こり，多彩な症状を起こす．閉塞する部位により症状が異なり，大血管の血栓症では，脳梗塞，虚血性心疾患，肺塞栓，門脈血栓，深部動静脈血栓などを起こす．静脈血栓よりも動脈血栓をきたす頻度が高い．微小血管の血栓による四肢の虚血性病変として"皮膚紅痛症"を起こし，ひどいと壊疽を引き起こす場合もある．

Ⅱ　骨髄系腫瘍

- 出血の合併症は5％程度で，消化管や上気道の粘膜に多くみられる．他に皮下出血，尿路出血，鼻出血，手術後の出血などがある．

C 検査所見・診断

- **血液所見**(図9-9A)：血小板は45万/μL以上に増加し，大部分の患者で100万/μL以上となる．白血球数は正常または2万/μL程度に増加している場合もある．血小板数の著しい増加と血小板の大小不同，奇形や巨大血小板を認める．好塩基球の増加はないか，あっても軽度である．赤血球は出血がなければ正色素・正球性である．
- 血清ビタミンB_{12}は増加し，血清カリウムはみかけ上増加する．
- 血小板凝集能検査では，エピネフリンとADPにて低下，コラーゲンでは正常を示す．
- **骨髄像**(図9-9B)：正形成ないし中等度に過形成で，巨核球の数が増加し，過分葉核を有する成熟型が多くみられる．emperipolesisの所見をしばしば認め，また背景にはしばしば大きなシート状の血小板塊がみられる．顆粒球系の増加は通常ないが，赤芽球の増加は稀に認められる．芽球の増加は認めない．
- **染色体**：特異的なものはなく，診断時，5～10％の症例に染色体異常がみられるに過ぎない．＋8，9q異常，del(20q)などが報告されている．
- **遺伝子**：PVやPMFにも認められる*JAK2*V617F変異が23～57％の症例にみられるが，heterozygosityがほとんどである[31]．また，PMFにもみられる

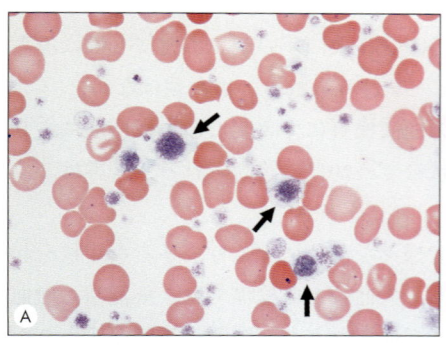

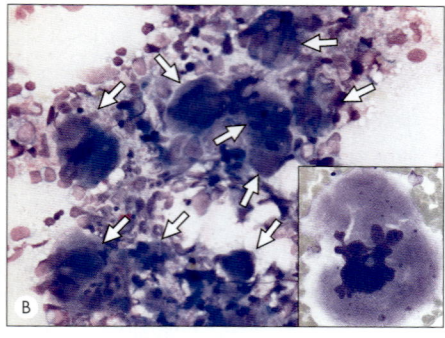

図9-9　**本態性血小板血症(ET)の末梢血液像(A)と骨髄塗抹像(B)**
A：血小板数の著しい増加と巨大血小板(矢印)を認める．B：巨核球の増加を認める(矢印)．
(宮内　潤，泉二登志子．骨髄疾患診断アトラス 血球形態と骨髄病理．東京：中外医学社；2010)

表 9-9　ET の診断基準（WHO 分類第 4 版）

下記の 4 項目すべてが満たされる必要がある.

1. 血小板数が持続的に 45 万/μL 以上.
2. 骨髄生検で巨核球系統を主体とする増殖がみられ，大型の成熟巨核球を多数認める. 好中球系と赤芽球系には有意な増加や左方移動は認めない.
3. PV，PMF，CML，MDS，その他の骨髄性腫瘍の WHO 診断基準に合致しない.
4. JAK2 V617F や他のクローナルなマーカーが存在すること，またはこれが存在しない場合には，反応性の血小板増加の証拠がみられないこと.

(Thiele J, et al. Essential thrombocythaemia. In: Swerdlow SH, et al, ed. WHO classification of tumours of haematopoietic and lymphoid tissues. Lyon: IARC Press; 2008: p.48-50)[33]

　MPL の変異，*MPL*W515L/K が 1〜4％の症例に認められる．この遺伝子異常も *JAK2* と同様の機能獲得変異であり，増殖シグナル伝達の亢進により腫瘍化を起こすと考えられる．また *CALR* 変異を 15〜25％に認める[32]．

　WHO の診断基準を表 9-9 に示す．血小板増加の判定基準は従来の診断基準では 60 万/μL 以上とされてきたが，これ以下の値でも出血や血栓症をきたす症例があることから，WHO 分類第 4 版では 45 万/μL 以上に変更された．これにより ET 症例の診断漏れが減少するが，ET に類似する他の疾患が含まれる可能性は高まる[33]．このため，骨髄検査や遺伝子検査が必要となる．*JAK2* 変異を有する ET と比べると，*CALR* 変異を伴う ET は，比較的若年者に多く血小板数が著増しており，血栓症発生率は低く，異なる病型を示すようである[34]．

　鑑別すべき疾患として，血小板増加を伴う他の骨髄増殖性疾患（5q − 関連 MDS，血小板増加を伴う RARS，前線維化期 PMF など）や慢性炎症性疾患，感染症などがある．骨髄生検は他の骨髄性腫瘍との鑑別に特に有用である．*JAK2*V617F 変異があれば反応性血小板増加を除外できる．また増殖因子非存在下の培養でみられる赤芽球・巨核球の内因性コロニー形成も，ET に特異的ではないが反応性病変を除外できる所見である．

D　予後

　予後不良因子は年齢 60 歳以上，白血球 11,000/μL 以上，血栓症の既往があげられ，点数化して 3 群に分けると生存が有意に異なる．高リスク群の生存期間中央値は 13.8 年，中間リスク群では 24.5 年，低リスク群では生存期間は中央値に達していない[35]．

Ⅱ　骨髄系腫瘍

長い無症状の期間中に重篤な血栓症や出血などの症状を繰り返す緩徐な経過をとる．何年も経過するうちに，稀に PMF に移行することがある．また，AML や MDS への移行が5％以下の症例にみられるが，なされた化学療法によって引き起こされる可能性もある．生存期間中央値は 10〜15 年と報告されているが，多くの患者で正常に近い寿命が期待できる．

7　肥満細胞症
mastocytosis

A　疾患概念

　肥満細胞症 mastocytosis は成熟または未熟肥満細胞が腫瘍性増殖を起こす疾患で，異常な肥満細胞の多発巣状病変ないしびまん性浸潤増殖からなる病変を特徴とする．自然に軽快する皮膚の限局性病変や，緩慢だが長い経過を示す症例，急速に進行して多臓器不全を起こし，患者を死に至らしめる高悪性度の疾患など，臨床経過は極めて多様である．

B　臨床像

　病変の分布と臨床的特徴から以下のような病型に分類されている[36]．
①皮膚肥満細胞症＜cutaneous mastocytosis（CM）＞
　皮膚の限局する病変がみられ小児に多く成人では少ない．病変部の皮膚をこすると膨疹（蕁麻疹）を生じ（Darier 徴候），多くの場合表皮内にメラニン色素が沈着することから，色素性蕁麻疹 urticaria pigmentosa とも表現される．
②低悪性度全身性肥満細胞症＜indolent systemic mastocytosis（ISM）＞
　皮膚以外の1つ以上の臓器が侵されるものを SM という．ほぼ全例で骨髄が侵され，皮膚病変が多くみられる．若年成人から老人にまでみられる．臨床症状としては，1）全身症状（全身倦怠感，体重減少，発熱，発汗），2）皮膚症状（瘙痒，蕁麻疹，皮膚描記症など），3）肥満細胞から放出される化学伝達物質（ヒスタミン，ヘパリンなど）による種々の症状（腹痛，下痢，消化器症状，失神，頭痛，紅潮，低血圧，動悸，呼吸器症状など），4）骨筋肉症状（骨痛，骨粗鬆症，骨折，関節痛，筋痛）などがある．皮膚以外の症状の重篤性は症例ごとに大きく異なる．

③肥満細胞系以外の血液腫瘍に合併する全身性肥満細胞症
　＜systemic mastocytosis with associated clonal hematological non-mast-cell lineage disease（SM-AHNMD）＞

　SMでは肥満細胞以外の様々な骨髄性またはリンパ性腫瘍がSMの診断と同時またはこれと前後して起こることがしばしばあり，そのような病態をSM-AHNMDと呼ぶ．骨髄性腫瘍の頻度が高く，CMMLが最も多くみられる．

④高悪性度全身性肥満細胞症＜aggressive systemic mastocytosis（ASM）＞
⑤肥満細胞性白血病＜mast cell leukemia（MCL）＞

　④と⑤では脾腫が通常認められ骨髄不全がみられる．疾患の進行と共にCMから低悪性度SM，さらに悪性度が増強し臓器浸潤も強くなった場合に高悪性度SM，MCLに移行する[37]．

C 検査所見・診断

- **血液所見**：SMでは貧血，白血球増加（しばしば好酸球増加），好中球減少，血小板減少などがみられる．MCLの定型例では末梢血中に10％以上の肥満細胞が認められる．
- SMでは血清中の全トリプターゼ（tryptase）値の増加（＞20 ng/mL）が特徴的である．
- **骨髄像**：肥満細胞の骨髄増殖は通常生検組織にて診断されるが，SM-AHNMDの場合には塗抹標本にて得られる情報も診断に決定的な価値を有する．肥満細胞ないしその前駆細胞の増加がみられる．細胞形態は多様で高悪性度SMでは形態異常が目立ち，MCLでは異染性を呈する芽球（metachromatic blast）がみられる．特異的エステラーゼ（N-ASD-CAE）が強陽性を示すが，MPOは陰性である．肥満細胞の数的評価には，ギムザ染色またはトルイジン青染色による異染性顆粒の確認とN-ASD-CAE染色が有用である．また骨髄生検標本にて多発巣状の肥満細胞集簇または密在する肥満細胞の集塊・浸潤を同定する必要がある．
- **染色体**：報告は多くないが，Swolinらの34人についての結果では41％に何らかの異常が認められ，del（5q），del（7q），del（11p or 11q），－16/del（16p），del（20q）などがみられた[38]．また，核型正常例に間期核FISHで＋8と＋9を検出した報告例もある[39]．
- **遺伝子**：*KIT*遺伝子（4q12）の活性化点突然変異がしばしば認められる．体細

表 9-10　全身性肥満細胞症(SM)の診断基準(WHO 分類第 4 版)

(主基準+副基準 1 つ，または副基準 3 つ以上が満たされる場合)

主基準
　15 個以上の集簇からなる密な肥満細胞の浸潤が，骨髄や皮膚以外の他の臓器の切片に多発性にみられる．

副基準
1. 骨髄または皮膚以外の他の臓器の生検切片にて，浸潤した肥満細胞の＞25%が紡錘形または異型性を示す，あるいは骨髄塗抹標本で全肥満細胞の＞25%が未熟または異型性を示す．
2. 骨髄，血液，または皮膚以外の他の臓器にて，*KIT* 遺伝子のコドン 816 に活性化変異が検出される．
3. 骨髄，血液，または皮膚以外の他の臓器における肥満細胞が，正常な肥満細胞のマーカーに加えて CD2 と CD25 の双方または一方を発現する．
4. 血清全 tryptase 値が持続的に＞20 ng/mL を示す(ただし骨髄系腫瘍を合併する場合はこの項目は該当しない)．

(Horny HP, et al. Mastocytosis. In: Swerdlow SH, et al, ed. WHO classification of tumorus of haematopoietic and lymphoid tissues. Lyon: IARC Press; 2008. p.54-63)[36]

表 9-11　肥満細胞性白血病(MCL)の診断基準(WHO 分類第 4 版)

1. 全身性肥満細胞症の診断基準を満たす．
2. 骨髄生検にて異型性を示す未熟な肥満細胞のびまん性浸潤(通常密在型)がみられる．
3. 骨髄吸引塗抹標本にて 20%以上を肥満細胞が占める．
4. 定型例では末梢血白血球の 10%以上を肥満細胞が占める．亜型(aleukemic mast cell leukemia)では肥満細胞が末梢血白血球の＜10%であるが，他は上記の基準を満たす．
5. 通常皮膚病変は伴わない．

(Horny HP, et al. Mastocytosis. In: Swerdlow SH, et al, ed. WHO classification of tumours of haematopoietic and lymphoid tissues. Lyon: IARC Press; 2008. p.54-63)[36]

胞変異が多いが，稀な家族性発症例における胚細胞変異の報告もある．KIT は造血因子の一つである stem cell factor(SCF)のチロシンキナーゼ受容体であり，この変異によって SCF に依存しない恒常的な受容体の活性化が起こることで腫瘍が発生すると考えられる．この遺伝子のチロシンキナーゼドメイン中に存在するコドン 816 の aspartic acid(D)が valine(V)に変異した形(D816V と表記する)が最も多く，成人の SM の 95%以上に認められる[40]．他の稀な変異としては，D816Y，D816H，D816F などがある．D816V は小児の CM では 1/3 程度にしかみられず，他の遺伝子変異が CM に多くみられる．SM-AHN-MD では種々の付加的な遺伝子変異がみられる．例えば，AML 関連 SM では

RUNX1-RUNX1T1，MPN 関連 SM では *JAK2*V617F 変異，好酸球増加に関連する肥満細胞増殖症では *FIP1L1-PDGFRA* の報告がある．

WHO 分類による SM の診断基準を表 9-10 に，MCL の診断基準を表 9-11 に示す[36]．診断には，肥満細胞の活性化を起こす反応性過形成病変を除外する必要がある．

References

1) Deininger MW, Goldman JM, Melo JV. The molecular biology of chronic myeloid leukemia. Blood. 2000; 96: 3343-56.
2) Jamieson CH. Chronic myeloid leukemia stem cells. Hematology Am Soc Hematol Educ Program. 2008; 2008: 436-42.
3) Johansson B, Fioretos T, Mitelman F. Cytogenetic and molecular genetic evolution of chronic myeloid leukemia. Acta Haematol. 2002; 107: 76-94.
4) Vardiman JW, Melo JV, Baccarani M, et al. Chronic myelogenous leukaemia, *BCR-ABL1* positive. In: Swerdlow SH, Campo E, Harris NL, et al, ed. WHO classification of tumours of haematopoietic and lymphoid tissues. Lyon: IARC Press; 2008. p.32-7.
5) Hu B, Savani BN. Impact of risk score calculations in choosing front-line tyrosine kinase inhibitors for patients with newly diagnosed chronic myeloid leukemia in the chronic phase. Eur J Haematol. 2014; 93: 179-86.
6) Elliott MA, Tefferi A. The molecular genetics of chronic neutrophilic leukaemia: defining a new era in diagnosis and therapy. Curr Opin Hematol. 2014; 21: 148-54.
7) Maxson JE, Gotlib J, Pollyea DA, et al. Oncogenic *CSF3R* mutation in chronic neturophilic leukemia and atypical CML. N Engl J Med. 2013; 368: 1781-90.
8) Pardanani A, Lasho TL, Laborde RR, et al. *CSF3R* T618I is a highly prevalent and specific mutation in chronic neutrophilic leukemia. Leukemia. 2013; 27: 1870-3.
9) Bain BJ, Gilliland DG, Horny HP, et al. Myeloid and lymphoid neoplasms with eosinophilia and abnormalities of *PDGFRA*, *PDGFRB* or *FGFR1*. In: Swerdlow SH, Campo E, Harris NL, et al, ed. WHO classification of tumours of haematopoietic and lymphoid tissues. Lyon: IARC Press; 2008. p.68-73.
10) Cools J, DeAngelo DJ, Gotlib J, et al. A tyrosine kinase created by fusion of the *PDGFRA* and *FIP1L1* genes as a therapeutic target of imatinib in idiopathic hypereosinophilic syndrome. N Engl J Med. 2003; 348: 1201-14.
11) Griffin JH. Discovery of a fusion kinase in EOL-1 cells and idiopathic hypereosinophilic syndrome. Proc Natl Acad Sci U S A. 2003; 100: 7830-5.
12) Gotlib J, Cools J, Malone JM, et al. The FIP1L1-PDGFRα fusion tyrosine kinase in hypereosinophilic syndrome and chronic eosinophilic leukemia: implications for diagnosis, classification, and management. Blood. 2004; 103: 2879-91.
13) Gotlib J. World Health Organization-defined eosinophilic disorders: 2014 update on diagnosis, risk stratification, and management. Am J Hematol. 2014; 89: 325-37.
14) Andrieux J, Demory JL. Karyotype and molecular cytogenetic studies in polycythemia vera.

Curr Hematol Rep. 2005; 4: 224-9.
15) Okada M, Suto Y, Hirai M, et al. Microarray CGH analyses of chromosomal 20q deletions in patients with hematopoietic malignancies. Cancer Genet. 2012; 205: 18-24.
16) James C, Ugo V, Le Couédic JP, et al. A unique clonal *JAK2* mutation leading to constitutive signalling causes polycythaemia vera. Nature. 2005; 434: 1144-8.
17) Scott LM, Scott MA, Campbell PJ, et al. Progenitors homozygous for the V617F mutation occur in most patients with polycythemia vera, but not essential thrombocythemia. Blood. 2006; 108: 2435-7.
18) Scott LM, Tong W, Levine RL, et al. *JAK2* exon 12 mutations in polycythemia vera and idiopathic erythrocytosis. N Engl J Med. 2007; 356: 459-68.
19) Thiele J, Kvasnicka HM, Orazi A, et al. Polycythaemia vera. In: Swerdlow SH, Campo E, Harris NL, et al, ed. WHO classification of tumours of haematopoietic and lymphoid tissues. Lyon: IARC Press; 2008. p.40-3.
20) Najean Y, Triebel F, Dresch C. Pure erythrocytosis: reappraisal of a study of 51 cases. Am J Hematol. 1981; 10: 129-36.
21) Michiels JJ, Juvonen E. Proposal for revised diagnostic criteria of essential thrombocythemia and polycythemia vera by the Thromocythemia Vera Study Group. Semin Thromb Hemost. 1997; 23: 339-47.
22) Silver RT, Chow W, Órazi A, et al. Evaluation of WHO criteria for diagnosis of polycythemia vera: a prospective analysis. Blood. 2013; 122: 1881-6.
23) Tefferi A, Rumi E, Finazzi G, et al. Survival and prognosis among 1545 patients with contemporary polycythemia vera: international study. Leukemia. 2013; 27: 1874-81.
24) Finazzi G, Caruso V, Marchioli R, et al. Acute leukemia in polycythemia vera: an analysis of 1638 patients enrolled in a prospective observational study. Blood. 2005; 105: 2664-70.
25) Tefferi A. Primary myelofibrosis: 2013 update on diagnosis, risk-stratification, and management. Am J Hematol. 2013; 88: 141-50.
26) Klampfl T, Gisslinger H, Harutyunyan AS, et al. Somatic mutations of calreticulin in myeloproliferative neoplasms. N Engl J Med. 2013; 369: 2379-90.
27) Guglielmelli P, Lasho TL, Rotunno G, et al. The number of prognostically detrimental mutations and prognosis in primary myelofibrosis: an international study of 797 patients. Leukemia. 2014; 28: 1804-10.
28) Thiele J, Kvasnicka HM, Tefferi A, et al. Primary myelofibrosis. In: Swerdlow SH, Campo E, Harris NL, et al, ed. WHO classification of tumours of haematopoietic and lymphoid tissues. Lyon: IARC Press; 2008. p.44-7.
29) Cervantes F, Dupriez B, Pereira A, et al. New prognostic scoring system for primary myelofibrosis based on a study of the international working group for myelofibrosis research and treatment. Blood. 2009; 113: 2895-901.
30) Gangat N, Caramazza D, Vaidya R, et al. DIPSS plus: a refined dynamic international prognostic scoring system for primary myelofibrosis that incorporates prognostic information from karyotype, platelet count, and transfusion status. J Clin Oncol. 2011; 29: 392-7.
31) Schafer AI. Molecular basis of the diagnosis and treatment of polycythemia and essential thrombocythemia. Blood. 2006; 107: 4214-22.
32) Nangalia J, Massie CE, Baxter EJ, et al. Somatic *CALR* mutations in myeloproliferative neoplasms with nonmutated *JAK2*. N Engl J Med. 2013; 369: 2391-405.

33) Thiele J, Kvasnicka HM, Orazi A, et al. Essential thrombocythaemia. In: Swerdlow SH, Campo E, Harris NL, et al, ed. WHO classification of tumours of haematopoietic and lymphoid tissues. Lyon: IARC Press; 2008. p.48-50.
34) Rumi E, Pietra D, Ferretti V, et al. *JAK2* or *CALR* mutation status defines subtypes of essential thrombocythemia with substantially different clinical course and outcomes. Blood. 2014; 123: 1544-51.
35) Passamonti F, Thiele J, Girodon F, et al. A prognostic model to predict survival in 867 World Health Organization-defined essential thrombocythemia at diagnosis: a study by the international working group on myelofibrosis research and treatment. Blood. 2012; 120: 1197-201.
36) Horny HP, Metcalfe DD, Bennett JM, et al. Mastocytosis. In: Swerdlow SH, Campo E, Harris NL, et al, ed. WHO classification of tumours of haematopoietic and lymphoid tissues. Lyon: IARC Press; 2008. p.54-63.
37) Pardanani A. Systemic mastocytosis in adults: 2013 updade on diagnosis, risk stratification, and management. Am J Hematol. 2013; 88: 612-24.
38) Swolin B, Rödjer S, Roupe G. Cytogenetic studies in patients with mastocytosis. Cancer Genet Cytogenet. 2000; 120: 131-5.
39) Lishner M, Confino-Cohen R, Mekori YA, et al. Trisomies 9 and 8 detected by fluorescence in situ hybridization in patients with systemic mastocytosis. J Allergy Clin Immunol. 1996; 98: 199-204.
40) Garcia-Montero AC, Jara-Acevedo M, Teodosio C, et al. *KIT* mutation in mast cells and other bone marrow haematopoietic cell lineages in systemic mast cell disorders: a prospective study of the Spanish network on mastocytosis (REMA) in a series of 113 patients. Blood. 2006; 108: 2366-72.

Part Ⅲ

リンパ系腫瘍

10 リンパ系細胞の分化と腫瘍
lymphoid differentiation and lymphoid neoplasms

1 B 細胞系

　正常な B 細胞の分化段階を図 10-1 に示す．骨髄で最も幼若な B 細胞は免疫グロブリン遺伝子の再構成を経て，細胞質 μ 重鎖を発現し細胞表面に pre-B 細胞受容体を発現する．Ig 軽鎖遺伝子の再構成を経て細胞表面（surface Ig: sIg）を発現する．IgM と IgD を同時に発現した成熟ナイーブ naïve B 細胞は末梢リンパ

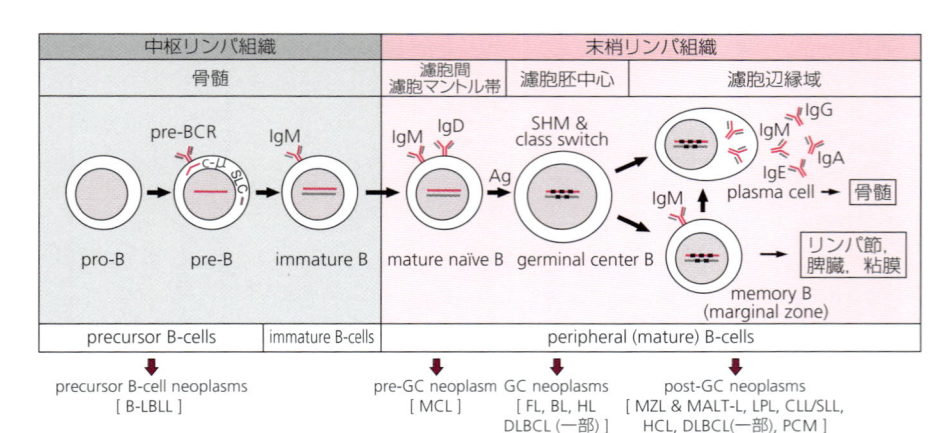

図 10-1　B リンパ球の分化過程と腫瘍

核内の赤線は *Ig* 重鎖遺伝子再構成，黒線は *Ig* 軽鎖遺伝子再構成，その上の黒印は体細胞超変異（SHM），Ag は抗原刺激を表す．
Pre-BCR: pre-B-cell receptor, SLC: surrogate light chain（代替軽鎖），c-μ: cytoplasmic μ, SHM: somatic hypermutation, GC: germinal center, LBLL: lymphoblastic leukemia/lymphoma, MCL: mantle cell lymphoma, FL: follicular lymphoma, BL: Burkitt lymphoma, DLBCL: diffuse large B-cell lymphoma, HL: Hodgkin lymphoma, MZL: marginal zone lymphoma, MALT-L: MALT lymphoma, LPL: lymphoplasmacytic lymphoma, CLL: chronic lymphocytic leukemia, SLL: small lymphocytic lymphoma, HCL: hairy cell leukemia, PCM: plasma cell myeloma

（宮内　潤，泉二登志子．リンパ系腫瘍概説．In: 骨髄疾患診断アトラス 血球形態と骨髄病理．東京：中外医学社; 2010. p.192-6）

Ch.10 リンパ系細胞の分化と腫瘍

表10-1 成熟B細胞腫瘍における免疫学的形質（WHO分類第4版）

Neoplasm	sIg ; cIg	CD5	CD10	CD23	CD43	CD103	BCL6	IRF4/MUM1	Cyclin D1	ANXA1
CLL/SLL	+ ; −/+	+	−	+	+	−	−	(+PC)	−	−
LPL	+/− ; +	−	−	−	−/+	−	−	+*	−	−
Splenic MZL	+ ; −/+	−	−	−	−	−	−	−	−	−
Hairy cell leukemia	+ ; −	−	−	−	−	+	−	−	+/−	+
Plasma cell myeloma	− ; +	−	−/+	−	−/+	−	−	+	−/+	−
MALT lymphoma	+ ; +/−	−	−	−/+	−/+	−	−	+*	−	−
Follicular lymphoma	+ ; −	−	+/−	−/+	−	−	+	−/+#	−	−
MCL	+ ; −	+	−	−	+	−	−	−	+	−
DLBCL	+/− ; −/+	−***	−/+##	NA	−/+	NA	+/−##	+/−**	−	−
Burkitt lymphoma	+ ; −	−	+	−	−	NA	+	−/+	−	−

+：＞90%の症例で陽性, +/−：＞50%の症例で陽性, −/+：＜50%の症例で陽性, −：＜10%の症例で陽性.
CLL/SLL: chronic lymphocytic lymphoma/small lymphocytic lymphoma, LPL: lymphoplasmacytic lymphoma, MZL: marginal zone lymphoma, MALT: extranodal marginal zone lymphoma of mucosa-associated lymphoid tissue, MCL: mantle cell lymphoma, DLBCL: diffuse large B-cell lymphoma
IRF4/MUM1: interferon regulating factor 4, ANXA1: annexin A1, PC: proliferation centers, *: plasma cell component positive, #: some grades 3a and 3b, ##: DLBCL of germinal center B-cell type (GCB) express CD10 and BCL6, **: DLBCL of activated B-cell type (ABC) are typically positive for IRF4/MUM1, ***: some DLBCL are CD5+, NA: not applicable
(Jaffe ES, et al. Introduction and overview of the classification of the lymphoid neoplasms. In: Swerdlow SH, et al, ed. WHO classification of tumours of haematopoietic and lymphoid tissues. Lyon: IARC; 2008. p.158-66)

節で，抗原刺激を受け取ると濾胞外で形質細胞とメモリー細胞に分化する．他の抗原刺激を受けたB細胞は一次濾胞に入って増殖して胚中心芽細胞となって胚中心 germinal center(GC)を形成する．GCではIg遺伝子重鎖と軽鎖の可変領域(IGV)に体細胞超変異 somatic hypermutation(SHM)が起こり，異なる抗体を産生するようになり，一部の細胞ではIg重鎖のクラススイッチが起き，IgGやIgA抗体が産生される．胚中心細胞 centrocyte とはGCの明調部に存在する，SHMとIg重鎖のクラススイッチによって抗体結合部位の変化したsIgを発現した細胞である．post-GC memory B細胞は，GCを通過したB細胞で抗原刺激を受けた場所に帰する能力を有し，末梢血を循環し，一部はリンパ節の濾胞辺縁域 marginal zone，脾臓，粘膜関連リンパ組織 mucosa-associated lymphoid tissue(MALT)に定着する．

表10-1に示すようにB細胞腫瘍は各分化段階の正常B細胞を模倣する傾向を示すことから，その分類や命名はおおむね正常なB細胞の分化段階を基盤としている．Bリンパ系腫瘍は，正常なB細胞の分化段階のおのおのの過程で発生すると考えられている．

2　T細胞系

正常なT細胞の分化段階を図10-2に示す．リンパ球が関与する免疫系には自然免疫系 innate immune system と適応免疫系 adaptive immune system がある．前者に関わる細胞としてNK細胞，CD3，CD56陽性T細胞，NK様T細胞，γδT細胞がある．皮膚や粘膜などで，抗原刺激と関係なく標的に対し非特異的に働く原始的な初期の免疫反応である．後者は特定の抗原に対し特異的に働く後期免疫反応で，特異性と抗原の記憶という複雑な免疫系である．

骨髄に存在するT細胞の前駆細胞は胸腺に移行して分化・成熟する．未熟なT細胞の形質を有する胸腺皮質細胞で $TR(TCR)$ 遺伝子の再構成が生じ，多くは $\alpha\beta$ 型T細胞であるが，一部の細胞は $\gamma\delta$ 型T細胞に分化する．形質は初期にはCD4，CD8共に陰性であるが，成熟するにつれていったんCD4，CD8両者とも陽性になり，さらに成熟が進むと一方のみが陽性になり，成熟した細胞は髄質に移行する．胸腺髄質細胞は胸腺以外の末梢リンパ組織に存在する成熟T細胞と類似した性質を有する．抗原に未遭遇の $\alpha\beta$ 型T細胞(ナイーブT細胞)は胸腺

Ch. 10 リンパ系細胞の分化と腫瘍

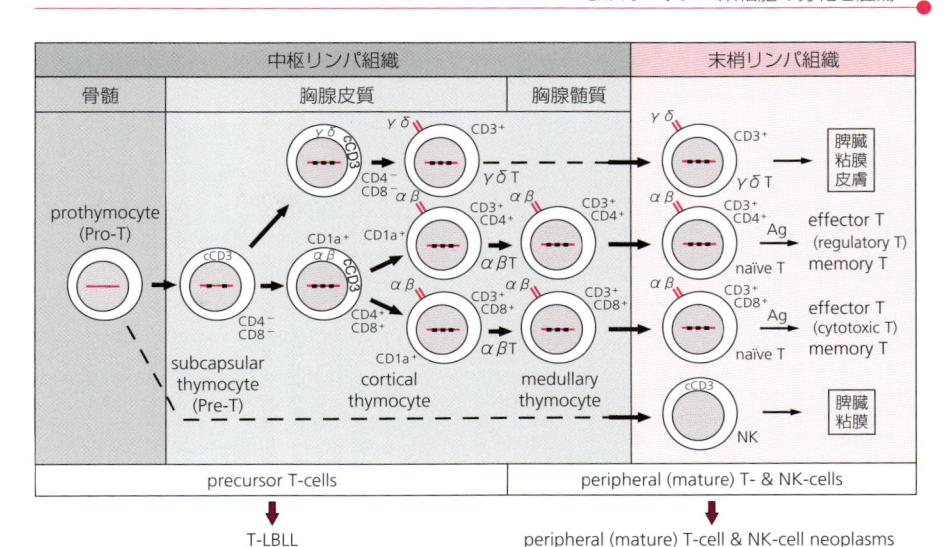

図 10-2 Tリンパ球の分化過程と腫瘍

核内の赤線は再構成のないT細胞受容体(*TR*)遺伝子，その上の黒印は *TR* 遺伝子の再構成，Ag は抗原刺激を示す．αβとγδは TR を示す．NK 細胞とγδ型T細胞の分化過程の詳細は解明されていない．LBLL: lymphoblastic leukemia/lymphoma

(宮内　潤，泉二登志子. リンパ系腫瘍概説. In: 骨髄疾患診断アトラス 血球形態と骨髄病理. 東京: 中外医学社; 2010. p.192-6)

を出て末梢リンパ組織で抗原刺激を受けると芽球化し，effector T 細胞または memory T 細胞となり，抗原特異的な免疫に関わる．γδ型T細胞は末梢組織に移行して自然免疫に関与する．末梢に出た成熟リンパ球は effector T (regulatory & cytotoxic) と memory T 細胞に分けられる．CD4 陽性細胞は主に regulatory T 細胞で，産生するサイトカインによって Th1, Th2 と分けられる．Th1 はインターロイキン 2 (IL-2) とインターフェロンγを産生し他のT細胞やマクロファージを補助し，Th2 は IL-4, IL-10 などを産生し B 細胞の抗体産生を助ける．

　リンパ芽球性白血病/リンパ腫は骨髄に存在するT細胞の前駆細胞，胸腺内分化の種々の段階の細胞に由来する．T細胞リンパ腫は末梢組織に存在する免疫に関与する成熟Tリンパ球から生じるが，多くはリンパ節に生じる．自然免疫系にて発生するT細胞および NK 細胞のリンパ腫は主に節外性である．表 10-2 に成熟 T/NK 細胞腫瘍における免疫学的形質を示す．

149

III　リンパ系腫瘍

表10-2 成熟T/NK細胞腫瘍における免疫学的形質（WHO分類第4版）

Neoplasms	CD3	CD4	CD8	CD7	CD5	CD2	TIA1	GrB, Per	CD30	CD25	CD56	CD16	CD57	BCL6	CD10	EBV	EMA
T-PLL	+	+	+/−	−/+	+	+	−	−	−	−	−	−	−	−	−	−	−
T-LGL	+	−	+	−/+	−/+	+	+	+	−	−	−	+	+	−	−	−	−
ATLL	+	+	−	−	+	+	−	−	−/+	++	−	−	−	−	−	+	−
Agg NK	+c	−	−/+	−	−	+	+	+	−	−	+	−	−	−	−	+	−
ENK/T, Nasal type	+c	−	−/+	−	−	+	+	+	−	−	+	−	−	−	−	+	−
EATL	+*%	−	−/+	+	−	+	+	+	−/+	−/+	−/+#	−	−	−	−	−	−/+
HSTL	+	−	+/−	+	−/+	+	+	−	−	−	+	−	−	−	−	−	−
SPTCL	+	−	+	+	−/+	+	+	+	−	−	+	−	−	−	−	−	−
MF/SS	+	+	−/+	−/+	+/−	+	−	−	−	−	−	−	−	−	−	−	−
primary cutaneous γδ T-cell lymphoma	+*	−	−/+	−/+	−	+	+	+	−	−	+	−	−	−	−	−	−
primary cutaneous CD30+ LPD	+	+	−	−	+/−	+	+	−/+	+	+	−	−	−	−	−	−	+/−
AITL	+	+	−	−/+	+	+	−	−	−	−	−	−	−^	+/−	+/−	−**	−
PTCL, NOS##	+	+/−	−/+	−/+	−/+	+	−	−	−/+	−	−	−	−^	−^	−^	−	−
ALCL, ALK+	−/+	+/−	−/+	−/+	+/−	+/−	+	+	++	++	+/−	−	−	+	−	−	++
ALCL, ALK−	+/−	+/−	−/+	−/+	+/−	+/−	+/−	+/−	++	++	+/−	−	−	−	−	−	++

c: cytoplasmic CD3 only, restricted to CD3ε, *: T-cell receptor γδ, %: a minority of cases expresses the αβ T-cell receptor, #: CD56 is expressed in the monomorphic type of EATL or Type II, **: EBV is absent in neoplastic cells, but is nearly always present in a subpopulation of background B-cells, ##: PTCL, NOS is not a single disease, but a heterogeneous group, and therefore, a variety of immunophenotypic profiles can be seen, ^: a subset of PTCL, NOS are derived from follicular helper T-cells (T$_{FH}$), and often express CD57, CD10 and BCL6

T-PLL: T-cell prolymphocytic leukaemia, T-LGL: T-cell large granular lymphocytic leukaemia, ATLL: adult T-cell leukaemia/lymphoma, Agg NK: aggressive NK-cell leukaemia, ENK/T-nasal type: extranodal NK/T-cell lymphoma, nasal-type, EATL: enteropathy-associated T-cell lymphoma, HSTL: hepatosplenic T-cell lymphoma, SPTCL: subcutaneous panniculitis-like T-cell lymphoma, MF/SS: mycosis fungoides and Sézary syndrome, primary cutaneous CD30+ LPD: primary cutaneous CD30+ T-cell lymphoproliferative disease, including primary cutaneous anaplastic T-cell lymphoma, AITL: angioimmunoblastic T-cell lymphoma, PTCL, NOS: peripheral T-cell lymphomas, not otherwise specified, ALCL: anaplastic large cell lymphoma, GrB: granzyme B, Per: perforin
(Jaffe ES, et al. Introduction and overview of the classification of the lymphoid neoplasms. In: Swerdlow SH, et al, ed. WHO classification of tumours of haematopoietic and lymphoid tissues. Lyon: IARC Press; 2008. p.158-66)

11 急性リンパ(芽球)性白血病 / リンパ芽球性リンパ腫

acute lymphoblastic leukemia/lymphoblastic lymphoma(ALL/LBL)
(Bリンパ芽球性白血病 / リンパ腫　B lymphoblastic leukemia/lymphoma(B-ALL/LBL))
(Tリンパ芽球性白血病 / リンパ腫　T lymphoblastic leukemia/lymphoma(T-ALL/LBL))

A 疾患概念

　WHO分類では急性リンパ性白血病はBおよびT細胞系統への分化が決定した段階にある前駆細胞(リンパ芽球 lymphoblast)の増殖からなる腫瘍として定義されており，白血病とリンパ腫という両方の病態を呈するので，**acute lymphoblastic leukemia/lymphoblastic lymphoma (ALL/LBL)**と名づけられている．B細胞，T細胞があり，それぞれ**B-ALL/LBL**および**T-ALL/LBL**と呼ぶ．FAB分類では**ALL-L1**と**L2**がこれに相当する．主たる病変の部位により白血病あるいはリンパ腫と診断する．リンパ節などの骨髄外臓器に腫瘤を形成し，骨髄および末梢血中には腫瘍細胞がみられないか，あっても少数の場合(＜25％)は lymphoblastic lymphoma(LBL)と診断し，骨髄中に腫瘍細胞が多数みられる場合にB- or T-acute lymphoblastic leukemia(ALL)と診断するのが一般的である．

B 臨床像

- ALL全体の80〜85％をB-ALLが占める．もともと小児に多い疾患で，なかでも6歳以下の小児が75％を占める．一方，T-ALLは小児ALLの10〜20％を占め，年少の小児よりも青春期に多く，男性に頻度が高い．大人ではALLの25％をT-ALLが占める．LBLの大部分はT-LBLであり，B-LBLは約10％を占めるに過ぎない．
- 主症状はリンパ節腫脹，肝脾腫，骨痛，関節痛である．
- B-ALLでは全例で骨髄や末梢血に浸潤がみられ，中枢神経系，リンパ節，脾臓，肝臓，精巣などの髄外浸潤もしばしばみられる．B-LBLでは皮膚，骨，軟部組織，リンパ節への浸潤が多く，縦隔腫瘤は少ない．T-ALLでは全例に骨髄浸潤がみられ，通常白血球数は高値を示し，しばしば縦隔その他の臓器に

Ⅲ　リンパ系腫瘍

腫瘍を形成する．リンパ節腫大や肝脾腫もしばしば認められる．縦隔腫瘍は急速に増大し呼吸困難を起こすことがしばしばある．

- B-ALL，B-LBL の予後は，小児では共に良好であるが成人ではやや不良である．乳児または 10 歳以上，白血球数高値，初期治療に対する反応不良，微小残存腫瘍の存在は予後不良因子である．

C 検査所見・診断

- 貧血，血小板減少を認める．白血球数は増加，正常，低下と様々であるが，好中球は常に低下し，白血病裂孔を認める．正常造血抑制の程度は AML に比較し軽度である．
- 骨髄では白血病芽球が過形成を呈し，赤芽球，巨核球，正常顆粒球は著しく低下している．骨髄所見をもとに，図 6-1（p.47 参照）の手順で MPO または SBB の陽性率が 3％未満からリンパ芽球と判断するが，MPO は常に陰性であ

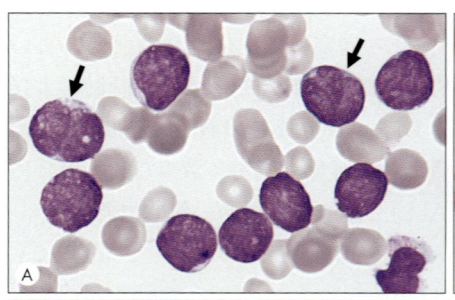

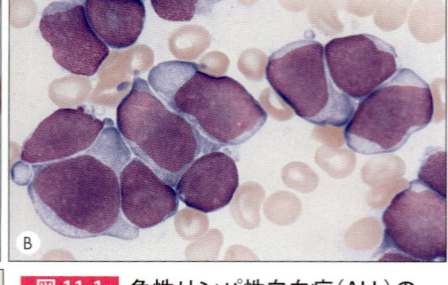

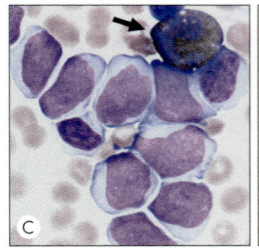

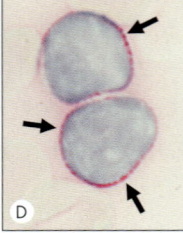

図 11-1　急性リンパ性白血病（ALL）の骨髄塗抹像

A: B-ALL（FAB 分類；ALL-L1），N/C 比が高く細胞質の乏しい小型円形の芽球の増加がみられる．クロマチンは比較的凝集しており，核の脳回状陥入がみられる（矢印）．核小体は目立たない．B: B-ALL（FAB 分類；ALL-L2）．大小不同を示すやや大型の芽球の増加がみられる．核形状は不整である．C: MPO 染色は陰性である（矢印の陽性細胞は顆粒球）．D: PAS 染色．細胞質が陽性（矢印）を示す芽球がみられる．

（宮内　潤，泉二登志子．骨髄疾患診断アトラス血球形態と骨髄病理．東京：中外医学社；2010）

表 11-1 ALL の形態学的分類

	L1	L2	L3*
大きさ	小型で均一	大型で多彩	大型で均一
核の形状	円形，時に切れ込み	不整	円形
核クロマチン	均一	不均一	繊細かつ均一
核小体	不鮮明	鮮明で大型	鮮明
細胞質	N/C 比大	N/C 比小	豊富
好塩基性	軽度か中等度	多彩	高度
細胞質空胞	時にあり	時にあり	著明

*: WHO 分類では Burkitt リンパ腫とされている．
(Bennett JM, et al. Br J Haematol. 1981; 47: 553-61)

表 11-2 ALL, L1 と L2 の分類スコアリングシステム

判断基準	スコア
核／細胞質比大（0.8 以上）≧ 75％の細胞	＋
核／細胞質比大（0.8 以下）≧ 25％の細胞	－
核小体：0〜1 個（小さい核小体）≧ 75％の細胞	＋
核小体：1 個以上（大きな明瞭な核小体）≧ 25％の細胞	－
核周が不整≧ 25％の細胞	－
大きい細胞≧ 50％の細胞	－

判定は上記の＋と－を合計し，0〜＋2 を L1，－1〜－4 を L2 とする．
(Bennett JM, et al. Br J Haematol. 1981; 47: 553-61)

る．芽球の細胞形態を表 11-1 に示すが，小児では L1 の形態をとるものが多く，大人では L2 の形態をとるものが多い（図 11-1）．表 11-2 によって両者を鑑別するが，細胞形態と予後との関連は認められない．PAS 染色にて粗大な顆粒状の陽性を示し，T リンパ芽球では酸ホスファターゼが巣状に陽性を示すことがある．免疫学的形質（表 11-3，表 11-4）から芽球の系統（B または T 細胞）とその分化段階を層別する．形態的には B-ALL と T-ALL は鑑別不能である．T-ALL では芽球が成熟 T 細胞に近い形態を呈することがあり，そのような場合には末梢性 T 細胞白血病との鑑別が必要となる．T-ALL は T-LBL に比べより未熟な形質を有する．WHO 分類では細胞遺伝学的特徴に基づいて病型が分類されており，下記にそれぞれの病型の細胞遺伝学的特徴を示し，染色体異常，関与する遺伝子と臨床的特徴，細胞表面形質の概略を表 11-5 に示す．

III リンパ系腫瘍

表11-3 B-ALLの細胞表面形質

グループ	TdT	CD10	CD19	CD20	sCD22	CD34	cCD79a	cIg	sIg	HLA-DR
null ALL (pro-B-ALL)	++	−	++	−	++	+	++	−	−	++
common ALL	++	++	++	+	++	+	++	−	−	++
pre-B-ALL	++	++	++	+	++	+	++	++	−	++
B-ALL	−	+	++	++	++	−	++	−	++	++

−：＜10％の症例で陽性，±：10〜25％の症例で陽性，+：25〜75％の症例で陽性，
++：＞75％の症例で陽性，s：surface membrane，c：cytoplasmic

(van Dongen JJM, et al. Immunobiology of leukemia. In: Henderson FS, ed. Leukemia. 6th ed. Philadelphia: W. B. Saunders; 1996. p.83-130 より改変)

表11-4 T-ALLの細胞表面形質

グループ	TdT	CD1	CD2	cCD3	sCD3	CD5	CD7	HLA-DR	CD4−/CD8−	CD4+/CD8−	CD4−/CD8+	CD4+/CD8+	TCR-αβ	TCR-γδ
pre-T-ALL	++	−	+	++	−	−	++	++	−	−	−	−	−	−
immature thymocyte T-ALL	++	−	++	++	−	++	++	−	+	±	±	−	−	−
common thymocyte T-ALL sCD3−	++	++	++	++	−	++	++	−	−	±	±	+	−	−
common thymocyte T-ALL sCD3+	++	++	++	++	++	++	++	−	−	±	±	+	60〜70%	30〜40%
mature T-ALL	++	−	++	++	++	++	++	−	−	+	±	±		

−：＜10％の症例で陽性，±：10〜25％の症例で陽性，+：25〜75％の症例で陽性，
++：＞75％の症例で陽性，s：surface membrane，c：cytoplasmic

(van Dongen JJM, et al. Immunobiology of leukemia. In: Henderson FS ed. Leukemia. 6th ed. Philadelphia: W. B. Saunders; 1996. p.83-130 より改変)

D 病型（WHO 分類）

① B-ALL/LBL, not otherwise specified（NOS）
- 特異的な染色体・遺伝子異常がみられないものをいう．

② B-ALL/LBL, with recurrent genetic abnormalities

＜B-ALL/LBL with t(9;22)(q34;q11.2)；*BCR-ABL1*＞

- **染色体・遺伝子**：22q11.2 に存在する *BCR* と 9q34 に存在する *ABL1* 遺伝子の転座により BCR-ABL1 融合蛋白が形成されることで生じる白血病で，Ph^+ ALL と呼ばれる．小児の大部分および成人の約半数症例が p190 融合蛋白を形成するが，成人の残り半数は p210 融合蛋白を形成する．両者の臨床病態に差はない．本病型の ALL は他の B-ALL に比べてより未熟な段階の細胞の腫瘍化と考えられている．＋der(22)，－7/del(7q)，＋8，del(9p)，＋X などの付加的異常が 50〜80％の症例にみられ，複雑核型や変異型転座もみられる[1, 2]．付加的異常，特に－7/del(7q)，－9/del(9p) や＋der(22)を持つ例は予後が悪いとの報告があるが一致した見解は得られていない[2〜4]．また，B リンパ系発生の転写調節に関わる *IKZF1* 遺伝子(7p12.2)の遺伝子内欠失を二次的異常として伴うことも多い[5]．t(9;22) ALL の発生頻度は年齢と共に増し，小児では 2％であるが 40 歳以上では 40％となる[6]．

＜B-ALL/LBL with t(v;11q23)；*MLL* rearranged＞

- **染色体・遺伝子**：11q23 に存在する *MLL*（現在の公式名は *KMT2A*）遺伝子は数多くの転座先の遺伝子と融合する．転座相手で最も頻度が高いのは，t(4;11)(q21;q23)の *AFF1*(*AF4*)遺伝子であり，次いで t(11;19)(q23;p13.3)の *MLLT1*(*ENL*)，t(9;11)(p22;q23)の *MLLT3*(*AF9*)などがあり，*MLL-MLLT1* は T-ALL にも多くみられ，*MLLT3-MLL* は骨髄性白血病でより典型的にみられる．この型の白血病は極めて低年齢の乳児に多く，*MLL* 遺伝子の転座は出生時の血液サンプルにすでに検出されていることから，転座は子宮内で生じ，短い期間で白血病を起こすと考えられている[7〜10]．

＜B-ALL/LBL with t(12;21)(p13;q22)；*ETV6-RUNX1*(*TEL-AML1*)＞

- **染色体・遺伝子**：12 番染色体上の *ETV6*(*TEL*) と 21 番上の *RUNX1*(*AML1*) が転座を起こしたもので，これにより転写因子 RUNX1 の正常な機能が dominant negative に阻害されていると考えられる．小児期に白血病を発症した患者の生下時サンプルから転座が検出されることから，白血病化の早期に生じる

表11-5 ALL/LBLにおける染色体異常、関与する遺伝子と臨床的特徴、細胞表面形質

染色体異常	関与する遺伝子	臨床的特徴	細胞表面形質
B-ALL/LBL		B-ALLはALLの80〜85%を占める6歳以下の小児が75%を占めるLBLの約10%をB-LBLが占める	
B-ALL/LBL, NOS	不明		
t(9;22) (q34;q11.2)	BCR-ABL1	成人ALLの約25%、小児ALLでは2〜4%である。予後は不良であるが、イマチニブで改善してきている	CD10+、CD19+、TdT+、CD25+、しばしばCD13+、CD33+、稀にT細胞の形質
t(v;11q23)	MLL (公式名 KMT2A) 再構成	治療関連白血病や1歳未満の乳児白血病に多い。白血球増加が著明、リンパ腫型は少ない。chondroitin sulfate proteoglycan neural-glial antigen 2陽性が比較的特異的である。6ヵ月以内の乳児では予後が特に不良である	CD15+、pro-Bの形質 (CD19+、CD10−、CD24−)
t(4;11) (q21;q23)	MLL-AFF1 (MLL-AF4)	予後は特に不良であるとの報告あり	
t(11;19) (q23;p13.3)	MLL-MLLT1 (MLL-ENL)		T-ALLに多くみられる
t(9;11) (p22;q23)	MLL-MLLT3 (MLL-AF9)		骨髄性の形質であることが多い
t(12;21) (p13;q22)	ETV6-RUNX1 (TEL-AML1)	小児B-ALLの約25%、成人では稀である。予後は非常に良好で、小児での治癒率は90%以上である	CD10+、CD19+、CD34+、CD20−、CD13+ or −
高2倍性 (染色体数 50-68)	4、6、10、14、18、21番染色体の増加が多い	小児B-ALLの約25%、成人では稀である。予後は非常に良好である	CD10+、CD19+、CD34+、CD45−
低2倍性 (染色体数 24〜31)	70%にNF1、N/K-RAS、FLT3、PTPN11などの異常あり	小児、成人ともALLのごく一部である。予後は不良である	CD10+、CD19+
低・低2倍性 (染色体数 32〜39)	TP53 (91.2 %)、IKZF2 (53 %)、RB1 (41%)などの異常あり (Ref. 1)		
高・低2倍性 (染色体数 40〜43)			

t(5;14) (q31;q32)	IL3-IGH	小児、成人とも極めて稀である 好酸球増加は反応性である 芽球が末梢血に出現しないことあり	CD10+、CD19+
t(1;19) (q23;p13.3)	TCF3(E2A)-PBX1	比較的小児に多く B-ALL の数％を占める	典型例は pre-B の形質 (CD10+、CD19+)、cytoplasmic μ 多くあり
t(17;19) (q23;p13) (上記の変異型)	TCF3-HLF (Ref 2, 3)	TCF3 の切断部位による二型あり、5〜18歳にみられ予後不良である	
T-ALL/LBL		小児 ALL の 10-20%、成人では ALL の約 25% を占める 思春期の男性に多い 白血球数高値、縦隔腫瘍を形成することが多い T-ALL の治癒率は小児では 75%以上、成人では約 50%である。	T-ALL/LBL の細胞表面形質については表 11-4 参照

t(v;14q11)
  t(10;14) (q24;q11)
  t(5;14) (q35;q11)
  t(1;14) (p32;q11)
  t(11;14) (p15;q11)
  t(11;14) (p13;q11)
	TRD 再構成
	TRD-TLX1
	TRD-TLX3
	TRD-TAL1
	TRD-LMO1
	TRD-LMO2		

t(7;19) (q35;p13)	TRB-LYL1		
del(9p21)	CDKN2A, CDKN2B の欠失	CDKN2A の欠失は小児 T-ALL の 50% にみられる (Ref. 4)	
t(12;14) (p13;q11) や t(7;12) (q34;p13)	TR と CCND2(12p13) の転座 (Ref. 5, 6)	小児 T-ALL	
t(5;14) (q35;q32) (cryptic translocation)	TLX3、BCL11B (Ref.7)	小児 T-ALL の〜20%ほどにみられる	
inv(14) (q11q32)	TR と IGH の再構成	T-LBL	

Ref. 1) Holmfeld L, et al. Nature Genet. 2013; 45: 242-52. 2) Yeung J, et al. Haematologica. 2006; 91: 422-4. 3) Moorman AV. Blood Rev. 2012; 26: 123-35[6].
4) Sulong S, et al. Blood. 2009; 113: 100-7. 5) Karrman K, et al. Eur J Haematol. 2006; 77: 27-34. 6) Clappier E, et al. Leukemia. 2006; 20: 82-6.
7) Van Vlierberghe P, et al. Leukemia. 2008; 22: 762-70.

異常と考えられている．両染色体の末端における転座のため，通常の染色体分析では検出できないことも多い．付加的異常のうち，正常あるいは派生12，21番染色体の異常が最も多い．2/3の症例で正常12番から正常*ETV6*が失われ，正常21やder(21)t(12;21)の増加がそれぞれ20～25%と15～20%にみられる．最近ではder(12)t(12;21)の異常も報告されている[6]．

<B-ALL/LBL with hyperdiploidy>

- **染色体**：染色体数50～68で，4，6，10，14，18と21番染色体が増加する傾向にあり，21番以外はトリソミーとなることが多い．約半数に構造異常が認められ，dup(1q)，del(6q)などがみられるが，上記特定の転座を有する例は除外する[11]．

<B-ALL/LBL with hypodiploidy>

- **染色体**：24～31の染色体数を持つ近半数性例(near haploid)，32～39の低・低2倍性例(low hypodiploid)と，少ないが40～43の染色体数を持つ高・低2倍性例(high hypodiploid)の3つのサブタイプがある．近半数性例では，6，8，10，14，18，21番染色体と性染色体が2コピーずつ保持されている傾向がある[12]．

<B-ALL/LBL with t(5;14)(q31;q32); *IL3-IGH*>

- **遺伝子**：*IL3*遺伝子と*IGH*遺伝子との転座によってIL3の恒常的過剰発現が起こり，反応性の好酸球増加が生じる．

<B-ALL/LBL with t(1;19)(q23;p13.3); *TCF3-PBX1*(*E2A-PBX1*)>

- **染色体・遺伝子**：19番染色体上の*TCF3*(*E2A*)遺伝子と1番染色体上の*PBX1*遺伝子の転座にて生じた融合遺伝子が転写活性化因子として腫瘍発生に関わり，おそらくTCF3とPBX1の正常の転写因子の機能も阻害すると考えられる．均衡型転座例は1/4ほどで，3/4は不均衡型―2本の正常1番染色体と，der(19)と正常の19番染色体を1本ずつ持つ．すなわち，1q23-1qterのトリソミーと19p13.3-pterのモノソミーとなる[13]．

③ T-ALL/LBL

- **染色体・遺伝子**：T-ALL/LBLの50～70%に染色体異常がみられ，ほぼ常にT細胞受容体遺伝子(*TR*，*TCR*)のクローナルな再構成がみられる．14q11.2に存在する*TRA/D*，7q35の*TRB*，7p14-15の*TRG*遺伝子のプロモーター，エンハンサー領域と転座相手染色体上のパートナー遺伝子が近接することにより，パートナー遺伝子の発現が異常亢進する．t(10;14)(q24;q11)(*TRD-*

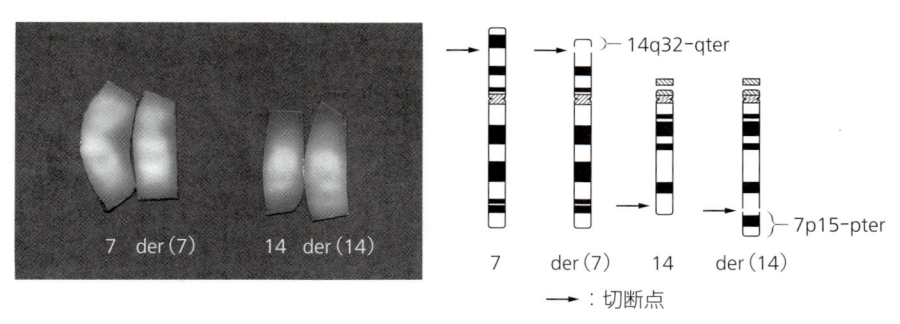

図 11-2 t(7;14)(p15;q32), T-ALL

TLX1), t(5;14)(q35;q11)(*TRD-TLX3*), t(1;14)(p32;q11)(*TRD-TAL1*), t(11;14)(p15;q11)(*TRD-LMO1*), t(11;14)(p13;q11)(*TRD-LMO2*), t(7;19)(q35;p13)(*TRB-LYL1*)などが報告されている[14]．図 11-2 は T-ALL 症例にみられた t(7;14)(p15;q32)である．T-LBL で最も多い異常は *TRA/D* 域を含む 14q11-13 異常であるが，inv(14)(q11q32)など *IGH* 域との再構成も約 20％にみられる．また，9 番染色体の欠失や転座なども多い[15]．細胞周期進行抑制に関わる癌抑制遺伝子 *CDKN2A*，*CDKN2B* の存在する 9p21 の欠失は分子遺伝学的手法を用いると 90％以上の症例にみられる[16]．また，T 細胞分化に重要な *NOTCH1*(9q34.3)やその機能抑制因子である *FBXW7*(*hCDC4*, 4q31.3)の遺伝子変異も知られている[17]．

E 予後

成人に対する予後因子を表 11-6 に示す．従来言われてきた年齢，白血球数などの因子の他に遺伝子情報，微小残存病変 minimal residual disease(MRD)が加味されている[18〜22]．寛解に入った Ph 染色体陰性症例においては，不良な遺伝子異常(B-ALL における *MLL* 遺伝子再構成，*IKZF1* 欠失，T-ALL における *NOTCH1/FBXW7* 変異がないこと，あるいは *RAS* 変異 and/or *PTEN* 遺伝子変化)と，MRD($\geq 10^{-4}$)の 2 つがそれぞれ独立した予後因子であり，これら 2 つの因子の有無が生存期間，無再発期間と強く関連するとの報告がみられる[22]．小児 ALL では染色体・遺伝子異常と組み合わせて 2 群に分けた予後因子によって生存期間，無イベント生存期間が明らかに異なることが発表された(表 11-7)．遺伝子異常は *IKZF1*，*CDKN2A/CDKN2B*，PAR1，*BTG1*，*EBF1*，*PAX5*，

表11-6 成人ALLの予後因子

リスク因子	予後との関連
初発時	
年齢	高年齢になるほど不良
CNS浸潤	不良
初診時白血球数	B細胞系＞3万/μL, T細胞系＞10万/μL が不良
免疫学的形質	CD20陽性が不良
染色体	不良：t(9;22), t(4;11), t(8;14), t(17;19), 複雑核型（＞5の異常）, low hypodiploidy/near triploidy 良好：high hyperdiploidy, del 9p
分子学的異常	不良：*JAK2, IKZF1, PAX5, IGH*転座, *MLL*（以上, B-ALL）, *BAALC*（B-and T-ALL）, *ERG, TLX3, GATA3, EZH2, PTEN, N/K-RAS,* no *NOTCH1/FBXW7*（以上, T-ALL） 良好：*TAL1, TLX1, NOTCH1/FBXW7* without *RAS/PTEN* mutations（以上, T-ALL）
治療への反応	
初回反応までの期間	不良：4週間以内に完全寛解には至らず
MRDの検出	不良：複数回で検出可能の場合[18], あるいは寛解導入療法後に10^{-4}以上の場合[22]

MRD: minimal residual disease
複雑核型：ALLでは異数性が多く, 数の異常は倍数性（ploidy）により分類されるが, 相互に無関係な5つ以上の異常をもって複雑核型とする.
(Lazarus HM, et al. Hematology Am Soc Hematol Educ Program. 2012; 2012: 382-8 [18]より改変, 以下の文献も参照. Van Vlierberghe P, et al. J Clin Invest. 2012; 122: 3398-406.[17], Rowe JM. Br J Haemotol. 2010; 150: 389-405 [19], Harrison CJ. Hematology Am Soc Hematol Educ Program. 2013; 2013: 118-25 [20], Zhang J, et al. Nature. 2012; 481: 157-63 [21], Beldjord K, et al. Blood. 2014; 123: 3739-49 [22], Trinquand A, et al. J Clin Oncol. 2013; 31: 4333-42, Kühnl A, et al. Blood. 2010; 115: 3737-44, Baldus CD, et al. J Clin Oncol. 2007; 25: 3739-45)

ETV6, *RB1*などの欠失頻度が高く, 従来知られている年齢, 白血球数なども当然予後因子となる[23].

References

1) Huret JL. t(9;22)(q34;q11) in ALL. Atlas Genet Cytogenet Oncol Haematol. 1997; 1: 26-8.
2) Moorman AV, Harrison CJ, Buck GAN, et al. Karyotype is an independent prognostic factor in adult acute lymphoblastic leukemia (ALL): analysis of cytogenetic data from patients treated on the Medical Research Council (MRC) UKALLXII/Eastern Cooperative Oncology

表 11-7 小児 ALL の予後因子（染色体・遺伝子異常による分類）

Good risk genetic abnormalities

good risk cytogenetic abnormalities
- *ETV-6 RUNX1*/t(12;21)(p13;q22)
- high hyperdiploidy (51-65 chromosomes)

good risk copy number alteration profiles
- no deletion of *IKZF1*, *CDKN2A/CDKN2B*, PAR1, *BTG1*, *EBF1*, *PAX5*, *ETV6* or *RB1*
- isolated deletions of *ETV6*, *PAX5* or *BTG1*
- *ETV6* deletions with a single additional deletion of *BTG1*, *PAX5* or *CDKN2A/CDKN2B*

Poor risk genetic abnormalities

high risk cytogenetic subgroups
- t(9;22)(q34;q11.2)/*BCR-ABL1*
- *MLL*/11q23 translocation
- near haploidy (<30 chromosomes)
- low hypodiploidy/near triploidy (30-39/60-78 chromosomes)
- intrachromosomal amplification of chromosome 21 (iAMP21)
- t(17;19)(q23;p13)/*TCF-HLF*

intermediate and poor risk copy number alteration profiles
- any deletion of *IKZF1*, PAR1, *EBF1* or *RB1*
- all other copy number alteration profiles not mentioned above

PAR1：性染色体の偽常染色体領域（pseudoautosomal region 1, Xq22.3 と Yp11.3）にある *CRLF2* 遺伝子の発現亢進が転座や欠失により起こる．特に Down 症児 ALL の 50% 以上にみられる[6]．

iAMP21：21 番染色体の内部重複で，*RUNX1* 遺伝子を 3 コピー以上有する場合をいう[6]．

(Moorman AV, et al. Blood. 2014; 124: 1434-44)[23]．

Group (ECOG) 2993 trial. Blood. 2007; 109: 3189-97.

3) Yanada M, Takeuchi J, Sugiura I, et al. Karyotype at diagnosis is the major prognostic factor predicting relapse-free survival for patients with Philadelphia chromosome-positive acute lymphoblastic leukemia treated with imatinib-combined chemotherapy. Haematologica. 2008; 93: 287-90.

4) Li Y, Qiu L, Zou D, et al. Additional chromosomal abnormalities and their prognostic significance in adult Philadelphia-positive acute lymphoblastic leukemia: with or without imatinib in chemotherapy. Ann Hematol. 2009; 88: 1069-77.

5) Mullighan CG, Su X, Zhang J, et al. Deletion of *IKZF1* and prognosis in acute lymphoblastic leukemia. N Engl J Med. 2009; 360: 470-80.

6) Moorman AV. The clinical relevance of chromosomal and genomic abnormalities in B-cell precursor acute lymphoblastic leukaemia. Blood Reviews. 2012; 26: 123-35.

7) Huret JL. 11q23 rearrangements in leukaemia. Atlas Genet Cytogenet Oncol Haematol. 2003; 7: 255-9.

8) Raimondi SC. 11q23 rearrangements in childhood acute lymphoblastic leukemia. Atlas Genet

Cytogenet Oncol Haematol. 2004; 8: 100-6.
9) Muntean AG. Mechanisms of mixed-lineage leukemia. Int J Hematol Oncol. 2013; 2: 207-17.
10) Borowitz MJ, Chan JKC. B-lymphoblastic leukaemia/lymphoma with recurrent genetic abnormalities. In: Swerdlow SH, Campo E, Harris NL, et al, ed. WHO classification of tumours of haematopoietic and lymphoid tissues. Lyon: IARC Press; 2008. p.171-5.
11) Gibbons B. High hyperdiploid acute lymphoblastic leukaemia. Atlas Genet Cytogenet Oncol Haematol. 1999; 3: 145-6.
12) Gibbons B. Near haploid acute lymphoblastic leukemia. Atlas Genet Cytogenet Oncol Haematol. 1999; 3: 150.
13) Alonso CN. t(1;19)(q23;p13) TCF3/PBX1. Atlas Genet Cytogenet Oncol Haematol. 2013; 17: 45-7.
14) Borowitz MJ, Chan JKC. T lymphoblastic leukaemia/lymphoma. In: Swerdlow SH, Campo E, Harris NL, et al, ed. WHO classification of tumours of haematopoietic and lymphoid tissues. Lyon: IARC Press; 2008. p.176-8.
15) Cortelazzo S, Ponzoni M, Ferreri AJM, et al. Lymphoblastic lymphoma. Crit Rev Oncol /Hematol. 2011; 79: 330-43.
16) De Keersmaecker K, Marynen P, Cools J. Genetic insights in the pathogenesis of T-cell acute lymphoblastic leukemia. Haematologica. 2005; 90: 1116-27.
17) Van Vlierberghe P, Ferrando A. The molecular basis of T cell acute lymphoblastic leukemia. J Clin Invest. 2012; 122: 3398-406.
18) Lazarus HM, Advani AS. When, how, and what cell source for hematopoietic cell transplantation in first complete remission adult acute lymphoblastic leukemia? Hematology Am Soc Hematol Educ Program. 2012; 2012: 382-8.
19) Rowe JM. Prognostic factors in adult acute lymphoblastic leukemia. Br J Haematol. 2010; 150: 389-405.
20) Harrison CJ. Targetting signaling pathways in acute lymphoblastic leukemia: new insights. Hematology Am Soc Hematol Educ Program. 2013; 2013: 118-25.
21) Zhang J. Ding L, Holmfeldt L, et al. The genetic basis of early T-cell precursor acute lymphoblastic leukaemia. Nature. 2012; 481: 157-63.
22) Beldjord K, Chevret S, Asnafi V, et al. Oncogenetics and minimal residual disease are independent outcome predictors in adult patients with acute lymphoblastic leukemia. Blood. 2014; 123: 3739-49.
23) Moorman AV, Enshaei A, Schwab C, et al. A novel integrated cytogenetic and genomic classification refines risk stratification in pediatric acute lymphoblastic leukemia. Blood. 2014; 124: 1434-44.

12 成熟B細胞白血病
mature B-cell leukemia

1 慢性リンパ性白血病/小リンパ球性リンパ腫
chronic lymphocytic leukemia(CLL)/small lymphocytic lymphoma(SLL)

A 疾患概念

　慢性リンパ性白血病/小リンパ球性リンパ腫(CLL/SLL)は成熟した形態を持つ小型のBリンパ球からなる腫瘍で，末梢血，骨髄，リンパ節，脾臓などに浸潤する．SLLはCLLと同一の組織形態や免疫学的形質を示すが，悪性リンパ腫の臨床像を呈していて白血化していないものをさす．腫瘍細胞は通常CD5，CD23陽性を示し，post germinal center memory B細胞が起源と考えられ，T細胞の免疫学的形質を示すものはT-PLLと診断し，CLLには含めない．

　発症には遺伝的疾病素因がみられ，患者の5〜10%にCLLの家族歴が認められ，一親等の家族にCLL患者がいる人のCLL発症率は通常の2〜7倍と増加している．原因として放射線，化学物質，薬剤曝露との関連は証明されていない．

B 臨床像

- 欧米では最も頻度の高い白血病であり，年間罹患率は10万人あたり2〜6人であるが，日本人には全白血病の1〜3%と少ない．好発年齢は60歳代で男性に多い．
- 無症状で検診時に偶然に発見されることもあれば，感染症を契機に発見されることもある．症状は全身倦怠感，体重減少，リンパ節腫脹，脾腫による圧迫感などで，進行すると貧血や出血傾向が出現する．自己免疫性溶血性貧血を呈することもある．
- 易感染性がみられ，細菌感染症をしばしば合併する．免疫グロブリン産生の抑制による液性免疫の低下に起因する．
- 通常骨髄と末梢血に浸潤がみられ，定型例ではリンパ節，肝臓，脾臓にも浸潤がみられる．その他の臓器(肺，消化管，眼窩，前立腺，精巣，卵巣など)への

浸潤も時にみられる．
- 病勢の進展により新たな形質を獲得することがある．細胞は大型化し，増殖能が亢進して，リンパ節や骨髄にて増殖中心が集合し，末梢血には前リンパ球 prolymphocyte が増加する．びまん性大細胞型に形質転換するものを Richter 症候群と呼び，2～8％の症例にみられる．

C 検査所見・診断

- **血液所見**：成熟した小型リンパ球の増加がみられる（図 12-1）．B リンパ球数は 5,000/μL 以上を示し，典型的な CLL では小リンパ球が 90％以上を占め，prolymphocyte はみられても 11～54％である．病状の進行とともに貧血，血小板減少が出現する．
- 自己抗体をしばしば認め，Coombs 試験が陽性になることがある．また少量の M 蛋白を認めることがある．
- **骨髄像**：小リンパ球の浸潤がみられ，通常は 30％以上のリンパ球が存在する．
- **免疫学的形質**：細胞表面免疫グロブリン（通常は IgM，一部症例で IgD）は弱陽性で，CD20，CD22，CD79b，FCM7 も弱陽性ないし陰性である．CD19，CD79a は強陽性を示すが，CD10 は通常陰性である．多くの B 細胞腫瘍と異なり，CD5，CD23，CD43 が陽性を示す点が特徴的である．
- **染色体**：通常の染色体分析では 40～50％の症例に染色体異常を認め，+12 と 13q14 の異常が最も多くみられる．FISH 法を用いると約 80％に異常を検出し，+12（症例の 10～20％），del(13q14.3)（40～60％），del(11q)（20％），del(17p)（未治療例の 3～8％，進行，再発例では最高 30％）や del(6q)（6％）などが多い．さらにアレイ CGH 法による集計報告では，del(11q22)（16.7％），

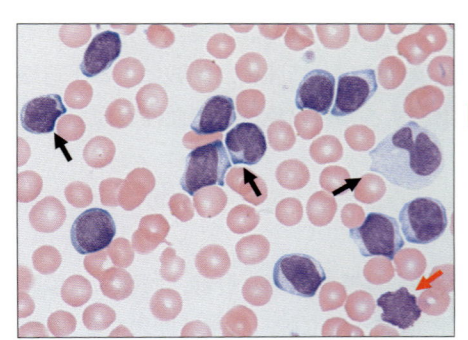

図 12-1 慢性リンパ性白血病（CLL）の末梢血液像

凝集した核クロマチンを有し細胞質の乏しい小型～中型の成熟リンパ球を多数認める．核の形状不整を示す細胞（黒矢印）や壊れたバスケット細胞（赤矢印）もみられる．
（宮内 潤，泉二登志子．骨髄疾患診断アトラス 血球形態と骨髄病理．東京：中外医学社；2010）

その他の del(11q)(15.2%)，del(14q32)(25.5%)，17p11.2-p12 or p13.3 の欠失(25%)および del(22q11)(15%)などの頻度が高い．これらの異常の頻度は *IGHV* 変異の有無と有意な相関を示す[1]．また，刺激法を用いて分裂細胞を高率に得ると 34% の症例に転座が検出され，転座例は予後不良であるとの報告もある[2]．染色体異常と予後との関連では，del(11q)，del(17p)，転座例および複雑核型例は予後不良を，del(6q)は中間，+12 は予後良好を示唆する．ただし，+12 が *NOTCH1* 異常を伴う場合は予後不良となる[3]．del(13q)については従来予後良好とされていたが，del(13q)を持つ細胞の比率が 80% 以上の場合はそれ以下の症例に比し生存期間が短い．また，欠失部分が *RB1* 座を含む症例のほうが含まない例に比し，遺伝子異常が複雑でより不良な経過をとる[1]．

- **遺伝子**：免疫グロブリン遺伝子の H 鎖可変部領域(*IGHV*)に，50〜60% の症例で体細胞の超変異が認められるが，残りの 40〜50% の症例には変異は認められない．これら 2 群の間には多くの生物学的・臨床的な相違点がみられ，チロシンキナーゼである ZAP-70 の発現は *IGHV* 遺伝子変異のない群と関連する．*NOTCH1*(9q34.3)，*SF3B1*(2q33.1)，*ATM*(11q22-23)，*BIRC3*(11q22)などにも変異を認め[1]，*TP53* の変異があると予後不良である[4]．また，テロメアを保護する *POT1*(7q31.33)の変異も報告されている[5]．

診断基準を表 12-1 に示す．骨髄外浸潤がみられない場合は，末梢血中に CLL の形質(CD5+，CD23+)を有する B リンパ球の数が 5,000/μL 以上であることで診断する．International Workshop on CLL(IWCLL)によれば，モノクローナルなリンパ球増加が 3 ヵ月以上続くことが CLL の診断に必要であるが，

表 12-1　B 細胞性慢性リンパ性白血病の診断基準（NCI ワーキンググループ）

1.	リンパ球数	>5,000/μL 最低 4 週間以上持続
2.	細胞形態	成熟リンパ球，前リンパ球や異型リンパ球は 55% 未満
3.	骨髄検査	リンパ球 ≧ 30%
4.	免疫学的形質	sIg+(微弱)，CD19+，CD20+，CD24+，CD5+，Ig 軽鎖のクロナリティーあり
5.	除外すべき疾患	T-CLL，PLL，LGL 増加症，セザリー症候群，SLVL(splenic lymphoma with villous lymphocyte)，成人 T 細胞白血病・リンパ腫，非 Hodgkin リンパ腫の白血化

(Cheson BD, et al. Am J Hematol. 1988; 29: 152-63)

III　リンパ系腫瘍

血球減少または疾患に関連する症状がある場合には，リンパ球の数が5,000/μLより少ない場合でもCLLの診断は可能である．さらに反応性および腫瘍性のリンパ球増加をきたす疾患を鑑別する．

典型的なCLLでは小リンパ球が90％以上を占め，prolymphocyteは55％以内である．55％以上を占める場合にはB-prolymphocytic leukemia（B-PLL）と診断する．CLLは骨髄に30％以上のリンパ球が存在する時にCLLと診断し，SLLはCLLと同じ組織形態と免疫学的形質を有するが白血化しておらず，IWCLLの基準ではリンパ節に浸潤があり，骨髄浸潤に基づく血球減少がみられず，末梢血のBリンパ球が5,000/μL未満であるものをいう．

D　予後

病期分類としてはRai分類（表12-2），Binet分類（表12-3）を示す．従来の病期分類による予後因子のほか，最近ではFISHなどの検出率の高い方法で遺伝子異常をみることによって予後との関連がより明らかになった．またCD38，CD49a，ZAP-70発現例が予後不良，*IGHV*変異のない症例が予後不良であり[6]，臨床所見，検査所見，染色体・遺伝子異常を統合した予後因子が報告されている（表12-4）[7]．

表12-2　Raiの病期分類

リスク / 病期	所見	生存期間中央値
low risk 　病期　0	末梢血リンパ球増加，骨髄リンパ球増加	＞10年
intermediate risk 　病期　I 　病期　II	末梢血リンパ球増加，骨髄リンパ球増加，リンパ節腫脹 末梢血リンパ球増加，骨髄リンパ球増加，肝腫大または脾腫大（リンパ節腫脹の有無は問わない）	9年 7年
high risk 　病期　III 　病期　IV	末梢血リンパ球増加，骨髄リンパ球増加，＋貧血（Hb＜11 g/dL）（肝腫大・脾腫・リンパ節腫脹の有無は問わない） 末梢血リンパ球増加，骨髄リンパ球増加，＋血小板減少（＜10万/dL）（貧血・肝腫大・脾腫・リンパ節腫脹の有無は問わない）	5年 5年

リンパ球増加：＞15,000/μLが4週間以上持続すること，貧血：hemoglobin＜11 g/dL，血小板減少：血小板数＜10万/μL

（Johnston, JB, et al. Chronic lymphocytic leukemia. In: Greer JP, ed. Wintrobe's Clinical Hematology. 12th ed. Lippincott Williams and Wilkins; 2009. p.2214-55）

表12-3 Binetらの国際病期分類

病期	所見	生存期間中央値
A	末梢血リンパ球増加，骨髄リンパ球増加，リンパ節，肝脾の腫大2ヵ所以内	>10年
B	病期A＋リンパ節，肝脾の腫大3ヵ所以上，貧血 Hb＜11 g/dL（男性），Hb＜10 g/dL（女性）	7年
C	血小板＜10万/μL，リンパ節，肝脾の腫大は問わない	5年

腫大領域とは，頸部，腋窩，鼠径，肝，脾の5ヵ所を数え，左右は問わない．最大は5となる．
(Johnston JB, et al. Chronic lymphocytic leukemia. In: Greer JP, ed. Wintrobe's Clinical Hematology. 12th ed. Lippincott Williams and Wilkins; 2009. p.2214-55)

表12-4 染色体・遺伝子異常を統合したCLLの予後因子

	Hazard ratio	95% lower CI	95% upper CI	p value
年齢	1.06	1.04	1.07	<0.0001
Rai分類				
0-I	1.00			<0.0001
II	1.46	0.95	2.25	
III-IV	3.08	2.16	4.39	
IGHV homology＜98%	1.00			0.036
IGHV homology＞98%	1.63	1.17	2.28	
染色体と遺伝子情報				
very low-risk	1.00			
del（13q14）のみ				
low-risk	1.20	0.75	1.94	0.0010
染色体，遺伝子が正常				
トリソミー12のみ				
intermediate-risk	1.98	1.19	3.32	
NOTCH 1 and/or *SF3B1* 変異 and/or del（11q22-q23）				
high-risk	2.34	1.41	3.89	
TP53 and/or *BIRC3* 異常				

CI: confidence interval
(Rossi D, et al. Blood. 2013; 121: 1403-12)[7]

2　B細胞前リンパ球性白血病
B-cell prolymphocytic leukemia（B-PLL）

A　疾患概念

　B細胞前リンパ球性白血病（B-PLL）はB-prolymphocyte（前リンパ球）と称される成熟リンパ球の増殖からなる腫瘍で，末梢血，骨髄，脾臓などに浸潤する．末梢血リンパ球の55％以上を前リンパ球が占める．

B　臨床像

- 非常に稀な疾患で，患者の多くは60歳以上，年齢中央値は65～69歳である．
- 多くはB症状（発熱，寝汗，体重減少）と巨大な脾腫を有し，末梢血リンパ球が急速に増加する．
- 治療反応性は不良で，平均生存期間は30～50ヵ月と予後不良な疾患である．

C　検査所見・診断

- **血液所見**：急速に進行する著明なリンパ球増加（通常10万/μL以上）がみられ，うち前リンパ球は末梢血リンパ球の55％以上を占めることが必須である．貧血や血小板減少も半数例で認められ，M蛋白を認めることがある．
- **免疫学的形質**：細胞表面免疫グロブリン（IgMと一部の症例でIgD），およびB細胞形質（CD19，CD20，CD22，CD79a，CD79b，FMC7）を強く発現する．CLLと異なり，CD5は20～30％，CD23は10～20％の症例でしか陽性でない．ZAP-70とCD38はそれぞれ57％，46％に陽性であるが，免疫グロブリン遺伝子の変異状態とは関連しない．
- **染色体・遺伝子**：del（17p）が最も多く，50％の症例にみられ，*TP53*の変異を伴っており，これが急速な進行と治療抵抗性に関与しているようである．変異のない免疫グロブリン重鎖遺伝子のクローナルな再構成が約半数の症例でみられる[8, 9]．del（11q），del（13q），del（6q）もみられる[10]．FISHの結果では，11q22.3-q23.1域の欠失が39％に，13qの*RB1*，*BRCA2*の欠失がそれぞれ55％，16％に報告されている[11]．稀ではあるが*MYC*の関連するt（8;14）（q24;q32）を含む複雑核型もみられる[12, 13]．

鑑別診断としては，CLL で前リンパ球が増加した症例やマントル細胞リンパ腫(MCL)との鑑別が必要である．

3 ヘアリー細胞白血病(有毛細胞白血病)
hairy cell leukemia(HCL)

A 疾患概念

　ヘアリー細胞白血病(有毛細胞白血病などとも呼ばれる，HCL)は卵円形の核と毛のような細胞突起を伴った豊富な細胞質を有する小型の成熟 B リンパ球の増殖からなる低悪性度腫瘍で，末梢血，骨髄，脾臓(赤脾髄)に浸潤する．欧米では比較的多くみられるが本邦には少ない．典型例〔古典的(欧米型)HCL などと呼ばれる〕の他に亜型があり，本邦では日本型亜型が多くみられる．post germinal center の分化段階の成熟した活性化メモリー B 細胞に由来する．

B 臨床像

- 稀な疾患でリンパ性白血病の 2％を占め，年齢中央値は 50 歳と中年から高年齢者が罹患しやすく，男女比は 5：1 と男性に多い．
- 症状は全身倦怠感，易疲労感，左季肋部痛，発熱，出血傾向などである．
- 腫瘍細胞は骨髄と脾臓を主体に浸潤し，多くの患者で脾腫と汎血球減少症，末梢血中に少数の白血病細胞の出現がみられる．浸潤は肝臓とリンパ節，時に皮膚にもみられ，しばしば肝腫大や繰り返す日和見感染を起こす．
- 治療にはペントスタチン，クラドリビンなどのプリン誘導体，またはリツキシマブとプリン誘導体との併用が有効で，10 年生存率は 90％以上である．
- 長期生存者では悪性リンパ腫や甲状腺癌などの二次性悪性腫瘍の発生率が高い．

C 検査所見・診断

- 血液所見(図 12-2)：古典的 HCL 型では汎血球減少を示し，白血病細胞(ヘアリー細胞)はごくわずかしか末梢血中に存在しないことが多い．単球減少症が特徴的である．亜型では腫瘍細胞が末梢血中に増加し，白血球数は高値を示す[14]．日本型亜型では白血球数は平均 28,000/μL と多い[15]．白血病細胞は細

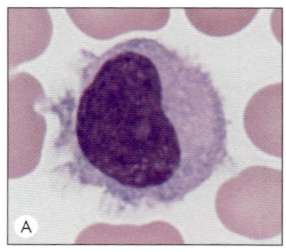

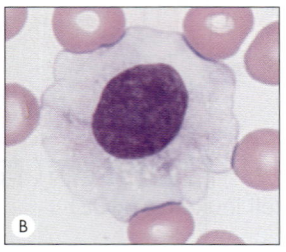

図12-2 ヘアリー細胞白血病（HCL）の末梢血液像

A: 自然乾燥標本では，ヘアリー細胞の細胞表面に特徴的な絨毛状の細かい突起がみられる．卵円形ないし陥凹を伴った核を有する小型〜中型の細胞で，クロマチンは微細顆粒状，細胞質は豊富で淡い好塩基性を示す．B: 風乾標本では，細胞が進展し辺縁が凹凸不整を示す豊富な細胞質がみられるが，絨毛構造は認めにくい．
（宮内　潤，泉二登志子．骨髄疾患診断アトラス 血球形態と骨髄病理．東京：中外医学社；2010）

顆粒状のクロマチンを伴った卵円形ないし豆形の核を有する小型〜中等大のリンパ球で，細胞質は豊富で絨毛状の細胞表面突起を有する．絨毛状の細胞表面突起を塗抹標本でみる場合には自然乾燥標本が有用で，通常の風乾標本では細胞質が伸展し，辺縁が凹凸不正を示す豊富な細胞質を認める．確実に突起をみるには位相差顕微鏡による観察が有用である．

- **骨髄像**：欧米型では線維化により dry tap となるが，亜型や日本型亜型では通常細網線維の増加がないため吸引可能である．骨髄内に広い細胞質を有する白血病細胞の浸潤を認め，免疫組織化学を併用することで診断するが，診断確定には骨髄生検が最も有効である．酒石酸抵抗性酸ホスファターゼ染色 tartrate-resistant acid phosphatase (TRAP) が強陽性であるが，現在はあまり用いられていない．

- **電顕像**：細胞表面の絨毛状細胞突起と細胞質内の ribosome lamellar complex を確認することも診断的な価値がある．

- **免疫学的形質**：単一種類の細胞表面免疫グロブリン (sIg) が強陽性で，CD20，CD22，CD11c も強発現している．CD103，CD25，CD123，T-bet，annexin A1，DBA.44，FMC-7 は陽性，cyclin D1 は通常弱陽性，CD10 と CD5 は多くの場合陰性である．annexin A1 は最も特異性が高く，他の B 細胞腫瘍は発現していないので鑑別に有用である．亜型は古典的 HCL 細胞と異なり，CD25 が陰性である点が特徴で，CD11c と CD103 も一部の細胞が陽性を示すにすぎない．

- **染色体**：特異的な異常は認められないが，＋5 や 5q13 の構造異常，del（14q）など 14q の異常がみられる[16, 17]．また，CD40 抗体と IL-4 刺激で細胞増殖を誘導した系で 19％の症例に染色体異常を検出し，5 番（＋5 や転座），7 番（転座など）と 14 番（q32 を含む転座や q24 以下の欠失）の異常が報告されている[18]．
- **遺伝子**：大多数（＞85％）の症例で免疫グロブリン重鎖可変領域 *IGHV* 遺伝子の超変異がみられる[19]．また *BRAF* 遺伝子の V600E 変異がほぼ 100％の症例で認められる[20, 21]．

References

1) Rodríguez-Vicente AE, Díaz MG, Hermández-Rivas JM. Chronic lymphocytic leukemia: a clinical and molecular heterogenous disease. Cancer Genet. 2013; 206: 49-62.
2) Mayr C, Speicher MR, Kofler DM, et al. Chromosomal translocations are associated with poor prognosis in chronic lymphocytic leukemia. Blood. 2006; 107: 742-51.
3) Del Giudice I, Rossi D, Chiaretti S, et al. *NOTCH1* mutations in ＋12 chronic lymphocytic leukemia (CLL) confer an unfavorable prognosis, induce a distinctive transcriptional profiling and refine the intermediate prognosis of ＋12 CLL. Haematologica. 2012; 97: 437-41.
4) Gonzalez D, Martinez P, Wade R, et al. Mutational status of the TP53 gene as a predictor of response and survival in patients with chronic lymphocytic leukemia: results from the LRF CLL4 trial. J Clin Oncol. 2011; 29: 2223-9.
5) Hoxha M, Fabris S, Agnelli L, et al. Relevance of telomere/telomerase system impairment in early stage chronic lymphocytic leukemia. Genes Chromosomes Cancer. 2014; 53: 612-21.
6) Chiorazzi N. Implications of new prognostic markers in chronic lymphocytic leukemia. Hematology Am Soc Hematol Educ program. 2012; 2012: 76-87.
7) Rossi D, Rasi S, Spina V, et al. Integrated mutational and cytogenetic analysis identifies new prognostic subgroups in chronic lymphocytic leukemia. Blood. 2013; 121: 1403-12.
8) Lens D, De Schouwer PJJC, Hamoudi RA, et al. *p53* abnormalities in B-cell prolymphocytic leukemia. Blood. 1997; 89: 2015-23.
9) Campo E, Catovsky D, Montserrat E, et al. B-cell prolymphocytic leukemia. In: Swerdlow SH, Campo E, Harris NL, et al, ed. WHO classification of tumours of haematopoietic and lymphoid tissues. Lyon: IARC Press; 2008. p.183-4.
10) Dearden C. B-and T-cell prolymphocytic leukemia: antibody approaches. Hematology Am Soc Hematol Educ program. 2012; 2012: 645-51.
11) Lens D, Matutes E, Catovsky D, et al. Frequent deletions at 11q23 and 13q14 in B cell prolymphocytic leukemia (B-PLL). Leukemia. 2000; 14: 427-30.
12) Crisostomo RH, Fernandez JA, Caceres W. Complex karyotype including chromosomal translocation (8;14)(q24;q32) in one case with B-cell prolymphocytic leukemia. Leuk Res. 2007; 31: 699-701.
13) Put N, Van Roosbroeck K, Konings P, et al. Chronic lymphocytic leukemia and prolymphocytic leukemia with *MYC* translocations: a subgroup with an aggressive disease course. Ann

14) Robak T. Hairy-cell leukemia variant: recent view on diagnosis, biology and treatment. Cancer Treat Rev. 2011; 37: 3-10.
15) Machii T, Tokumine Y, Inoue R, et al. Predominance of a distinct subtype of hairy cell leukemia in Japan. Leukemia. 1993; 7: 181-6.
16) Sambani C, Trafalis DTP, Mitsoulis-Mentzikoff C, et al. Clonal chromosome rearrangements in hairy cell leukemia: personal experience and review of literature. Cancer Genet Cytogenet. 2001; 129: 138-44.
17) Dierlamm J, Stefanova M, Wlodarska I, et al. Chromosomal gains and losses are uncommon in hairy cell leukemia: a study based on comparative genomic hybridization and interphase fluorescence in situ hybridization. Cancer Genet Cytogenet. 2001; 128: 164-7.
18) Kluin-Nelemans HC, Beverstock GC, Mollevanger P, et al. Proliferation and cytogenetic analysis of hairy cell leukemia upon stimulation via the CD40 antigen. Blood. 1994; 84: 3134-41.
19) Foucar K, Falini B, Catovsky D, et al. Hairy cell leukemia. In: Swerdlow SH, Campo E, Harris NL, et al, ed. WHO classification of tumours of haematopoietic and lymphoid tissues. Lyon: IARC Press; 2008. p.188-90.
20) Schnittger S, Bacher U, Haferlach T, et al. Development and validation of a real-time quantification assay to detect and monitor *BRAF*V600E mutations in hairy cell leukemia. Blood. 2012; 119: 3151-4.
21) Dietrich S, Glimm H, Andrulis M, et al. BRAF inhibition in refractory hairy-cell leukemia. N Engl J Med. 2012; 366: 2038-40.

13 ヴァルデンストレームマクログロブリン血症・形質細胞腫瘍

Waldenström macroglobulinemia (WM) / plasma cell neoplasms (PCN)

1 ヴァルデンストレームマクログロブリン血症
Waldenström macroglobulinemia (WM)

A 疾患概念

　成熟B細胞（memory B）による腫瘍で，腫瘍細胞は単一種類のIgM蛋白を分泌するため単クローン性高ガンマグロブリン血症（monoclonal gammopathy）を呈し，骨髄浸潤による貧血，肝脾腫，リンパ節腫脹，過粘稠度症候群を伴うものをヴァルデンストレームマクログロブリン血症（WM）と呼ぶ．わが国では原発性マクログロブリン血症と呼ばれることが多い．WHO分類や欧州米国リンパ腫研究グループによる修正分類によると，WMで増殖している細胞は，形態学的および免疫学的にはリンパ形質細胞性リンパ腫 lymphoplasmacytic lymphoma（LPL）であり通常骨髄にて増殖し，時にリンパ節や脾臓に浸潤する．LPL症例のほとんどがWMと考えられている．症状がなくIgM型M蛋白量も比較的少なく貧血も軽度であるものを区別して smoldering WM と呼ぶ．一方，IgM型M蛋白が少量で貧血やリンパ節腫脹，肝脾腫などの症状のないものをIgM-MGUS（monoclonal gammopathy of undetermined significance あるいは essential monoclonal macroglobulinemia）と診断し，鑑別診断が必要である（表13-1）．

B 臨床像

- 年齢中央値は60歳代でやや男性に多い．家族内発症は20％以下の症例で認められるが，認められる症例では高齢者に多く骨髄浸潤の頻度が高い．
- 主病変は骨髄であるが，15〜30％の症例では肝脾腫やリンパ節腫大をきたす．
- ほとんどの患者が貧血に基づく全身倦怠感，易疲労感などを訴える．
- 過粘稠度症候群を起こすことが特徴的であり，IgMが8 g/dL以上ある時には

表 13-1 IgM-MGUS，smoldering WM，WM における所見の差異

所見	IgM-MGUS	Smoldering WM	WM
M 蛋白量	通常＜1.5 g/dL	通常＞1.5 g/dL	通常＞3.0 g/dL*
貧血	なし	軽度	一般的
他の血液異常	なし	少数例（15％）	少数例（15％）
臓器腫大	なし	腫大ある場合もあり	15〜20％にあり
過粘稠度症候群	なし	なし	15％にあり
症状	なし	なし	あり
骨髄での腫瘍細胞増加	通常＜5〜10％	通常＞20％	通常＞20％
治療	不要	不要	適応

＊：第 2 回国際 WM ワークショップによると WM の診断に IgM 値は必須ではない（Fonseca R, et al. Br J Haematol. 2007; 138: 700-20）.
（Fonseca R, et al. Waldenström macroglobulinemia. In: Greer JP, et al, ed. Wintrobe's Clinical Hematology. 12th ed. Lippincott Williams & Wilkins; 2009: p.2471-83）

ほぼ必発する．IgM は分子量が高いので血液の粘稠性が高くなり毛細血管を流れる速度が緩序となることがその原因である．
- IgM 型 M 蛋白は自己抗原と反応し自己免疫性溶血性貧血や特発性血小板減少性紫斑病を併発することがある．また M 蛋白はミエリン関連の糖蛋白と反応し，脱髄を起こして知覚障害（末梢神経炎）を起こすことがある．
- C 型肝炎ウイルス（HCV）が本症の一部に関与する可能性が示唆されている．HCV に関連するリンパ増殖性疾患の一部は進行性の経過をとらず，抗ウイルス薬の投与で腫瘍の退縮を認める場合もある．

C 検査所見・診断

- **血液所見**：貧血，血小板減少をみる．白血球数は CLL に比較して低値で時に末梢血中に腫瘍細胞をみる．過粘稠度症候群に伴い赤血球の連銭形成がみられる．
- 総蛋白高値，ZTT 高値，IgM の単クローン性増加が大多数の患者にみられる．β_2 ミクログロブリン値は予後を推測する上で有用である．
- **骨髄像**（図 13-1）：リンパ球と形質細胞の中間的な形態を示す腫瘍細胞が 10％以上存在する．小リンパ球と形質細胞および形質細胞様リンパ球（偏在する核と好塩基性胞体を有するが，形質細胞ほど広い胞体を有さず，リンパ球と形質細胞の中間的な形態を示すもの）の割合は様々ある．核内封入物（Dutcher 小

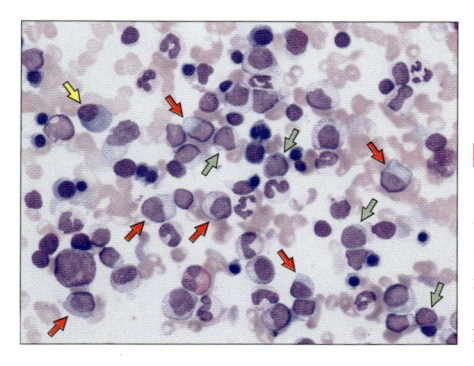

図 13-1 リンパ形質細胞性白血病(LPL)の骨髄塗抹像

小リンパ球(緑矢印)と形質細胞(黄矢印)、およびその中間型である形質細胞様リンパ球(赤矢印)が種々の割合で混在する.
(宮内 潤、泉二登志子. 骨髄疾患診断アトラス 血球形態と骨髄病理. 東京:中外医学社;2010)

体)や細胞質内封入物(Russell 小体)がみられる.

- **免疫学的形質**:ほとんどの細胞が細胞表面免疫グロブリン surface membrane immunoglobulin (sIg) 陽性で、形質細胞への分化を示す細胞は細胞質内免疫グロブリン cytoplasmic immunoglobulin (cIg) 陽性を示す(通常 IgM、時に IgG)が、IgD は通常陰性である. B 細胞抗原 CD19、CD20、CD22、CD79a も陽性を示すが、CD5、CD10、CD103、CD23 は通常陰性である. CD25 と CD38 はしばしば陽性を示す. 形質細胞は CD138 陽性を示す.

- **染色体**:染色体分析やアレイ CGH 法により、del(6q)が 40〜50%の症例に認められている. そして 10〜20%に 11q23、13q14、および 17p の欠失、3q、6p、18q の増加などがみられ、これらは他の進行の遅い B 細胞性腫瘍とも共通する異常である. また、4q、8q の増加が認められるが、これらは他にはみられない[1]. 予後との関係では、del(6q)、del(11q)およびトリソミー 4 は予後不良因子となる[2].

- **遺伝子**:免疫グロブリン遺伝子は、通常可変領域の体細胞超変異を伴った再構成を示す. *MYD88* 遺伝子(3p22)の点突然変異(L265P 変異)が 90%以上の症例に、*CXCR4* 遺伝子(2q21)の変異が約 27%の症例に認められ、臨床症状や予後に影響する[3]. *MYD88* L265P 変異は、WM の前駆段階と考えられる IgM-MGUS でも 50〜80%の症例に認められることから、腫瘍化の初期に起こる重要な変異と考えられる[4].

臨床亜型として smoldering WM、鑑別を要する疾患としては IgM-MGUS があげられるが、表 13-1 に示すように IgM 型 M 蛋白量、骨髄でのリンパ形質細胞の割合、症状、臓器障害の有無で鑑別する. さらに IgM に関連する寒冷凝集

Ⅲ　リンパ系腫瘍

表 13-2 Waldenström macroglobulinemia の国際予後因子

予後と関連する因子	値
年齢（歳）	＞65
ヘモグロビン（g/dL）	≦11.5
血小板数（/μL）	≦10万
$β_2$ ミクログロブリン（mg/L）	＞3
IgM（g/dL）	＞7

● リスクと生存期間

リスク分類	予後因子の数	平均生存期間（月）	Hazard ratio
low	0 または 1（年齢以外の因子）	142.5	1
intermediate	2 または年齢＞65 歳	98.6	2.36
high	＞3	43.5	6.61

（Morel P, et al. Blood. 2009; 113: 4163-70）

素症，クリオグロブリン血症，アミロイドーシスなどとの鑑別も必要である[5]．また IgM を産生する CLL/SLL，濾胞性リンパ腫（FL），マントル細胞リンパ腫（MCL），濾胞辺縁帯リンパ腫（MZL），多発性骨髄腫（MM）などの B 細胞性腫瘍との鑑別も必要である．

D 予後

国際予後因子を表 13-2 に示す．年齢が大きい因子となっており，点数によって明らかに生存期間が異なる．

2 形質細胞腫瘍
plasma cell neoplasms（PCN）

2-1 多発性骨髄腫 multiple myeloma（MM）/形質細胞性骨髄腫 plasma cell myeloma（PCM）

A 疾患概念

免疫グロブリン（Ig）重鎖のクラススイッチを経て Ig を分泌するようになったB 細胞の最終分化段階にある形質細胞の代表的な疾患が形質細胞性骨髄腫

(PCM)で，多発性骨髄腫(MM)は同義語である．形質細胞が骨髄において広汎に増殖する腫瘍で，M蛋白 M-protein または paraprotein とも呼ばれる単一種類(単クローン性)の免疫グロブリンを分泌することが特徴的である．末梢血に形質細胞が出現する場合を形質細胞性白血病 plasma cell leukemia (PCL)と呼ぶ．化学物質や放射線被曝，ヒトヘルペスウイルス8型(HHV-8)やHIV感染などとの関連が示唆されている．骨髄腫の発生には第一段階として抗原刺激により多数の良性クローンが出現し，これに悪性細胞への形質転換を起こす遺伝子変異が加わることで骨髄腫が発生すると考えられている．

B 臨床像

- 大多数が50歳以上で発症し，年齢中央値は約70歳，男性にやや多い．家族内発症の頻度が高く，本邦での年間発生率は10万人あたり2人である．
- 症候性骨髄腫では高カルシウム血症，腎不全，貧血，骨病変などの所見を認める．
- 圧迫骨折などによる腰痛，長管骨の病的骨折などの溶骨性病変 osteolytic lesion が70%にみられる．骨髄腫細胞から骨融解促進因子が産生されることによる．
- 腎不全は単クローン性のIg軽鎖の蛋白(Bence Jones蛋白質)が主に尿細管などに沈着し軽鎖円柱ができ，間質性腎炎をきたすことによる．
- 貧血は腫瘍細胞の浸潤による造血抑制，TNF-αやIL-1などのサイトカイン，腎性貧血によって生じ，易感染性は正常免疫グロブリンの減少によって発生する．
- 脊椎腫瘤による脊髄や神経根の圧迫による疼痛やアミロイドーシスによる知覚異常や末梢神経障害が起こる．
- M蛋白によって過粘稠度症候群をきたし精神・神経症状(頭痛，めまい，けいれん，意識障害)や眼底出血が起こる(頻度は10%未満)．
- 形質細胞の増殖はびまん性であるが，造血の活発な部位が最も侵されやすく，髄外への浸潤は進行期に生じる(頻度は約5%)．

臨床亜型

無症候性(くすぶり型)骨髄腫 asymptomatic (smoldering) myeloma

形質細胞腫の診断基準に合致するが，まったく臓器障害を伴わないものをいい，骨髄腫の8%の症例が診断時には無症候性である．無症状である点で

MGUSと類似するが，症候性骨髄腫に進展する危険性がはるかに高く，その後の5年間で毎年10%が症候性骨髄腫となる．骨髄に10〜20%の形質細胞を認める例が大部分で，M蛋白も3.0 g/dL程度と高値である．正常Igは多くの患者で減少しており，尿中に単クローン性Ig軽鎖を認める．症候性骨髄腫への移行は血清遊離軽鎖比率が≦0.125または≧8である場合には可能性が高い．骨病変の検出は通常のX線よりもMRIやPET-CTが優れている．長期にわたりこの状態を維持することが多いので，一般的には症状が出現するまで治療しない．

非分泌型骨髄腫 non-secretory myeloma

血清の免疫電気泳動にてM蛋白が検出されないものをいう．骨髄腫の約3%にみられる．うち85%の症例では細胞質内に免疫グロブリンが検出されることから，Igの分泌障害が存在すると考えられている．残りの15%の症例では細胞内にも免疫グロブリンが検出されないが(非産生型骨髄腫)，多くの症例で血中から遊離の軽鎖が検出できることから，わずかな分泌能は有していると考えられる．臨床上の特徴は，他の骨髄腫と比較して腎不全と高カルシウム血症の頻度が低く，正常Ig減少の程度が軽い．

形質細胞性白血病 plasma cell leukemia (PCL)

末梢血で形質細胞数が2,000/μL以上または白血球数の20%以上を占める場合をいう．末梢血と骨髄以外に肝臓，脾臓，胸水，腹水，髄液などの骨髄外組織にも腫瘍細胞が認められる．診断時に白血化がみられる場合(primary PCL)とMMの病期の進行に伴って白血化がみられる場合(secondary PCL)がある．primary PCLの頻度は2〜5%で，IgGやIgA型よりもIg軽鎖単独(Bence Jones)型，IgD型などの頻度が高い．CD56の異常発現がなくCD20が発現し，13qや16の欠失という予後不良な染色体異常を有する頻度も高く，予後は不良である．

C 検査所見・診断

- **血液所見**：赤血球の連銭形成が特徴的で，その程度はM蛋白の量と型により異なる．形質細胞が白血球数の20%以上または2,000/μL以上出現した場合を形質細胞性白血病という．
- M蛋白を血中または尿中に認める(免疫固定法による確認が推奨される)．頻度はIgG型：50%，IgA型：20%，軽鎖型：20%，IgD，IgE，IgM型または2つのクローン性：10%以下，非分泌型：約3%である．正常な多クローン性Ig

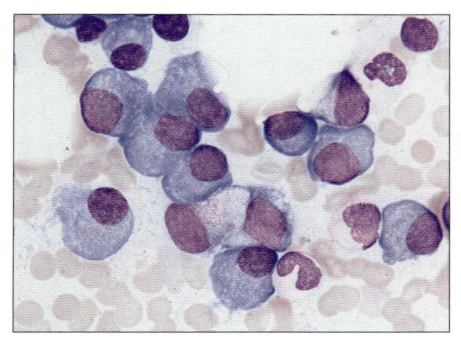

図13-2 骨髄腫(MM)の骨髄塗抹像
成熟型骨髄腫．個々の腫瘍細胞は正常な形質細胞に類似し，凝集したクロマチンを有する核が偏在し，細胞質は広く好塩基性で核周明庭がみられる．核小体はみられない．
(宮内 潤，泉二登志子．骨髄疾患診断アトラス 血球形態と骨髄病理．東京：中外医学社；2010)

値は大多数の症例で50%以下に減少する．血清遊離軽鎖比率の増加または減少がみられる．

- 高カルシウム血症(多飲，多尿，悪心，意識障害など)やクレアチニン値の上昇(20%の症例)，高尿酸血症，低アルブミン血症なども認められる．
- 骨打ち抜き像 punched out lesion, 骨融解像(椎骨，肋骨，頭蓋骨，大腿骨，鎖骨などに多い)や骨粗鬆症，骨折などがみられる(頻度70%)．検出には通常のX線よりもMRIやPET-CTのほうが優れている．
- **骨髄像**(図13-2)：形質細胞の増加を認める．形質細胞は細胞質内に小胞体を多数有しており，小胞体内部に濃縮あるいは結晶化した免疫グロブリンが蓄積する．IgAが蓄積する火炎細胞 flame cell，ブドウの房状沈着物，Dutcher小体などをみることがある．細胞形態は成熟型形質細胞から，未熟形質細胞，形質芽球，多形細胞など多様である．症候性骨髄腫で形質細胞が10%未満である場合は，適切な標本でない可能性や骨髄内での骨髄腫細胞の巣状分布に起因する可能性があるので，生検を行うことが必要である．
- **免疫学的形質**：単一種類のcIgが陽性であるが，sIgは陰性である．正常な形質細胞と同様にCD79a，VS38，CD138(syndecan-1)が陽性で，CD38も強陽性であるが，CD19がほぼ常に陰性である点が異なっている．CD56は正常の形質細胞では陰性であるが，骨髄腫細胞は多くの場合陽性である．CD117，CD20，CD52，CD10は異常発現することもあり，時に骨髄系抗原や単球系抗原も発現する．cyclin D1陽性例ではリンパ形質細胞様形態を呈し，t(11;14)がみられる．
- **染色体・遺伝子**：通常の染色体分析では1/3ほどの症例にしか異常が検出できないが，FISH法を用いると90%以上に認められる．染色体数から，高2倍

III　リンパ系腫瘍

性 hyperdiploid MM と非高 2 倍性 non-hyperdiploid MM の 2 型に大別される．高 2 倍性 MM では 3, 5, 7, 9, 11, 15, 19, 21 番染色体などがトリソミーとなり，免疫グロブリン遺伝子の関与する転座はほとんどみられない．一方，非高 2 倍性 MM では 14q32 上の免疫グロブリン重鎖遺伝子(*IGH*)の関与する転座が多く，55～70％の症例にみられる(表 13-3)．転座相手の異なる t(11;14)(q13;q32)(*CCND1*，15～18 %，図 13-3)，t(6;14)(p21;q32)(*CCND3*，3％)，t(4;14)(p16.3;q32)〔*FGFR3/WHSC1*(*MMSET*)，15％〕，t(14;16)(q32;q23)〔*MAF*(*c-MAF*)，5％〕，t(14;20)(q32;q11)(*MAFB*，2％)の 5 型がほとんどである．転座により *CCND1* と *CCND3* は直接，*MAF*，*MAFB* は *CCND2* を標的とする転写因子としてこれら cyclin D 遺伝子の発現

表 13-3　多発性骨髄腫における染色体および遺伝子異常

染色体異常	発現異常をきたす遺伝子	出現頻度
IGH の関与する転座症例 （ほとんどが非高 2 倍性）		55～70%
t(11;14)(q13;q32)	*CCND1*	15～18%
t(6;14)(p21;q32)	*CCND3*	3%
t(4;14)(p16.3;q32)	*FGFR3/WHSC1*(*MMSET*)	15%
t(14;16)(q32;q23)	*MAF*(*C-MAF*)	5%
t(14;20)(q32;q11)	*MAFB*	2%
高 2 倍性(hyperdiploid) +3, +5, +7, +9, +11, +15, +19, +21 など		上記以外のほとんど
−13/del(13q)		FISH 法で約 50％に検出

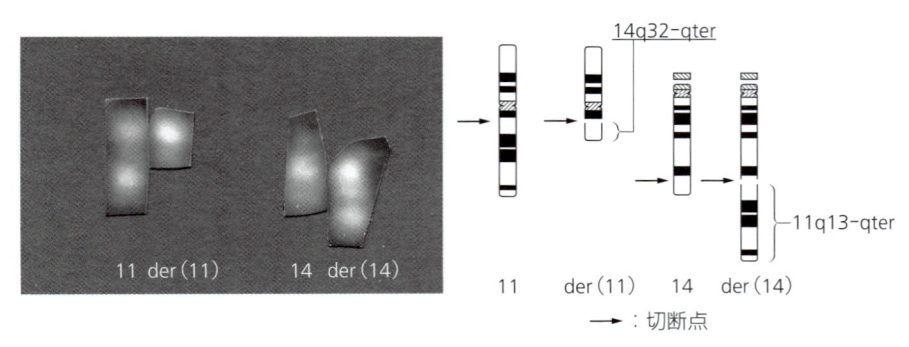

図 13-3　t(11;14)(q13:q32)，MM

表13-4 骨髄腫の診断基準（WHO分類第4版）

- 症候性骨髄腫（以下の1～3を満たすこと）
  1. 血中・尿中にM蛋白を検出すること[a]
  2. 骨髄中に単クローン性の形質細胞を検出すること，またはplasmacytomaを認めること[b]
  3. 骨髄腫に関連する臓器または組織の障害（高カルシウム血症，腎不全，貧血，骨病変など）を認めること[c]
- 無症候性（くすぶり型）骨髄腫（1と2の両者または一方を満たし，かつ3を満たすこと）
  1. 血清M蛋白値が骨髄腫のように高いこと（>3 g/dL）
  2. 骨髄中の形質細胞は10%以上であること
  3. 骨髄腫に関連する臓器または組織の障害や骨髄腫と関連した症状が認められないこと

[a]: 非分泌型骨髄腫の場合を除く．M蛋白の量は規定されていないがほとんどの場合，IgG>3 g/dL，IgA>2.5 g/dL，尿中軽鎖>1 g/日であるが，一部の患者ではこれらの値よりも低値を示すことがある．
[b]: M単クローン性の形質細胞は通常骨髄で10%以上であるが，症候性骨髄腫の5%の患者では形質細胞が10%未満である．
[c]: 症候性骨髄腫の最も重要な臨床所見は，高カルシウム血症，腎不全，貧血，骨融解病変，過粘稠度症候群，アミロイドーシス，反復性感染症などの内臓障害を認めることである．

(International Myeloma Working Group. Br J Haematol. 2003; 121: 749-75)
(McKenna RW, et al. Plasma cell neoplasms. In: Swerdlow SH, et al, ed. WHO classification of tumours of haematopoietic and lymphoid tissues. Lyon: IARC Press; 2008. p.200-13)[7]

異常をきたす．高2倍性MMの大多数は*CCND1*の両アレル異常を有し，その他の症例はt(4;14)の有無にかかわらず*CCND2*の発現亢進がみられる．すなわち，MMのほとんどは少なくとも1つのcyclin D遺伝子の過剰発現を示す．これらの*IGH*転座と高2倍性異常は腫瘍発生の初期段階に生じる異常と考えられている．13q欠失に関しては，初期から起こる場合と病期進展に伴う場合の双方が示唆されている．その他の二次的異常としては，*MYC*(8q24)の関与する転座，*K-RAS*，*N-RAS*遺伝子，*BRAF*遺伝子(7q34)やNFKB経路の活性化変異，二次的な*IGH*転座，*TP53*(17p13)の欠失，突然変異，1q過剰や1p欠失などがあげられ，病期進展に関わる異常と考えられている[6～8]．

染色体異常と予後との間には関連がみられる．**予後不良群**: 通常の染色体分析でdel(13q)や異数性aneuploidyが認められた例，FISHでt(4;14)，t(14;16)，t(14;20)，del(17p13)が認められた例，低2倍性hypodiploidy例．**予後良好群**: 上記予後不良群の遺伝子異常のない例，高2倍性例，FISHでt(11;14)あるいはt(6;14)が認められた例．しかしt(11;14)に関しては形質細胞性白血病などの悪性例もあり，必ずしも予後良好ではないとする報告もある[7,9]．またMayo Clinicでは，高・中間・標準リスクに分け，FISHでの

表 13-5 多発性骨髄腫の病期分類(Durie & Salmon による)

病期	基準	骨髄腫細胞数($\times 10^{12}/m^2$)
I	次のすべての基準を満たす 　ヘモグロビン　　>10 g/dL 　血清カルシウム　正常 　骨X線像　　　　正常または孤立性形質細胞腫 　M 蛋白量 　　IgG　　<5 g/dL 　　IgA　　<3 g/dL 　　尿 BJP　<4 g/day	<0.6(low)
II	病期 I でも病期 III でもない	0.6〜1.20(intermediate)
III	次の 1 つ以上の基準を満たす 　ヘモグロビン　　<8.5 g/dL 　血清カルシウム　>12 mg/dL 　骨X線像　　　　広範な骨融解像 　M 蛋白量 　　IgG　　>7 g/dL 　　IgA　　>5 g 　　尿 BJP　>12 g/day	>1.20(high)
亜分類 (A, B)	A：腎機能が正常に近い(血清クレアチニン<2.0 mg/dL) B：腎機能異常(血清クレアチニン≧2.0 mg/dL)	

(Durie BG, et al. Cancer. 1975; 36: 842-54)

表 13-6 骨髄腫の国際分類(ISS)

病期	基準	生存期間中央値
I	血清中 β_2 ミクログロブリン<3.5 mg/L 血清アルブミン≧3.5 g/dL	62 ヵ月
II	病期 I でも III でもない*	44 ヵ月
III	血清中 β_2 ミクログロブリン≧5.5 mg/L	29 ヵ月

*：このカテゴリーには以下の 2 つが含まれる．1)血清中 β_2 ミクログロブリン<3.5 mg/L で血清アルブミン<3.5 g/L の場合，2)血清アルブミン値が悪いにもかかわらず血清中 β_2 ミクログロブリンが≧3.5 mg/L で<5.5 mg/L の場合

(Greipp PR, et al. J Clin Oncol. 2005; 23: 3412-20)

表 13-7 臨床病期と染色体異常を合わせたリスク因子による予後分類

リスク分類	因子	生存期間中央値	症例の割合
high risk	ISS II/III and t(4;14) or del(17p13)	2 年	20%
standard risk	others	7 年	60%
low risk	ISSI/II and absence of t(4;14), del(17p13) and gain(1q21), and age<55 years	>10 年	20%

ISS: international staging system
(Chng WJ, et al. Leukemia. 2014; 28: 269-77 より改変)

t(4;14), 染色体分析での del(13q), 低2倍性が中間群とされている[10].

WHO 分類の診断基準を表 13-4 に示す. MGUS, 原発性アミロイドーシス primary amyloidosis, B 細胞非 Hodgkin リンパ腫, CLL などでも M 蛋白を認めることがあるので, これらとの鑑別が必要になる.

病期分類として Durie & Salmon の分類と ISS の分類を表 13-5, 表 13-6 に示す.

D 予後

病期分類と染色体異常を組み合わせたリスク因子を表 13-7 に示す.

2-2 意義未確定の単クローン性高ガンマグロブリン血症
monoclonal gammopathy of undetermined significance (MGUS)

A 疾患概念

意義未確定の単クローン性高ガンマグロブリン血症(MGUS)とは血清中に M 蛋白が存在し(<3.0 g/dL), 骨髄に単クローン性形質細胞がみられるが骨髄細胞の 10%未満であり, 臓器障害(貧血, 高カルシウム血症, 腎不全, 骨病変など)を伴わない疾患をいう. 悪性腫瘍に進展するリスクがあり, 現在は骨髄腫の前駆状態と考えられている. 骨髄腫への進展に引き金となる transformation event が何であるかは明らかでない.

B 臨床像

- MGUS は 50 歳以上の人で約 3%にみられる. 男性にやや多い. 日本人高齢者では 2.7%に検出されるとの報告がある.
- MGUS に関連する特別な症状はない.
- 多くの患者は臨床的に安定しているが, 一部の症例では M 蛋白の増加などが起こり, 骨髄腫へと進展する率は年間約 1%である. 累積進展率は 10 年で 12%, 20 年で 25%, 25 年で 30%と報告されている. non-IgM-MGUS は骨髄腫やアミロイドーシスに移行し, IgM-MGUS は WM や LPL などのリンパ増殖症に移行する. 進展が生じるリスクは IgG-MGUS に比較して IgM- や IgA-MGUS で高く, M 蛋白の量が多いほど高い. M 蛋白が自然消滅すること

Ⅲ　リンパ系腫瘍

は稀である．

C 検査所見・診断

- M蛋白は血清蛋白の電気泳動にて偶然に発見されることが多い．免疫グロブリンのタイプはIgG：70％，IgM：15％，IgA：12％，2クローン（biclonal）：3％，軽鎖：20％以下と報告されている．正常免疫グロブリンの減少は30～40％の症例にみられ，約1/3の症例で単クローン性軽鎖が尿中にみられる．
- **骨髄像**：形質細胞は平均3％程度で10％を超えない．形質細胞は通常形態的に成熟した細胞である．免疫組織化学検査においても免疫グロブリン軽鎖（κ鎖またはλ鎖）の単クローン性の証明は困難な場合が多い．
- **免疫学的形質**：フローサイトメトリーでは正常細胞集団と腫瘍細胞集団の2つの形質細胞集団がみられる．正常細胞集団はCD138強陽性，CD19＋，CD56－を示し，腫瘍細胞集団はCD19－/CD56＋またはCD19－/CD56－である．後者はCD38が弱陽性など，しばしば蛋白発現の異常を示す．
- **染色体・遺伝子**：non-IgM-MGUSでは核型異常は稀であるが，FISH法を用いるとMMと同じ異常が検出される．t(11;14)が15～25％，t(4;14)が2～9％，t(14;16)が1～5％に，del(13q)は40～50％，高2倍性なども約40％でみられることから，これらの異常はMGUSからMMへと進展する段階に生じたものではなく，primary oncogenic eventsとして最初に起きた変化と思われる．*K-RAS*または*N-RAS*の活性化変異は約5％の症例にみられるが，骨髄腫での頻度（30～40％）よりも低い．遺伝子変化や発現様式の異常でMGUSとMMを区別できるかもしれないが，両者に本質的な差異はない[7, 11～13]．

表13-8　MGUSの診断基準（WHO分類第4版）

以下の1～5のすべてを満たすこと．
1. 血中M蛋白値が3 g/dL未満であること
2. 骨髄中の形質細胞は10％未満であり，骨髄生検でも形質細胞の浸潤は少ないこと
3. 骨融解病変を認めないこと
4. 骨髄腫に関連する臓器または組織の障害が認められないこと（貧血，高カルシウム血症，腎不全，骨病変など）
5. 他のB細胞増殖性疾患を認めないこと

(McKenna RW, et al. Plasma cell neoplasms. In: swerdlow SH, et al. WHO classification of tumours of haematopoietic and lymphoid tissues. Lyon: IARC Press; 2008. p.200-13)[7]

WHO分類の診断基準を表13-8に示す．M蛋白を産生するB細胞リンパ腫などの疾患は除外する．MMへの進展が生じるリスクはnon-IgG型M蛋白が1.5 g/dL以上，血清遊離軽鎖比率の偏りがあげられ，これらの因子が多いほど高い[14]．

2-3 形質細胞腫 plasmacytoma

- 骨髄に単発病変を形成する場合は孤立性形質細胞腫 solitary plasmacytoma of bone，骨髄以外の部位に腫瘍を形成する場合は髄外性形質細胞腫 extramedullary/extraosseous plasmacytoma と診断する．
- 臨床的に骨髄腫の特徴的所見はみられず，病変部以外の骨髄中に形質細胞の増加は認めない．全形質細胞腫瘍の3〜5％を占め，造血のさかんな脊椎，肋骨，頭蓋骨，骨盤，大腿骨，鎖骨，肩甲骨の順に頻度が高い．病変部位の検出にはMRIが有用であり，診断は組織学的に行う．
- 局所の治療は放射線療法が有効であるが，病変の再発や骨髄腫への進展をみることがある．

2-4 単クローン性免疫グロブリン沈着症
monoclonal immunoglobulin deposition diseases

　免疫グロブリン分子が組織に沈着する疾患で，a)原発性アミロイドーシス primary amyloidosis，b)軽鎖のみの沈着症 light chain deposition disease (LCDD)がある．

　原発性アミロイドーシスは中年男性に多い疾患で，形質細胞が免疫グロブリン軽鎖(主にλ)を分泌し，種々の組織に沈着しβシート構造を有するALアミロイドを形成する．ALアミロイドは脂肪組織，腎臓，消化器などの種々の組織に沈着し肝腫大，巨舌などの臓器腫大を，心不全やネフローゼ症候群がある症例では浮腫をきたす．出血傾向による紫斑，骨痛，末梢神経障害，手根管症候群などを呈する．診断は皮膚，骨髄，直腸の生検により，コンゴーレッドで染色され診断できる．平均生存期間の中央値は約2年，死因はアミロイド関連の心不全が多い．

2-5 骨硬化性骨髄腫
osteosclerotic myeloma（POEMS syndrome）

　骨硬化性骨髄腫（POEMS症候群）は別名をCrow-Fukase症候群ともいい，骨梁における骨硬化性の変化と線維化が特徴的な形質細胞性腫瘍（骨硬化性形質細胞腫）である．稀な疾患で多発性神経炎，臓器腫大，内分泌異常，M蛋白血症（IgGまたはIgAλ鎖），皮膚の変化がともに生じる（POEMS）．症状は腫瘍細胞によって産生されるvasucular endothelial growth factor（VEGF）によると考えられている．平均生存期間中央値は約15年である．

References

1) Braggio E, Fonseca R. Genomic abnormalities of Waldenström macroglobulinemia and related low-grade B-cell lymphomas. Clin Lymphoma Myeloma Leuk. 2013; 13: 198-201.
2) Nguyen-Khac F, Lambert J, Chapiro E, et al. Chromosomal aberrations and their prognostic value in a series of 174 untreated patients with Waldenström's macroglobulinemia. Haematologica. 2013; 98: 649-54.
3) Treon SP, Cao Y, Xu L, et al. Somatic mutations in MYD88 and CXCR4 are determinants of clinical presentation and overall survival in Waldenström macroglobulinemia. Blood. 2014; 123: 2791-6.
4) Hunter ZR, Xu L, Yang G, et al. The genomic landscape of Waldenström macroglobulinemia is characterized by highly recurring MYD88 and WHIM-like CXCR4 mutations, and small somatic deletions associated with B-cell lymphomagenesis. Blood. 2014; 123: 1637-46.
5) Gertz MA. Waldenström macroglobulinemia: 2013 update on diagnosis, risk stratification, and management. Am J Hematol. 2013; 88: 704-11.
6) Bergsagel PL, Kuehl WM, Zhan F, et al. Cyclin D dysregulation: an early and unifying pathogenic event in multiple myeloma. Blood. 2005; 106: 296-303.
7) McKenna RW, Kyle RA, Kuehl WM, et al. Plasma cell neoplasms. In: Swerdlow SH, Campo E, Harris NL, et al, ed. WHO classification of tumours of haematopoietic and lymphoid tissues. Lyon: IARC Press; 2008. p.200-13.
8) Chesi M, Bergsagel PL. Molecular pathogenesis of multiple myeloma: basic and clinical updates. Int J Hematol. 2013; 97: 313-23.
9) Fonseca R, Bergsagel PL, Drach J, et al. International Myeloma Working Group molecular classification of multiple myeloma: spotlight review. Leukemia. 2009; 23: 2210-21.
10) Mikhael JR, Dingli D, Roy V, et al. Management of newly diagnosed symptomatic multiple myeloma: updated Mayo stratification of myeloma and risk-adapted therapy (mSMART) consensus guidelines 2013. Mayo Clin Proc. 2013; 88: 360-76.
11) Chng WJ, Van Wier SA, Ahmann GJ, et al. A validated FISH trisomy index demonstrates the hyperdiploid and nonhyperdiploid dichotomy in MGUS. Blood. 2005; 106: 2156-61.
12) Fonseca R, Bailey RJ, Ahmann GJ, et al. Genomic abnormalities in monoclonal gammopathy of undetermined significance. Blood. 2002; 100: 1417-24.
13) Kaufmann H, Ackermann J, Baldia C, et al. Both IGH translocations and chromosome 13q

deletions are early events in monoclonal gammopathy of undetermined significance and do not evolve during transition to multiple myeloma. Leukemia. 2004; 18: 1879-82.
14) Korde N, Kristinsson SY, Landgren O. Monoclonal gammopathy of undetermined significance (MGUS) and smoldering multiple myeloma (SMM): novel biological insights and development of early treatment strategies. Blood. 2011; 117: 5573-81.

14 成熟B細胞リンパ腫
mature B-cell lymphoma

1 濾胞辺縁帯リンパ腫
marginal zone lymphoma(MZL)

A 疾患概念

　濾胞辺縁帯リンパ腫(MZL)は濾胞辺縁帯に存在するmemory B細胞から発生するリンパ腫で，節外性濾胞辺縁帯粘膜関連リンパ組織型リンパ腫(extra marginal zone lymphoma of mucosa-associated lymphoid tissue: MALTリンパ腫)，脾濾胞辺縁帯リンパ腫(splenic marginal zone lymphoma: SMZL)，節性濾胞辺縁帯リンパ腫(nodal marginal zone lymphoma: NMZL)の3型に分類される．日本での頻度はリンパ腫の約6％を占める[1]．

　節外性MALTリンパ腫は，形態学的に多様な小型〜中型のB細胞が増殖した腫瘍で，多少大型の細胞が混在する．形質細胞への分化をみる症例もある．管腔臓器では，粘膜に存在するリンパ装置から発生し，リンパ腫細胞はしばしば腺上皮に浸潤してこれを破壊する所見である lymphoepithelial lesion の像を示す．本来MALTの存在しない唾液腺，甲状腺からも自己免疫疾患を基礎とした慢性炎症の結果，また胃粘膜では *Helicobacter pylori* 菌などの細菌感染が引き金となって発症する．

B 臨床像

①節外性濾胞辺縁帯粘膜関連リンパ組織型リンパ腫(MALTリンパ腫)

- MZLの最も一般的な病型でその70％を占める．B細胞リンパ腫の7〜8％を占め，日本の最近の報告ではリンパ腫の4.2％を占める．胃のリンパ腫では50％を占める．
- 年齢中央値は61歳，男女比は多少女性に多い．
- 胃MALTリンパ腫における病因菌としては，*H. pylori* の他，*Chlamydia psittaci*, *Campylobacter jejuni*, *Borrelia burgdorferi* の関与が報告されてい

る．*H. pylori* を除菌すると胃の MALT リンパ腫では約 70％以上に寛解が得られる[2]．
- Sjögren 症候群や橋本病などの自己免疫疾患を基礎とした慢性炎症から MALT リンパ腫になるリスクが高い．Sjögren 症候群に罹患している患者におけるリンパ腫の 85％は MALT であり，甲状腺リンパ腫患者の 94％では甲状腺炎が存在する．
- 病変部位としては胃腸が最も多く半数を占めるが，その他の部位としては唾液腺，肺，頭頸部，眼付属器，皮膚，甲状腺，乳腺などがある．骨髄への浸潤例は 2〜20％と低く，リンパ節への浸潤症例は少ない．小腸に認められるのは immunoproliferative small intestinal disease(IPSID)という．
- 再発は節外に病変がある場合に起きやすく，びまん性大細胞型 B 細胞リンパ腫 diffuse large B-cell lymphoma(DLBCL)に形質転換することがある．
- 局所の放射線療法が有効である．

②脾濾胞辺縁帯リンパ腫(SMZL)
- 脾濾胞辺縁帯 B 細胞に由来する低悪性度リンパ腫で splenic lymphoma with circulating villous lymphocytes(SLVL)と同義語である．
- MZL の約 20％を占める．50 歳以上に生じる稀な腫瘍である．
- 中等度ないし高度の脾腫と自己免疫性血小板減少症や貧血を認め，末梢血中には細胞表面に突起のあるリンパ球を認める．また M 蛋白血症を約半数例にみる．
- 経過は緩徐で 5 年生存率は約 70％，少数例に DLBCL への移行をみる．予後不良因子としては全身状態不良，巨脾，リンパ球 9,000/μL 以上があげられる．

③節性濾胞辺縁帯リンパ腫(NMZL)
- MZL の約 10％を占める．平均年齢は 60 歳，男女比は同程度である．
- 病変部位はリンパ節，時に骨髄と末梢血である．
- 小児に生じるものは小児節性濾胞辺縁帯リンパ腫 pediatric nodal marginal zone lymphoma と呼ばれ，成人とは異なる臨床病理学的特徴を持つ．男児に圧倒的に多い稀な腫瘍で，頭頸部リンパ節の限局性の病変を示し，外科的な切除のみで予後は良好である．

C 検査所見・診断

●免疫学的形質

MALTリンパ腫：M蛋白が1/3の症例にみられる．通常IgMを発現し，時にIgA，IgGの発現もみられる．CD20，CD79aが陽性で，CD5，CD10，CD23は陰性，CD11cは弱陽性ないし陰性で時にCD43の異常発現が観察される．marginal zone関連抗原であるCD21とCD35が陽性である．CD5，CD10やcyclin D1の所見から他のlow grade B cell lymphomaと鑑別する．

SMZL：ほぼMALTリンパ腫と同様であるが，cyclin D1が陰性，CD5の陽性は稀であることから，マントル細胞リンパ腫(MCL)や慢性リンパ性白血病(CLL)と鑑別する．

NMZL：CD43が50％の症例で陽性，BCL6は陰性，BCL2がほとんどの症例で陽性である．

●病理像

MALTリンパ腫（図14-1）：小型〜中型の不整の強くない細胞から成り，細胞質

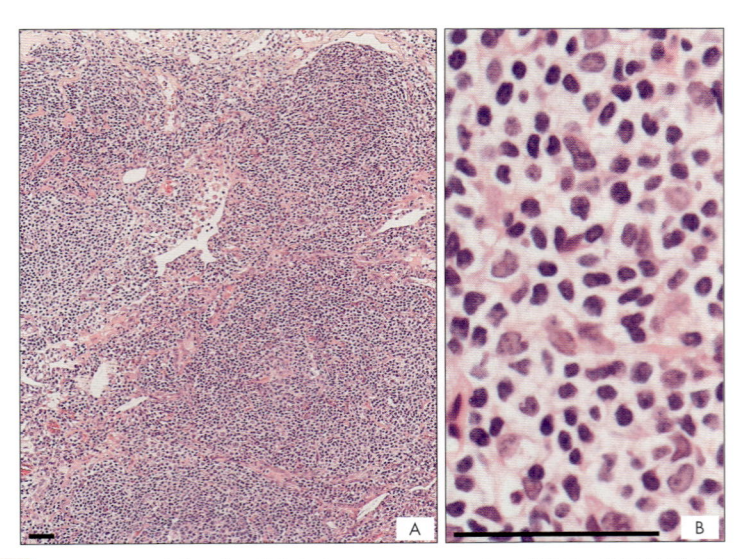

図14-1　MALTリンパ腫　肺に発生したMALT typeのリンパ腫で，やはりぼんやりとした結節状の構造を示している(A)．増殖する細胞は，明るい胞体を有する中型までのサイズのリンパ球である(B)．すべてHE染色．barはすべて50μm．
（増田明博．病理診断アトラス(20)造血系：悪性リンパ腫の病理診断．東京女子医科大学雑誌．2010; 80 (4/5)：123-31）

の淡明な細胞もみられる．反応性のリンパ濾胞構造を残しながらその周囲に増殖し，やがてびまん性に増殖する腫瘍細胞中にリンパ濾胞が浮かぶような形態となり，最終的にはリンパ濾胞構造は消失する．形質細胞への分化をみる症例では，免疫組織化学でも免疫グロブリン軽鎖の偏りがみられる．また，残存する反応性の胚中心内でリンパ腫細胞が増殖する所見をみることもあり，follicular colonization と呼ばれる．病理組織診断においては反応性の炎症との鑑別が常に問題となる．MALT リンパ腫，濾胞性リンパ腫(FL)，MCL は，いずれも腫瘍細胞が胚中心細胞に似た形態をとることが多く，また結節様構造の形成もみられるなど，形態のみでの鑑別は時に困難であり，免疫学的形質の所見が鑑別に重要となる．

SMZL：リンパ濾胞構造を残しながらその周囲に MALT リンパ腫同様の細胞が白脾髄に増殖する形態を示し，赤脾髄にも腫瘍細胞の浸潤が観察される．

NMZL：反応性のリンパ濾胞構造を残しながら，リンパ濾胞間に増殖し，follicular colonization もみられるという基本的な性格は，上述の MALT リンパ腫と同様である．

● 染色体・遺伝子

MALT リンパ腫：t(11;18)(q21;q21)に伴った *BIRC3(API2)-MALT1* キメラ遺伝子の形成や t(1;14)(p22;q32)に伴う *BCL10* 遺伝子の発現異常がみられる．最近では t(X;14)(p11.4;q32.33)と *GPR34* の発現亢進も報告されている[3,4]．染色体と関与する遺伝子の異常を表 14-1 に示す．

SMZL：染色体異常が 70〜80％程の症例に認められる．+3/3q，+12q，6q，7q の欠失や 8q，1q，14q の関与する転座が多い．なかでも 7q 欠失は 30〜

表 14-1 MALT リンパ腫にみられる染色体，遺伝子異常

染色体	関与する遺伝子	頻度	好発部位
t(11;18)(q21;q21)	*BIRC3(API2)-MALT1*	15〜40%	胃，肺
t(14;18)(q32;q21)	*IGHV-MALT1*	20%	肺，唾液腺，皮膚，副眼器
t(1;14)(p22;q32)	*IGHV-BCL10*	<5%	胃，肺
t(3;14)(p13;q32)	*IGHV-FOXP1*	<5%	不詳
+3/3q		20〜40%	特になし
+18/18q		20〜40%	特になし
del(6q23)	*TNFAIP3*	15〜30%	特になし

(Zinzani PL. Hematology Am Soc Hematol Educ Program. 2012; 2012: 426-32)[6]

Ⅲ　リンパ系腫瘍

40％の症例にみられ，欠失の最少範囲は 7q32 内の 2.8 Mb と報告されている．しかし，この欠失の有無と病態との関連ははっきりせず，標的遺伝子なども不明である[5~7]．

NMZL：特異的なものはないが，+3，+7，+12，+18 や 1q21 あるいは 1p34 を切断部位とする 1 番染色体の構造異常が報告されている[6]．

2 濾胞性リンパ腫
follicular lymphoma（FL）

A 疾患概念

　濾胞性リンパ腫（FL）とは follicular center（germinal center）B 細胞から発生する B 細胞腫瘍で，少なくとも部分的に濾胞性のパターンを呈するものをいう．小型〜中型のくびれや切れ込みを有する胚中心細胞 centrocyte に類似した細胞と胚中心芽細胞 centroblast 類似の大型細胞が混在して増殖する．大型細胞の混在している割合が増加するに従って，grade 1，2，3 と分類されている（表 14-2）．

表 14-2　濾胞性リンパ腫の病理学的な悪性度

悪性度	定義
grade 1〜2	0〜15 centroblasts/hpf*
1	0〜5 centroblasts/hpf
2	6〜15 centroblasts/hpf
grade 3	>15 centroblasts/hpf
3A	centrocytes present
3B	solid sheets of centroblasts

病変パターン	濾胞性病変の割合
follicular	>75%
follicular and diffuse	25〜75%
focally follicular	<25%
diffuse	0%

*：高拡大 1 視野．
1 視野あたり centroblasts が 15 以上認められるびまん性領域を有する症例は，FL を伴う DLBCL と診断される．

（Harris NL, et al. In: Swerdlow SH, et al, ed. WHO classification of tumours of haematopoietic and lymphoid tissues. Lyon: IARC Press; 2008. p.220-5）

B 臨床像

- 欧米ではリンパ腫の約20％を占める．アジアでの頻度はより低いといわれたが，最近の報告では18.3％と欧米と同様の頻度である[1]．わが国ではDLBCLに次いで頻度が高い．年齢中央値は60歳代で女性が多く，小児では男児が多い．
- 病変は診断時に大多数の患者で広範囲にみられるが，全身状態は良好で無症状である．
- 病変部位は主にリンパ節であるが，脾臓，骨髄，末梢血，Waldeyer環などにも浸潤し，節外にも浸潤する．また皮膚，消化管（特に十二指腸），眼瞼，乳腺，睾丸などの節外部位に初発することがある．
- grade 1, 2では緩慢な経過をとるが治癒する例は稀である．grade 3では臨床経過はより進行性であるので，中等度悪性度群として治療するのがよい．
- DLBCLへの形質転換は初発時から約3年で25〜35％に生じ，治療に不応性の転帰をとる．

亜型

小児濾胞性リンパ腫 pediatric follicuar lymphoma

頸部リンパ節，各リンパ節，Waldeyer環などに生じ，限局期に診断されることが多く予後は良好である．grade 2やgrade 3であることが多い．

消化管濾胞性リンパ腫 primary intestinal follicular lymphoma

十二指腸の下行部に，内視鏡検査時にポリープとして偶然に見つかることが多く，大多数が限局性で病期はAnn Arber分類IE/IIEである（p.257, 表17-2）．無治療でも予後は良好である．

"in situ" 濾胞性リンパ腫 intrafollicular neoplasma / "in situ" follicular lymphoma

胚中心の反応性過形成の一部に均一な細胞像でBCL2の発現がみられるものを"in situ"濾胞性リンパ腫という．いずれ濾胞性リンパ腫になるか否かは不明であり，病的な意義も不明である．

C 検査所見・診断

- **骨髄像**：40〜70％の症例でリンパ腫細胞の浸潤をみる．
- **免疫学的形質**：通常sIgが陽性で，CD19，CD20，CD22，CD79aなどのB細胞関連抗原が陽性，CD10，BCL2，BCL6が陽性，CD5，CD43は陰性であ

Ⅲ　リンパ系腫瘍

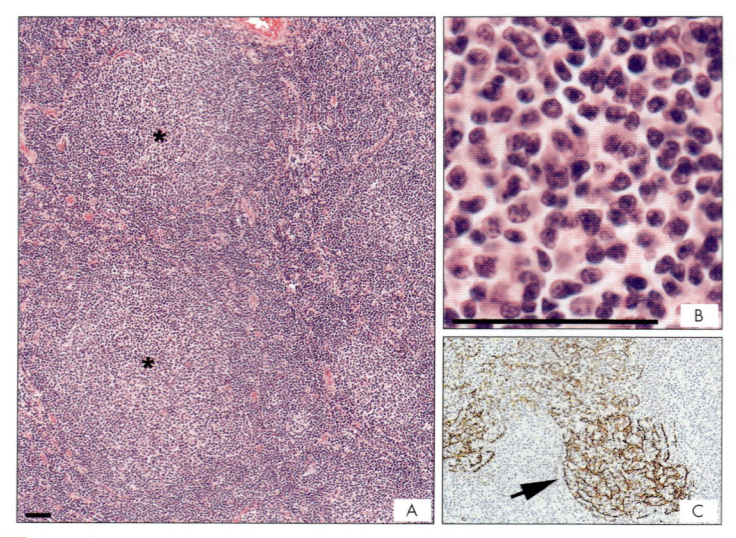

図 14-2　濾胞性リンパ腫（FL）　弱拡大（A）では結節状の増殖構造を示す．比較的に明瞭な濾胞状構造の中心（★）は明るく，この腫瘍性胚中心を構成する細胞は中型までのリンパ球である（B）．この症例は大型の細胞がほとんどみられず，いわゆる胚中心細胞様の細胞が主体で grade 1 の所見．CD21 陽性の濾胞樹状細胞の網目状の陽性所見が結節構造に一致して認められる（C 矢印：CD21 免疫染色）．すべて HE 染色．bar はすべて 50 μm．
（増田明博．病理診断アトラス（20）造血系：悪性リンパ腫の病理診断．東京女子医科大学雑誌．2010; 80 (4/5)：123-31）

る．通常 interferon-regulatory factor 4（IRF4/MUM1）は発現していないが，grade 3 になると発現する．BCL2 は grade 1, 2 では 85〜90％に発現するが，grade 3 では 50％の症例にしか発現していない．

- **病理像**（図 14-2）：濾胞様結節構造では，反応性の胚中心にみられるような極性や多数の細胞分裂像，あるいは apoptotic な細胞を貪食する組織球はほとんど認められず，均一な印象を与える．結節構造が消失して大型細胞から構成されるびまん性の領域を伴う症例は，DLBCL と診断される．反応性の胚中心細胞で陰性である BCL2 の発現を免疫組織化学で確認することは，反応性胚中心過形成との鑑別では非常に有用であるが，他の低悪性度 B 細胞リンパ腫との鑑別には使えない．また，前述のように，grade 3 では BCL2 の発現頻度は低下する．なお反応性胚中心と同様に，CD21 を発現する濾胞樹状細胞のつくる網目状構造が結節構造に一致して観察される．
- **染色体・遺伝子**：t(14;18)(q32;q21)（*BCL2-IGH* 転座）が約 85％の症例に認

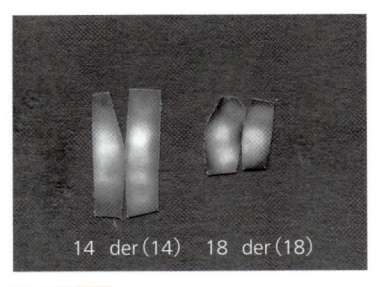

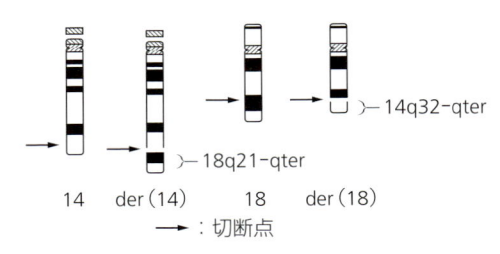

図 14-3 t(14;18)(q32;q21)，FL

められる（図 14-3）．*BCL2* 遺伝子が *IGH* のエンハンサーの支配下で恒常的に高発現する．変異型転座として，t(2;18)(p11;q21)やt(18;22)(q21;q11)が5〜10%にみられる．病期進展とともに，del(1p36)，del(6q)，+7，+12，+der(18)t(14;18)や+Xが付加的異常として多くの症例にみられる．del(6q)は予後不良例に多くみられる[8〜10]．DLBCLへの進行例ではdel(1p36)に伴う *TNFRSF14* の変異，*CDKN2A/CDKN2B*(9p21)や *TP53* の不活化，*MDM2*(12q14.3-q15)の発現などが認められる[11〜14]．また最近ではヒストンを修飾する *KMT2D*(*MLL2*，12q13.12)や *MEF2B*(19p13.11)の変異も高率に認められると報告されている[15]．

D 予後

FLの国際予後因子FLIPI，FLIPI2を表14-3，表14-4に示す[16]．FLIPI2はより簡便に臨床で入手できるデータに基づいた予後因子である．またFLIPIが高いほど形質転換しやすく，6つ以上の染色体切断や複雑核型異常を示す例は予後不良である．

3 皮膚原発濾胞中心リンパ腫
primary cutaneous follicle center lymphoma (PCFCL)

A 疾患概念

皮膚原発濾胞中心リンパ腫(PCFCL)は皮膚原発のgerminal center B細胞由来のリンパ腫で，胚中心細胞に類似した細胞と胚中心芽細胞類似の大型細胞が混

表 14-3 濾胞性リンパ腫の国際予後因子
（follicular lymphoma international prognostic index: FLIPI）

予後不良因子	
年齢	≧60 歳
病期（Ann Arbor）	III～IV
ヘモグロビン値	＜12.0 g/dL
リンパ節病変	＞4
LD	＞正常上限

リスク群	予後不良因子	5年生存率（%）	10年生存率（%）	Relative risk
low	0 or 1	90.6	70.7	1.0
intermediate	2	77.6	50.9	2.3
high	≧3	52.5	35.5	4.3

（Solal-Cèligny P, et al. Blood. 2004; 104: 1258-65）

表 14-4 濾胞性リンパ腫の国際予後因子
（follicular lymphoma international prognostic index 2: FLIPI2）

リスク群	予後不良因子*	3年生存率（%）	5年生存率（%）	Hazard ratio
low	0	90.9	79.5	1.00
intermediate	1～2	69.3	51.2	3.19
high	3～5	51.3	18.8	5.76

＊：予後不良因子：β_2-ミクログロブリン増加，腫瘤の長径が 6 cm 以上，骨髄浸潤，ヘモグロビン 12 g/dL 以下，60 歳以上のおのおのが 1 点を示す．

（Federico M. J Clin Oncol. 2009; 27: 4555-62）

在して濾胞性あるいはびまん性に増殖する，頭皮や躯幹に起こる腫瘍である．

B 臨床像

- 皮膚原発の B 細胞リンパ腫の約 60％を占め，年齢中央値は 51 歳，男性がやや多い．
- 頭皮や躯幹に起こることが多い．下肢での発生は 5％，約 15％は多発性病変を形成する．病変は赤色ないし紫色がかった結節状の隆起，巣状，地図状の扁平な隆起物で，表面は扁平，潰瘍形成は稀である．
- 治療しなければ年単位にわたって増大するが，全身に広がることは少ない．再発時には初発時よりも体の中心部位に出る傾向がある．

C 検査所見・診断

- **免疫学的形質**: CD20, CD79a は陽性, Ig は陰性である. BCL2 陰性, BCL6 陽性, CD10 は時に陽性, CD5, CD43 は陰性である.
- **病理像**: 節性の濾胞性リンパ腫と同様の形態を示すが, 免疫組織化学的に BCL2 は発現しない, または発現が弱いので, 注意を要する.
- **染色体・遺伝子**: アレイ CGH 法による検索では, PCFCL に 2p16.1 の増加が 63%, del(14q32.33)が 68% に検出され, FISH 分析で 2p16.1 増加例に *REL* の増幅が報告されている[17].

D 予後

予後は5年生存率が95%以上と良好である[18]. 国際節外リンパ腫研究グループによるとLD増加, 皮膚病変2ヵ所以上, 結節性病変の3つが予後因子であり, いずれもみられない場合には5年無病生存率は91%であるが, 2つまたは3つ存在すると48%と報告されている[19].

4 マントル細胞リンパ腫
mantle cell lymphoma (MCL)

A 疾患概念

マントル細胞リンパ腫(MCL)は小〜中等度大のリンパ球からなるB細胞腫瘍で, 細胞は不整な核と単一な形態を示し, 染色体11;14転座を有する. マントル層内側に存在する胚中心前のナイーブ末梢B細胞由来の腫瘍と考えられている.

B 臨床像

- 日本ではリンパ腫の約3%を占め, 中年から高年層(中央値約60歳)の男性に多い. 家族内発症が報告されている.
- 病変部位はリンパ節が最も多いが, 脾臓, 骨髄, 末梢血なども含まれる. 節外として消化管, Waldeyer 環などもみられる.
- 大多数の患者は病期III期, IV期で診断されるので, リンパ節腫大, 肝脾腫,

Ⅲ　リンパ系腫瘍

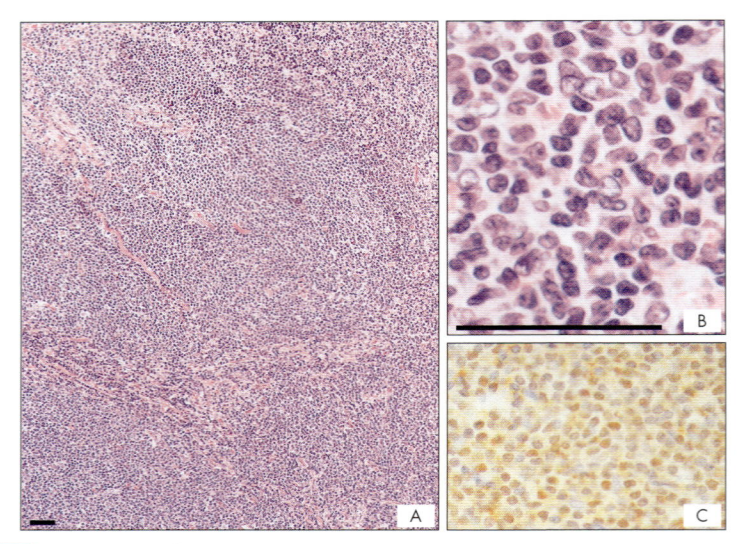

図 14-4　マントル細胞リンパ腫（MCL）　弱拡大（A: HE 染色）ではぼんやりとした結節状の構造が認められる．結節を構成する細胞は中型までのリンパ球の monotonous な増殖を示し（B: HE 染色），cyclin D1 の免疫染色で腫瘍細胞の核に陽性所見を示す（C: cyclin D1 免疫染色）．bar はすべて 50 μm．
（増田明博．病理診断アトラス（20）造血系：悪性リンパ腫の病理診断．東京女子医科大学雑誌．2010; 80（4/5）: 123-31）

骨髄浸潤があり，末梢血にも腫瘍細胞がみられる．

C　検査所見・診断

- **免疫学的形質**：sIgM/IgD が強陽性，CD5，FMC-7，CD43 陽性である．CD10，BCL6 は陰性，CD23 は陰性または弱陽性である．BCL2 は全例で陽性，cyclin D1 は大多数例で陽性である．稀に cyclin D1 が陰性である症例は cyclin D2，cyclin D3 が陽性である．
- **病理像**（図 14-4）：びまん性あるいは輪郭の不鮮明な結節性の増殖像を呈する．時に非腫瘍性の反応性胚中心の残存が観察される．小型から中型の胚中心細胞類似の細胞増殖像を呈し，他の低悪性度 B 細胞リンパ腫に比してより均一な印象が強い．免疫染色による cyclin D1 の核陽性像が診断の決め手となる．
- **染色体・遺伝子**：ほとんどの症例に t(11;14)(q13;q32) とこれに伴う *CCND1* 遺伝子の発現亢進が認められる．t(11;14) のみの異常例は少なく，付加的異常を伴う例が多い．染色体分析，アレイ CGH 法にて，3q，6p，7p，8q，10p，

12q, 18q の増加や 1p, 6q, 8p, 9p, 9q, 11q, 13q の欠失が付加的異常としてあげられており，複雑核型例や del(1p), del(8p), del(9p), del(9q), del(10q), del(13q), del(17p), +3q などを持つ症例は予後不良と報告されている[20,21]．t(11;14)だけでは腫瘍化には不十分であり，付加的な異常が重要とされている．すなわち細胞周期調節に関連する *CDKN2A*(9p21)の欠失，*TP53*(17p13.1)や *RB1*(13q14.2)の欠失や変異，DNA 損傷の修復不調をもたらす *ATM*(11q22-q23)の欠失，変異による遺伝子の不安定性，抗アポトーシス遺伝子 *BCL2*(18q21)の重複などが報告されている[22]．また最近では，*PAX5*(9p13)を標的とする *SOX11*(2p25)の発現亢進が大多数の症例に認められ，B 細胞の分化成熟を阻害して腫瘍発生と増殖に寄与すると考えられる[23]．

D 予後

難治性の臨床経過をとり，平均生存期間は 3〜5 年と，治癒が期待できない悪性リンパ腫である．予後因子として MCL 国際予後因子が提案され，高年齢，全身状態 PS，LD 値，白血球数などにより生存期間が異なる[24,25]．5 年生存率は低リスク群ではまだ生存期間中央値が届かず(60%)，中間群では 51 ヵ月，高リスク群では 29 ヵ月と報告されている．

5 びまん性大細胞型 B 細胞リンパ腫
diffuse large B-cell lymphoma (DLBCL)

5-1 diffuse large B-cell lymphoma, not otherwise specified (DLBCL, NOS)

A 疾患概念

びまん性大細胞型 B 細胞リンパ腫(DLBCL)は大型の B 細胞からなる，びまん性の増殖形態を有する腫瘍である．その大きさとは正常のマクロファージの核と同様，または正常のリンパ球の 2 倍以上の大きさで，germinal center または post germinal center 部位から発生した腫瘍である．DLBCL は形態学的，生物学的，臨床的に多様であるが，多くの症例が明確な別々の組織型には分かれておらず，NOS というこの形に入る．DLBCL の亜分類(WHO 分類第 4 版)を表 14-5 に示す．

表 14-5　DLBCL の亜分類

Diffuse large B-cell lymphoma, not otherwise specified（DLBCL, NOS）
　　Common morphologic variants
　　　　Centroblastic
　　　　Immunoblastic
　　　　Anaplastic
　　Rare morphologic variants
　　Molecular subgroup
　　　　Germinal centre B-cell-like（GCB）
　　　　Activated B-cell -like（ABC）
　　Immunohistochemical subgroups
　　　　CD5-positivie DLBCL
　　　　Germinal centre B-cell-like
　　　　Non-germinal centre B-cell-like（non-GCB）
Diffuse large B-cell lymphoma, subtypes
　　T-cell/histiocyte-rich large B-cell lymphoma（THRLBCL）
　　Primary diffuse large B-cell lymphoma of CNS: CNS DLBCL
　　Primary cutaneous diffuse large B-cell lymphoma, leg type
　　EBV positive diffuse large B-cell lymphoma of the elderly
Other lymphoma of large B cells
　　Primary mediastinal large B-cell lymphoma
　　Intravascular large B-cell lymphoma（IVLBCL）
　　LCBL associated with chronic inflammation
　　Lymphomatoid granulomatosis
　　ALK-positive large B-cell lymphoma
　　Plasmablastic lymphoma（PBL）
　　Large B-cell lymphoma arising in HH8-associated multicentric Castleman diesease
　　Primary effusion lymphoma（PEL）
Borderline cases
　　B-cell lymphoma, unclassifiable, with features intermediate between DLBCL
　　　and Burkitt lymphoma
　　B-cell lymphoma, unclassifiable, with features intermediate between DLBCL
　　　and classical Hodgkin lymphoma

（Stein H, et al. Diffuse large B-cell lymphoma, not otherwise specified. In: Swerdlow SH, et al, ed. WHO classification of tumours of Haematopoietic and lymphoid tissues. Lyon: IARC Press; 2008. p.233-7）[26]

B　臨床像

- 本邦の非 Hodgkin リンパ腫の 33％を占める最も頻度が高いリンパ腫である[1]．高齢者に多く平均年齢は 70 歳代男性が多いが，小児や若い年代にも生じる．罹患率は 10 万人当たり 13 人と年々増加傾向にある．

表 14-6 消化管(GI)原発リンパ腫の病期(Lugano による)

stage I	GI に腫瘍が限局しているもの，単独，多数でも連続しない病変
stage II	原発の GI から腹腔へ進展しているもの
II₁	限局したリンパ節への浸潤(胃リンパ腫であれば傍胃リンパ節，小腸リンパ腫であれば，傍腸リンパ節)
II₂	遠隔リンパ節への浸潤(小腸リンパ腫の場合には腸間膜リンパ節，あるいは傍大動脈リンパ節，下大静脈に沿ったリンパ節)
stage II E	隣接した臓器や組織に浸潤するため奨膜への貫通がある，実際に浸潤している臓器を列挙する〔例：II E(pancreas)〕
stage IV	リンパ節外にも播種性に病変が分布している，または横隔膜より上にリンパ節病変がある場合

(Rohatiner A, et al. Ann Oncol. 1994; 5: 397-400)

- 原因は不明であるが，後天性免疫不全症候群 acquired immunodeficiency syndrome(AIDS)患者，免疫抑制剤の投与を受けている患者など免疫不全状態にある人ではリスク因子となる．また免疫不全がなく EB ウイルス Epstein-Barr virus(EBV)感染を伴う例は約 10％ある．
- *de novo* で発生するものが多いが，20％は FL，CLL/SLL，MZL などから形質転換したものである．
- 節外の発症が 40％にみられ，その最も多い部位は消化管(胃，回盲部)で，その他，骨，睾丸，脾臓，Waldeyer 環，唾液腺，皮膚などがある．消化管原発リンパ腫の病期分類(Lugano)を表 14-6 に示す．
- 骨髄への浸潤は 11〜27％で，低悪性度リンパ腫ほど高くない．
- 約半分の患者で病期 I または II であり，ほとんどの場合無症状である．症状は病変の部位によって異なる．比較的急激に増大する腫瘍である．

C 検査所見・診断

- **免疫学的形質**：汎 B 細胞の形質を有する．CD19，CD20，CD22，CD79a 陽性，sIg または cIg(IgM>IgG>IgA)のいずれか，または両方が認められる．後述する anaplastic variant では CD30 が陽性になることがある．10％の症例で CD5 が陽性である．このような症例では cyclin D1 の発現がないことで，MCL と区別できる．CD10 は 30〜60％の症例で陽性で，各形質の陽性率は BCL6：60〜90％，IRF4/MUM1：35〜65％，P53：20〜60％である．Ki67 の標識率は高い．

Ⅲ　リンパ系腫瘍

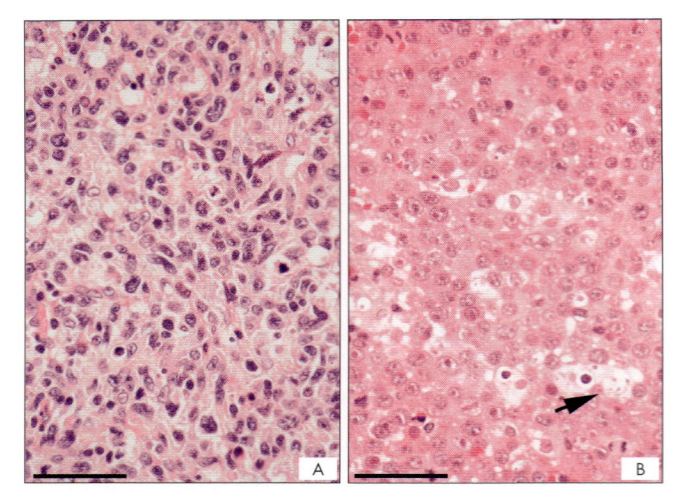

図 14-5 **びまん性大細胞型 B 細胞リンパ腫（DLBCL）**　A で示した症例では，腫瘍細胞の核は比較的に多形で大小不同が認められる．一方，B で示した症例は核小体の明瞭な核を有する細胞の増殖で，免疫芽球様の形態と考えられる．apoptotic な細胞が混在し，核破砕物を貪食する組織球も散見される（矢印）．すべて HE 染色．bar はすべて 50μm．
（増田明博．病理診断アトラス（20）造血系：悪性リンパ腫の病理診断．東京女子医科大学雑誌．2010；80（4/5）：123-31）

- **病理像**（図 14-5）：リンパ節に発生した病変では，一般にその既存構築は消失しているが，病変が一部にのみ認められる場合もあって注意を要する．増殖する細胞は，核の不整や大小不同が観察され，通常核小体が明瞭であり，細胞質の豊富なものもみられる．非常に多形で奇怪な核を有する細胞や，Hodgkin 細胞あるいは Reed-Sternberg 細胞に類似した細胞が増殖する anaplastic variant としての形態を示すものや，紡錘形細胞あるいは印環細胞の形態を示す症例もあって多彩な形態を取り得る．アポトーシスを呈する細胞とともに，これを貪食する組織球がリンパ腫細胞間に観察される，いわゆる starry-sky 像は，Burkitt リンパ腫におけるものがその典型であるが，本型においても増殖能の高い症例で認められ，Burkitt リンパ腫との鑑別が問題となる．リンパ腫細胞間には，通常多かれ少なかれ非腫瘍性の T 細胞の混在があり，非常に多い場合は後述するような T-cell/histiocyte-rich large B-cell lymphoma と診断される．また，リンパ腫細胞間の線維性結合組織の増生もしばしば観察される．
- **染色体・遺伝子**：免疫グロブリン遺伝子のクローン性再構成がみられる．*PIM1*（6p21.2），*MYC*（8q24.21），*RHOH*（4p13），*PAX5*（9p13）などの異常

表14-7 GCB DLBCL, ABC DLBCL における染色体所見

染色体異常	GCB DLBCL	ABC DLBCL
転座（関与する遺伝子）	t(14;18)(q32;q21)*（*BCL2/IGH*） t(3;14 or v)(q27;q32 or v)** （*BCL6/IGH* or *v*）	t(3;14 or v)(q27;q32 or v)** （*BCL6/IGH* or *v*）
アレイ法による知見***	+1q +2p 7q22-q36 の増加 +12q	3q23-q28 の増加 18q21-q22 の増加 +19q 6q21-q22 の欠失 9p21 の欠失****

GCB DLBCL: germinal center B-cell-like, diffuse large B-cell lymphoma,
ABC DLBCL: activated B-cell-like, diffuse large B-cell lymphoma
*: t(14;18) は GCB サブグループの 20〜35％ にみられる[26, 28]。
**: *BCL6* の関与する転座は、ABC サブグループ (24〜30％) のほうが GCB (10％) より多く、転座相手は *IGH* と *IGH* 以外 (*v*) がほぼ半々である[29, 30]。14q32 以外の転座相手は、3q, 4p, 6p/q, 7p, 9p/q, 11q, 12p/q, 13q, 16p など、様々である[31]。
***: 文献 31, 32 による[31, 32]。
****: 9p21 (*CDKN2A* 座) を欠失している症例は最も予後不良との報告もある[32]。
他に 8q24 (*MYC*) の関与する転座も低頻度 (〜10％) にみられるが、*IG* 遺伝子以外と *MYC* の転座が約 40％ にみられる[26]。

な体細胞超変異 (SHM) が 50％ 以上の症例に検出され、腫瘍発生に寄与していると考えられる[26]。遺伝子の発現パターンにより、ABC (activated B-cell) タイプと GCB (germinal center B-cell) タイプに区別され、GCB タイプのほうが予後は良好である[27]。タイプ別の染色体所見を表 14-7 に示す[26, 28〜32]。遺伝子異常は両者に共通するものとそれぞれのサブタイプに特徴的なものがある。共通するものには、*BCL6* 転座、アセチル化やメチル化などのクロマチン修飾機能を不活化する異常〔*CREBBP* (16p13.3), *EP300* (22q13.2), *KMT2D* (*MLL2*, 12q13.12), *KMT2C* (*MLL3*, 7q36.1) などの異常〕と免疫機構の変調をきたす *B2M* (15q21-q22.2) や *CD58* (1p13) の異常があげられる。*BCL2* の転座、変異、*MYC* の転座、*EZH2* (7q35-q36) の変異などは GCB タイプにみられる。ABC タイプに比較的頻度の高い変異の多くは NF-κB シグナル伝達経路関連因子をコードする遺伝子〔*TNFAIP3* (*A20*, 6q23), *CARD11* (7p22), *CD79B/CD79A* (17q23/19q13.2), *MYD88* (3p22) など〕にみられ、変異によって恒常的活性化を引き起こすと推測される。*MYD88* 遺伝子の L265P 変異が ABC タイプの症例約 30％ にみられ、また *PRDM1* (6q21) の変異や欠失も同タイプにみられ、B 細胞の分化を抑制してリンパ腫発生に関わる

D 予後

表 14-8, 表 14-9 に示すような国際予後因子 international prognostic index (IPI) によって治療成績が報告されており，長期生存率は 50〜60％である．また 5 年生存率は GCB 型で 76％，ABC 型で 16％と報告されている[27].

表 14-8 aggressive non-Hodgkin lymphoma の予後因子と治療成績

(A) 国際予後因子

因子	相対的リスク	p 値
すべての患者		
年齢（≦60 vs.＞60）	1.96	＜0.001
血清 LD 値（≦正常 vs.＞正常）	1.85	＜0.001
全身状態 PS（0 または 1 vs. 2〜4）	1.80	＜0.001
病期（I または II vs. III または IV）	1.47	＜0.001
節外病変（≦1 ヵ所 vs.＞1 ヵ所）	1.48	＜0.001
60 歳以下		
病期（I または II vs. III または IV）	2.17	＜0.001
血清 LD 値（≦正常 vs.＞正常）	1.95	＜0.001
全身状態 PS（0 または 1 vs. 2〜4）	1.81	＜0.001

おのおのを 1 点とする

(B) IPI 指数と治療成績

リスク群	因子の数	寛解率	5 年無病生存率	5 年生存率
すべての患者				
low	0 or 1	87	70	73
low intermediate	2	67	50	51
high intermediate	3	55	49	43
high	4 or 5	44	40	26
年齢補正したインデックス≦60				
low	0	92	86	83
low intermediate	1	78	66	69
high intermediate	2	57	53	46
high	3	46	58	32
年齢補正したインデックス＞60				
low	0	91	46	56
low intermediate	1	71	45	44
high intermediate	2	56	41	37
high	3	36	37	21

(The international non-Hodgkin's lymphoma prognostic project. N Engl J Med. 1993; 329: 987-94)

表14-9 aggressive lymphoma における NCCN-IPI（National Comprehensive Cancer Network データベースによる IPI）

因子		点数
年齢	>40〜≦60	1
	>60〜≦75	2
	>75	3
LD	正常	
	>1〜≦3	1
	>3	2
Ann Arbor 病期 III-IV		1
節外病変*		1
全身状態　PS≧2		1

リスク群	点数	5年生存率	5年無病生存期間
low	0〜1	96%	91%
low intermediate	2〜3	82%	74%
high intermediate	4〜5	64%	51%
high	≧6	33%	30%

*：骨髄，中枢神経系，肝/消化管，肺など
(Zhou Z, et al. Blood. 2014; 123: 837-42 より改変)

5-2 diffuse large B-cell lymphoma subtypes

① T細胞/組織球豊富型大細胞型 B 細胞リンパ腫　T-cell/histiocyte-rich large B-cell lymphoma（THRLBCL）

　"rich" の定義は必ずしも明確とはいえないが，非腫瘍性 T 細胞および組織球の増生する間に，大型の腫瘍性の B 細胞が孤立性・散在性にみられる形態を示すものであり，germinal center B 細胞由来の腫瘍である．少数の腫瘍細胞が多数の非腫瘍性のリンパ球・組織球間に散在するという形態は Hodgkin リンパ腫と類似するものであって，鑑別が問題となる．また非腫瘍性の T 細胞が必ずしも小型のもののみではないなどの所見があり，T 細胞リンパ腫との鑑別が問題となることもある．

②中枢神経原発びまん性大細胞型 B 細胞リンパ腫　primary diffuse large B-cell lymphoma of CNS（CNS DLBCL）

- 眼球を含む中枢神経に原発する DLBCL で，硬膜原発リンパ腫，血管内リンパ腫および中枢神経以外のリンパ腫の二次性の中枢神経浸潤や免疫不全関連リンパ腫を除外したものをいう．

- activated (late germinal center) B 細胞由来の腫瘍で，頻度は非 Hodgkin リンパ腫の 1% 以下（脳腫瘍の 2～3％以下）と少なく，平均年齢は 60 歳，男性に多い．
- 病変部位の脳神経の欠損症状が 50～80％にみられ，神経精神症状は 20～30％にみられる．脳軟膜に浸潤すると頭痛などが生じる．テント上に単発性の腫瘤を形成することが多く（約 60％），20～40％で多発性の腫瘤を形成する．神経外に病変が及ぶことは稀である[36]．予後は不良であるが，高年齢，全身状態 PS 1 以上，LD 高値，髄液の高蛋白，深部病変などが不良因子となる[37]．
- **免疫学的形質**：B 細胞の形質を示す．CD20，CD22，CD79a 陽性である．CD10：10～20％陽性，BCL6：60～80％陽性，IRF4/MUM1：約 90％陽性である．BCL2 はしばしば陽性である．
- **病理像**：一般にはびまん性のパターンを示すが，angiocentric pattern と呼ばれる血管周囲腔における腫瘍細胞の増殖像が特徴的で，これによって多発病巣性の像を呈する．

③皮膚原発びまん性大細胞型 B 細胞リンパ腫―下肢型
primary cutaneous diffuse large B-cell lymphoma, leg type

- 大型 B 細胞が，びまん性の増殖をする皮膚原発 DLBCL で，下肢に最も多く見出されるものである．post-germinal center 由来の末梢性 B 細胞から生じた腫瘍である．病理学的には DLBCL と同様の形態を有する．
- 皮膚原発リンパ腫の 4％，皮膚原発 B 細胞リンパ腫の 20％を占め，年齢中央値は 70 歳と高齢者に多く，女性に多い．大部分が下腿に生じ，赤色を呈する．
- **免疫学的形質**：cIg，CD20，CD79a は陽性．BCL2，IRF4/MUM1，FOX-P1 が強陽性である．CD10 は通常陰性である．
- **染色体・遺伝子**：Dijkman らによると 18q21.31-q21.33 の DNA 増幅が 67％に認められ，*BCL2* と *MALT1* 遺伝子の増加が FISH で示された．また，*CDKN2A/CDKN2B* を含む 9p21.3 の欠失も過半数に認められた[17]．

④加齢性 EBV 陽性びまん性大細胞型 B 細胞リンパ腫
EBV positive diffuse large B-cell lymphoma of the eldery

- 免疫不全や先行リンパ腫のない患者に非表皮向性に発生する，EBV 陽性成熟 B リンパ球由来の DLBCL の形態を示す腫瘍である．

- 平均年齢は約70歳で男性にやや多い．90歳以上で頻度が高くなり，免疫機能の老衰と考えられている．アジアではDLBCL全体の8～10％を占める．
- リンパ節病変に加え，70％の症例で節外に病変部位（皮膚，肺，舌，胃など）が認められる．急激な臨床経過をとる．
- **免疫学的形質**：CD20，CD79aが陽性，軽鎖の偏りが証明されないこともある．CD10，BCL6は通常陰性，IRF4/MUM1は陽性，latent membrane protein1（LMP1）：94％陽性，EBV-associated nuclear antigen-2（EBNA-2）：28％陽性である．CD30陽性は様々で，CD15は陰性である．

5-3 other lymphoma of large B cells

①縦隔（胸腺）原発大細胞型B細胞リンパ腫
primary mediastinal (thymic) large B-cell lymphoma

- 胸腺髄質B細胞由来のDLBCLで，特徴ある臨床・病理像から独立した疾患と考えられるようになった．
- 非Hodgkinリンパ腫の2～4％を占め，わが国では全DLBCLの1％弱である．主として35歳までの若い女性に多い．
- しばしば巨大で肺，胸膜，心外膜に浸潤し，上大静脈症候群をきたしてしばしば来院する．B症状もみられる場合がある．一般的に予後は良く，5年生存率が75％，5年無病生存率は69％[38]であるが，胸膜や心外膜へ浸潤すると予後は不良である[39]．
- **免疫学的形質**：CD19，CD20，CD22，CD79aが陽性であるが，sIgやcIgは通常認められない．CD30は80％以上に，CD15はしばしば陽性である．IRF4/MUM1やCD23は約70％で陽性である．BCL2は55～80％，BCL6は45～100％，CD10は8～32％と陽性頻度は低下する．TRAF1，nuclear RELが陽性である．
- **病理像**：病理組織像は，DLBCLとしてのものでありDLBCL，NOSの項で記載したような様々な形態をとりうる．一般的に間質の線維性結合組織の強い増生により胞巣様に区画され，上皮性腫瘍との鑑別を要するような形態を示す．またHodgkin細胞あるいはReed-Sternberg細胞に類似した細胞が増殖し，Hodgkinリンパ腫と同様の形態および免疫形質を示す領域を含む症例がある．このような例は **B-cell lymphoma, unclassifiable, with features intermediate**

between DLBCL and classical Hodgkin lymphoma の範疇に入るとされる．WHO 第 4 版では B 細胞リンパ腫分類不能型，びまん性大細胞型 B 細胞リンパ腫と古典的 Hodgkin リンパ腫の中間型として記載されている(p.200, 表 14-5)．

- **染色体・遺伝子**：NF-κB および JAK-STAT シグナル経路の活性化をもたらす多数の遺伝子異常が報告されている．前者に関する異常としては，*REL*（2p13-p12）の重複，*TNFAIP3*（6q23）の欠失などが，後者には *JAK2*（9p24）の重複，*SOCS1*（16p13.13）や *STAT6*（12q13）の変異などが含まれる．また，*CIITA* 座位のある 16p13.13 の不均衡型転座，*JAK2* や *KDM4C*（*JMJD2C*），*CD274*（*PDL1*），*PDCD1LG2*（*PDL2*）のある 9p24 の増加によっても JAK-STAT シグナル経路の活性化や免疫機構からの逸脱，ヒストン修飾の調節異常などが生じ，腫瘍細胞の増殖，生存に寄与する[40]．

②血管内大細胞型 B 細胞リンパ腫 intravascular large B-cell lymphoma（IVLBCL）

- 血管内に選択的に増殖するリンパ腫細胞増殖を特徴とする節外性リンパ腫の稀な一型で，主たる増殖の場は毛細血管内であり大血管を侵すことは少ない．平均年齢は 67 歳，悪性リンパ腫の 1％以下である．
- 腫瘍細胞は形質転換した末梢 B 細胞由来と考えられ，骨髄・中枢神経・皮膚・肺・副腎・腎臓・甲状腺などの節外臓器に広く浸潤し，浸潤臓器の虚血により多様な臓器障害をきたす．
- わが国では汎血球減少症，肝脾腫，血球貪食症候群を主体とするアジア型と呼ばれる病型が 60％を占める．日本では発熱，B 症状を高率に認める[41]．欧米では皮膚および中枢神経浸潤を主体とする病型が多く，血球貪食像を認める症例はきわめて少ない[42]．
- **免疫学的形質**：B 細胞に関連した形質が陽性であるが，CD5：38％陽性，CD10：13％陽性である．CD10 陰性例では IRF4/MUM1 が陽性である．CD29（βインテグリン）や CD54（ICAM-1）などを欠いているために血管内での増殖形式をとるとの説がある．
- 病勢が強く進行が急速で，腫瘤がないことから診断が困難である．診断には血管腫のある部位からの皮膚のランダム生検が有用であり，免疫染色（図 14-6）を積極的に行って血管内の large B cell の検出に努める．化学療法抵抗性で予後不良であるが，皮膚に限局する型は比較的良好である．

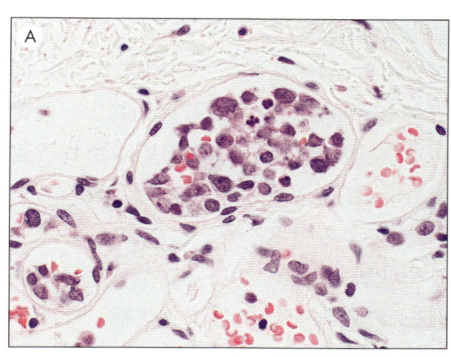

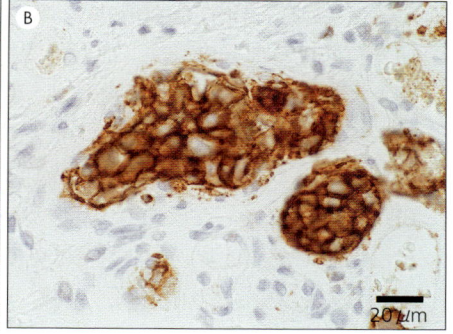

図14-6 血管内大細胞型B細胞リンパ腫（IVLBCL）
A: 血管内に大型の異型リンパ球が増生している．B: 免疫染色においてCD20陽性である．
（東京女子医科大学病院病理診断科　山本智子先生より提供）

③慢性炎症に伴うびまん性大細胞型B細胞リンパ腫
DLBCL associated with chronic inflammation

- 慢性炎症があるところから長期間（通常10年以上）経過して発生するリンパ腫で，EBV感染を伴う．膿胸関連リンパ腫 pyothorax-associated lymphoma（PAL）が基本形で，長期間にわたって膿胸が存在すると胸壁にリンパ腫が発生する．EBVで形質転換した late germinal center/post-germinal center B細胞由来の腫瘍である．結核の治療として人工気胸をした人や結核性胸膜炎を行った既往のある人に生じる．

- 50〜80歳代（年齢中央値65〜70歳）の男性に多い．胸痛，背部痛，発熱，痰を伴う咳，呼吸困難，喀血などの症状を伴う．胸膜腔に腫瘍病変を認めることが多く，肺にも認めることがある．病変は多くの症例で胸腔内にとどまっている．急速に進行し5年生存率は20〜35％である．

- EBVとの関連が強く，多くは潜伏感染EBV（latency III）であり，EBV-encoded small nuclear RNA（EBER），LMP1，EBNA-2の発現が認められる．EBVによって形質転換したB細胞がIL-10を産生し，宿主の免疫監視機構をすり抜け，IL-6やIL-6受容体を通してB細胞の増殖を刺激すると考えられている．

- **免疫学的形質**：CD20，CD79aが陽性である．形質細胞への分化を示す場合にはCD20，CD79aは陰性，IRF4/MUM1，CD138，CD30が陽性である．時にT細胞の形質を示すことがある．ほとんどの症例でEBERが発現している．

④リンパ腫様肉芽腫 lymphomatoid granulomatosis

- 節外における血管中心性，血管破壊性のリンパ増殖性疾患で，EBV 陽性 B 細胞と反応性のリンパ球，形質細胞，組織球，多核白血球が血管周囲および血管壁に浸潤し，血管を破壊して，梗塞様の組織壊死を起こす．EBV 陽性 B 細胞の割合によって組織学的な悪性度（grade I～III）と臨床的な進行性が異なる．EBV で形質転換した成熟 B リンパ球から由来する腫瘍と考えられている．
- 稀な疾患で女性に多い．小児では免疫不全状態の場合に生じる．病変部位は肺がほとんどで，その他，脳，腎臓，肝臓，皮膚などに生じる．咳嗽，呼吸困難，胸痛などの症状で発症することが多く，急激な経過をとる．
- **免疫学的形質**：CD20，CD30 陽性，CD15 陰性で，LPM1 は陽性が多い．

⑤ ALK 陽性大細胞型 B 細胞リンパ腫 ALK-positive large B-cell lymphoma

- ALK 陽性の単球様形態を示す大型免疫芽球様 B 細胞からなる腫瘍で，形質細胞への分化を示す post germinal center B 細胞から由来する腫瘍である．組織学的には，リンパ節においては，未分化大細胞型リンパ腫と同様にリンパ洞で増殖する形態をとる．
- 稀な腫瘍（DLBCL の 1% 以下）で成人男性に多く発生する．リンパ節腫脹または縦隔腫瘍という形をとり，進行した病期（III, IV）で診断されることが多く，平均生存期間は 11 ヵ月と短い．
- **免疫学的形質**：ALK 陽性で，epithelial membrane antigen（EMA），形質細胞のマーカーである CD138，VS38 が陽性である．CD3，CD20，CD79a，CD30 は陰性，cIg は陽性である．CD4，CD57，IRF4/MUM1，CD43，perforin なども陽性である．CD45 が弱陽性または陰性であり，EMA 陽性に加えサイトケラチンが陽性であることから，carcinoma と間違われることがある．CD30 陽性の ALK- 陽性 T/null anaplastic large cell lymphoma と鑑別すべきである．

⑥形質芽細胞性リンパ腫 plasmablastic lymphoma（PBL）

- B 免疫芽球に類似の大型細胞がびまん性に増殖した腫瘍で，形質芽細胞から由来した腫瘍であり，形質細胞の免疫形質を示す．免疫芽球様細胞から形質細胞への分化を示すものなど，増殖する細胞の形態には幅がある．
- 稀な腫瘍で年齢中央値は 50 歳，大人は HIV 陽性の男性や免疫不全状態や高齢者，小児は免疫不全患者が罹患することが多い．大多数例で EBV が陽性である．病変部位は口腔内，眼窩，皮膚，骨，軟部組織，胃腸などの粘膜部位で

ある．HIV陽性患者ではリンパ節の病変が通常より多い．診断時に病期III，IVと進行期であることが多い．急激な経過をとり生存期間は1年以内が多い．
- **免疫学的形質**：CD138，CD38，VS38，IRF4/MUM1陽性，CD45，CD20，PAX5は弱陽性または陰性である．CD79a，cIgは陽性であることが多く，CD56は通常陰性だが，形質細胞への分化を伴う例では陽性である．EMA，CD30はしばしば陽性，EBV EBERは多くの症例に陽性，Ki67標識率は高いことが多い．LMP1は稀にしか陽性でない．EBVは口腔粘膜タイプではほぼ全例で陽性，human herpes virus 8 (HHV8) は陰性である．
- **病理像**：大型の免疫芽球様細胞の増殖はDLBCLと同様で，形態的には鑑別できない．形質細胞への分化を示すものは形態的に骨髄腫との鑑別を要するが，*in situ* hybridizationによるEBERの確認などが診断に有用である．

⑦ HHV8関連多中心性Castleman病に発生する大細胞型B細胞リンパ腫 large B-cell lymphoma arising in HHV8-associated multicentric Castleman disease

- HHV8と関連するCastleman病患者に生じる大型のB細胞リンパ腫で，形質芽細胞類似のIgMを発現するHHV8感染リンパ球が単クローン性に増殖をきたしたもので，ナイーブB細胞由来の腫瘍である．
- 臨床的な背景は，HHV8陽性Castleman病患者で通常HIV感染などの免疫不全状態があり，リンパ節腫大，脾腫，Kaposi肉腫がある患者である．リンパ腫細胞はHHV8陽性で，HHV8は増殖と抗アポトーシス作用を有する遺伝子をコードすることが病因と考えられている．
- **免疫学的形質**：HHV8 associated latent nuclear antigen-1 (LANA-1)，viral λIL-6，λ型cIgMが陽性である．CD20，CD38は陽性または陰性，CD79a，CD138，CD27は陰性，EBERは陰性である．濾胞間の形質細胞はcIgM陰性で，cIgA陽性，LANA-1陰性である．

⑧ 原発性体腔液リンパ腫 primary effusion lymphoma (PEL)

- 腫瘤がなく体腔液中に浮遊する形で増殖するlarge B細胞性リンパ腫で，post-germinal centerから由来したリンパ腫である．
- 若年ないし中年のHIV陽性の男性でEBV感染陽性者に発症する．免疫不全がない状態で発症するのは通常老人で，HHV8陽性率が高い地域に多い．リンパ腫細胞にはHHV8がみられ通常EBVも認められるが，発症にはEBVは必須ではないようである．
- 病変部位は胸膜，心外膜，腹膜などが一般的で，リンパ節腫脹や臓器の腫大は

ないことが多い．節外に腫瘍が腫瘤を形成することも稀にある．予後不良で生存期間中央値は 6 ヵ月以内である．
- **免疫学的形質**：CD45 は通常陽性だが，CD19，CD20，CD79a，sIg，cIg は陰性である．BCL6 も通常陰性である．HLA-DR，CD30，CD38，VS38，CD138，EMA などは時に陽性である．T/NK は陰性だが T 細胞表面形質は時に陽性である．リンパ腫細胞の核は LANA を有しており，診断に有用である．EBV は陽性であるが，EBV LMP1 はみられない．

6 Burkitt リンパ腫
Burkitt lymphoma(BL)

A 疾患概念

　Burkitt リンパ腫(BL)は細胞増殖が非常に速い高悪性度の B 細胞性リンパ腫で，リンパ節以外の臓器に腫瘤を形成，あるいは急性白血病の病態をとる．FAB 分類の **ALL-L3** はこの急性白血病と同義である．*MYC* 遺伝子が関与する転座が特徴的であるがこの疾患に特異的ではない．

B 臨床像

　3 つの亜型には形態学的・生物学的に差異が認められ，臨床的にも異なる．

風土病性 BL
- アフリカ赤道直下の地域，パプアニューギニアでも風土病性発症がみられ，小児の悪性腫瘍の中で最も多くみられる．好発年齢は 4〜7 歳で男児に多い．全例で EBV ゲノムが腫瘍細胞に検出され，マラリア感染症流行地域との強い疫学的関連性が認められる．熱帯熱マラリア原虫(*Plasmodium falciparum*)の感染が EBV に反応する T 細胞を枯渇させることで，ウイルスの持続感染と潜在感染したメモリー B 細胞の再活性化を起こすと考えられる．しかしマラリアと EBV のみでは地域集積性を十分に説明できず，他の因子の関与も考えられている．
- 約半数の症例で顎骨や眼窩などの顔面骨が侵され，その他，回腸末端部，盲腸，大網，性腺，腎臓，長管骨，甲状腺，唾液腺，乳腺などにも病変がみられる．

散発性 BL

- 小児や若年成人に多く発症する．成人の平均年齢は 30 歳でリンパ腫の 1〜2％と頻度は低いが，小児ではリンパ腫の 30〜50％を占める．成人，小児ともに男性が多い．散発性 BL では約 30％の症例に EBV が検出されるが，低年齢での EBV 感染者に EBV 陽性 BL の発生頻度が高い．
- 顎骨が侵されることは稀で，回盲部をはじめとする腹部腫瘍が多く，卵巣，腎臓，乳腺などにも多い．

免疫不全関連 BL

- 主に HIV 患者でみられ，しばしば AIDS の初発症状となる．骨髄とともにリンパ節が侵される頻度が高い．また中枢神経浸潤の危険がある．EBV は 25〜40％の症例でしか検出されない．
- 増殖が速く大きな腫瘍を形成し，化学療法時に腫瘍崩壊症候群を呈する場合がある．悪性度は高いが治癒を期待できる腫瘍である．

Burkitt 白血病亜型

末梢血と骨髄に浸潤する急性白血病として発症することがあり，Burkitt 白血病と呼ぶ．また大きな腫瘍の場合には白血病化を起こしうる．**ALL-L3** 型に相当する．中枢神経を侵しやすく，腫瘍崩壊症候群を起こしやすい．

C 検査所見・診断

- 腫瘍細胞は特徴的な細胞形態（空胞を伴った濃い好塩基性の細胞質を有し，空胞はズダン III 染色陽性）を示す．
- **免疫学的形質**：sIgM と B 細胞抗原（CD19, CD20, CD22, CD10, BCL6, CD38, CD77, CD43）が中〜強陽性を示す．BCL2 は陰性ないし弱陽性，TdT は常に陰性である．Ki67（MIB1）の標識率はほぼ 100％である．
- **病理像**（図 14-7）：BL は，DLBCL よりやや小型のリンパ球の単調なびまん性増殖からなり，apoptotic な腫瘍細胞を貪食する反応性マクロファージの散在を示すいわゆる "星空像 starry sky pattern" の形態で広く知られる．細胞分裂像や apoptotic な細胞が多数観察される．形態的に BL に相当するものでも免疫形質や遺伝子異常が一致しないもの，あるいは細胞が大型で核の多形がみられるものなどは，**B-cell lymphoma, unclassifiable, with features intermediate between DLBCL and BL** のカテゴリーに入る．WHO 第 4 版ではびまん性大細胞型 B 細胞リンパ腫と Burkitt リンパ腫の中間型として記載されている

Ⅲ　リンパ系腫瘍

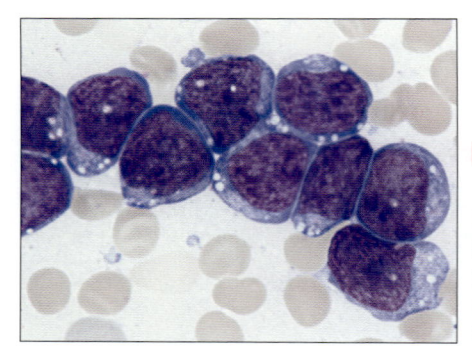

図 14-7　Birkitt リンパ腫（BL）の骨髄塗抹像

白血病細胞は中等大の細胞で，複数個の好塩基性核小体を伴った類円形の核を有する．細胞質は強い好塩基性を呈し，空胞がみられる．
（宮内　潤，泉二登志子．骨髄疾患診断アトラス　血球形態と骨髄病理．東京：中外医学社；2010）

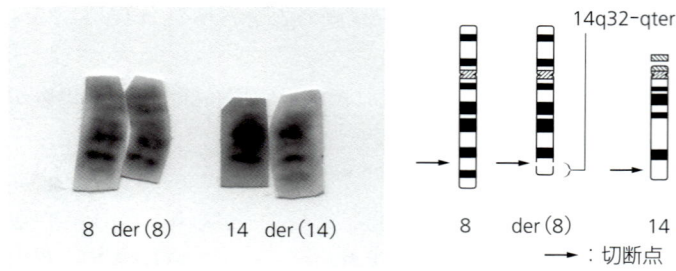

図 14-8　t(8;14)(q24;q32)，BL

(p.200，表 14-5)．

- **染色体・遺伝子**：染色体 8q24 に存在する *MYC* 遺伝子が，免疫グロブリン遺伝子（*IG*）の部に転座を起こしている．多く（80%）は染色体 14q32 に存在する *IG* 重鎖遺伝子への転座 t(8;14)(q24;q32)（図 14-8）を起こすが，15% では 22q11 に位置する λ 軽鎖遺伝子への転座 t(8;22)(q24;q11) が，また 5% では 2p12 に位置する κ 軽鎖遺伝子への転座 t(2;8)(p12;q24) が認められる．病型（風土病性，散発性）によって *MYC/IG* 切断点が異なる．しかし，FISH 法を用いても約 10% の症例には *MYC* 転座が検出できない[43]．分染法による分析では，60〜80% の症例に *MYC* 転座に加えて付加的染色体異常が検出され，反復異常として +1q，+7，+12，del(6q)，del(13q)，del(17p) などがみられる[44]．20 例の *MYC* 転座症例についての SNP アレイ分析では，ほとんどの症例に遺伝子の不均衡がみられ，6q14.1-q22.33，9p21.3，13q14.2-q14.3 の欠失，1q23.3-q31.3，13q31.3 および 7 番染色体の増加や 6p12.2-pter，9p23-pter，17p11.2-pter の片親性ダイソミー uniparental disomy（UPD）が

報告されている．これらの染色体異常は，*CDKN2A* や *TP53* の欠失，*MYC* シグナル経路に含まれる *MIR17HG*（13q31.3），*E2F2*（1p36）などの増加や欠失をもたらす．すなわち，*MYC* 経路の脱制御は 8q24 転座により直接，そして二次的な遺伝子不均衡により間接的にも生じ，BL の発生，進行に必須と考えられる[45]．最近，*ID3*（1p36.13-p36.12）の変異がほぼ 1/3 の症例に検出され，この変異が細胞周期の進行を早めて増殖を促進することから，*ID3* は新しい癌抑制遺伝子であることが示唆されている[46]．

D 予後

報告により異なるが，高年齢，LD 高値（正常上限値の 2 倍以上），骨髄または中枢神経系への浸潤，治療抵抗性，13q34 の欠損，+7，del(13q) の存在，黒人などが予後不良因子として報告されている[47, 48]．

Reference

1) Aoki R, Karube K, Sugita Y, et al. Distribution of malignant lymphoma in Japan: analysis of 2260 cases, 2001-2006. Pathol Int. 2008; 58: 174-82.
2) Zullo A, Hassan C, Andriani A, et al. Eradication therapy for *Helicobacter pylori* in patients with gastric MALT lymphoma: a pooled data analysis. Am J Gastroenterol. 2009; 104: 1932-7.
3) Baens M, Ferreiro JF, Tousseyn T, et al. t(X;14)(p11.4;q32.33) is recurrent in marginal zone lymphoma and up-regulates *GPR34*. Haematologica. 2012; 97: 184-8.
4) Ansell SM, Akasaka T, McPhail E, et al. t(X;14)(p11;q32) in MALT lymphoma involving *GPR34* reveals a role for GPR34 in tumor cell growth. Blood. 2012; 120: 3949-57.
5) Salido M, Baró C, Oscier D, et al. Cytogenetic aberrations and their prognostic value in a series of 330 splenic marginal zone B-cell lymphomas: a multicenter study of the Splenic B-cell Lymphoma Group. Blood. 2010; 116: 1479-88.
6) Zinzani PL. The many faces of marginal zone lymphoma. Hematology Am Soc Hematol Educ Program. 2012; 2012: 426-32.
7) Watkins AJ, Hamoudi RA, Zeng N, et al. An integrated genomic and expression analysis of 7q deletion in splenic marginal zone lymphoma. PLoS One. 2012; 7: e44997.
8) Kridel R, Sehn LH, Gascoyne RD. Pathogenesis of follicular lymphoma. J Clin Invest. 2012; 122: 3424-31.
9) 西田一弘, 松本洋典. *6-e* 濾胞性リンパ腫（FL）. In: 阿部達生, 編 造血器腫瘍アトラス・形態, 免疫, 染色体と遺伝子. 改訂第 4 版. 東京: 日本医事新報社; 2009. p.326-31.
10) 錦織桃子. 濾胞性リンパ腫の病因・病態と治療. 日本臨牀. 2012; 70: 477-81.
11) Cheung K-JJ, Johnson NA, Affleck JG, et al. Acquired *TNFRSF14* mutations in follicular lymphoma are associated with worse prognosis. Cancer Res. 2010; 70: 9166-74.
12) Elenitoba-Johnson KSJ, Gascoyne RD, Lim MS, et al. Homozygous deletions at chromosome 9p21 involving p16 and p15 are associated with histologic progression in follicle center lymphoma. Blood. 1998; 91: 4677-85.

13) Davies AJ, Lee AM, Taylor C, et al. A limited role for TP53 mutation in the transformation of follicular lymphoma to diffuse large B-cell lymphoma. Leukemia. 2005; 19: 1459-65.
14) Davies AJ, Rosenwald A, Wright G, et al. Transformation of follicular lymphoma to diffuse large B-cell lymphoma proceeds by distinct oncogenic mechanisms. Br J Haematol. 2007; 136: 286-93.
15) Morin RD, Mendez-Lago M, Mungall AJ, et al. Frequent mutation of histone-modifying genes in non-Hodgkin lymphoma. Nature. 2011; 476: 298-303.
16) Freedman A. Follicular lymphoma: 2014 update on diagnosis and management. Am J Hematol. 2014; 89: 430-6.
17) Dijkman R, Tensen CP, Jordanova ES, et al. Array-based comparative genomic hybridization analysis reveals recurrent chromosomal alterations and prognostic parameters in primary cutaneous large B-cell lymphoma. J Clin Oncol. 2006; 24: 296-305.
18) Willemze R, Jaffe ES, Burg G, et al. WHO-EORTC classification for cutaneous lymphomas. Blood. 2005; 105: 3768-85.
19) Wilcox R. Cutaneous B-cell lymphomas: 2013 update on diagnosis, risk-stratification, and management. Am J Hematol. 2013; 88: 73-6.
20) Salaverria I, Zettl A, Beà S, et al. Specific secondary genetic alterations in mantle cell lymphoma provide prognostic information independent of the gene expression-based proliferation signature. J Clin Oncol. 2007; 25: 1216-22.
21) Sarkozy C, Terré C, Jardin F, et al. Complex karyotype in mantle cell lymphoma is a strong prognostic factor for the time to treatment and overall survival, independent of the MCL international prognostic index. Genes Chromosomes Cancer. 2014; 53: 106-16.
22) Jares P, Colomer D, Campo E. Molecular pathogenesis of mantle cell lymphoma. J Clin Invest. 2012; 122: 3416-23.
23) Vegliante MC, Palomero J, Pérez-Galán P, et al. SOX11 regulates PAX5 expression and blocks terminal B-cell differentiation in aggressive mantle cell lymphoma. Blood. 2013; 121: 2175-85.
24) Hoster E, Dreyling M, Klapper W, et al. A new prognostic index (MIPI) for patients with advanced-stage mantle cell lymphoma. Blood. 2008; 111: 558-65.
25) Vose JM. Mantle cell lymphoma: 2013 update on diagnosis, risk-stratification, and clinical management. Am J Hematol. 2013; 88: 1083-8.
26) Stein H, Chan JKC, Warnke RA, et al. Diffuse large B-cell lymphoma, not otherwise specified. In: Swerdlow SH, Campo E, Harris NL, et al, ed. WHO classification of tumours of Haematopoietic and lymphoid tissues. Lyon: IARC Press; 2008. p.233-7.
27) Alizadeh AA, Eisen MB, Davis RE, et al. Distinct types of diffuse large B-cell lymphoma identified by gene expression profiling. Nature. 2000; 403: 503-11.
28) Huang JZ, Sanger WG, Greiner TC, et al. The t(14;18) defines a unique subset of diffuse large B-cell lymphoma with a germinal center B-cell gene expression profile. Blood. 2002; 99: 2285-90.
29) Iqbal J, Greiner TC, Patel K, et al. Distinctive patterns of *BCL6* molecular alterations and their functional consequences in different subgroups of diffuse large B-cell lymphoma. Leukemia. 2007; 21: 2332-43.
30) Shaffer III AL, Young RM, Staudt LM. Pathogenesis of human B cell lymphomas. Annu Rev Immunol. 2012; 30: 565-610.

31) Ohno H. Pathogenetic and clinical implications of non-immunoglobulin; *BCL6* translocations in B-cell non-Hodgkin's lymphoma. J Clin Exp Hematopathol. 2006; 46: 43-53.
32) Tagawa H, Suguro M, Tsuzuki S, et al. Comparison of genome profiles for identification of distinct subgroups of diffuse large B-cell lymphoma. Blood. 2005; 106: 1770-7.
33) Mandelbaum J, Bhagat G, Tang H, et al. *BLIMP1* is a tumor suppressor gene frequently disrupted in activated B cell-like diffuse large B cell lymphoma. Cancer Cell. 2010; 18: 568-79.
34) Pasqualucci L, Compagno M, Houldsworth J, et al. Inactivation of the PRDM1/BLIMP1 gene in diffuse large B cell lymphoma. J Exp Med. 2006; 203: 311-7.
35) Pasqualucci L, Trifonov V, Fabbri G, et al. Analysis of the coding genome of diffuse large B-cell lymphoma. Nature Genet. 2011; 43: 830-7.
36) Gallop-Evans E. Primary central nervous system lymphoma. Clin Oncol. 2012; 24: 329-38.
37) Ferreri AJ, Blay JY, Reni M, et al. Prognositc scoring system for primary CNS lymphomas: the international extranodal lymphoma study group experience. J Clin Oncol. 2003; 21: 266-72.
38) Savage KJ, Al-Rajhi N, Voss N, et al. Favorable outcome of primary mediastinal large B-cell lymphoma in a single institution: the British Columbia experience. Ann Oncol. 2006; 17: 123-30.
39) Johnson PW, Davies AJ. Primary mediastinal B-cell lymphoma. Hematology Am Soc Hematol Educ Program. 2008; 2008: 349-58.
40) Steidl C, Gascoyne RD. The molecular pathogenesis of primary mediastinal large B-cell lymphoma. Blood. 2011; 118: 2659-69.
41) Murase T, Nakamura S, Kawauchi K, et al. An Asian variant of intravascular large B-cell lymphoma: clinical, pathological and cytogenetic approaches to diffuse large B-cell lymphoma associated with haemophagocytic syndrome. Br J Haematol. 2000; 111: 826-34.
42) Orwat DE, Batalis NI. Intravascular large B-cell lymphoma. Arch Pathol Lab Med. 2012; 136: 333-8.
43) Leoncini L, Raphaël M, Stein H, et al. Burkitt lymphoma. In: Swerdlow SH, Campo E, Harris NL, et al. ed. WHO classification of tumours of Haematopoietic and lymphoid tissues. Lyon: IARC Press; 2008. p.262-4.
44) Boerma EG, Siebert R, Kluin PM, et al. Translocations involving 8q24 in Burkitt lymphoma and other malignant lymphomas: a historical review of cytogenetics in the light of todays knowledge. Leukemia. 2009; 23: 225-34.
45) Lundin C, Hjorth L, Behrendtz M, et al. Submicroscopic genomic imbalances in Burkitt lymphomas/leukemias: Association with age and further evidence that 8q24/*MYC* translocations are not sufficient for leukemogenesis. Genes Chromosomes Cancer. 2013; 52: 370-7.
46) Love C, Sun Z, Jima D, et al. The genetic landscape of mutation in Burkitt's lymphoma. Nat Genet. 2012; 44: 1321-5.
47) Miles RR, Arnold S, Cairo MS. Risk factors and treatment of childhood and adolescent Burkitt lymphoma/leukaemia. Br J Haematol. 2012; 156: 730-43.
48) Castillo JJ, Winer ES, Olszewski AJ. Population-based prognostic factors for survival in patients with Burkitt lymphoma. Cancer. 2013; 119: 3672-9

15 成熟TおよびNK細胞白血病

mature T- and NK-cell leukemia

1 T細胞前リンパ球性白血病
T-cell prolymphocytic leukemia(T-PLL)

A 疾患概念

　T細胞前リンパ球性白血病(T-PLL)は胸腺を経た分化段階の成熟T細胞の形質を示す小型から中型の前リンパ球(T-cell prolymphocyte)の増殖からなる悪性度の高い白血病で，末梢血，骨髄，リンパ節，肝臓，脾臓，皮膚などに浸潤する．CLLに類似する小型リンパ球が増加する症例は従来T-CLLと呼ばれたが，WHO分類では本疾患の亜型とされている．

B 臨床像

- 成熟型リンパ性白血病の約2%を占める稀な疾患で，年齢中央値は65歳である．
- 肝脾腫と全身のリンパ節腫脹をほぼ全例に認め皮膚浸潤は約20%の患者にみられる．胸水などの滲出液の貯留を認めることがある．
- 疾患は進行性で急激な経過をとり，生存期間中央値は通常1年未満である．特にTCL1やAKTの発現例では予後不良である．確立された治療法はなく，CHOP療法，ペントスタチン，CAMPATH-1H(抗CD52抗体)などが用いられる．

C 検査所見・診断

- リンパ球数は通常10万/μL以上(半数で20万/μL以上に及ぶ)と著しく増加しており，貧血と血小板減少がしばしばみられる．
- **免疫学的形質**：T前リンパ球は末梢性T細胞であり，TdT，CD1aが陰性，CD2，CD3，CD7は陽性であるが，sCD3は弱陽性のことがある．CD52は強陽性で，治療の標的として有用である．60%の症例はCD4＋/CD8－を示すが，25%の症例はCD4＋/CD8＋を示す．この点はT-PLLにほぼ特異的な所

- **染色体・遺伝子**: 最も多い染色体転座として，inv(14)(q11q32)(症例の80%)，t(14;14)(q11;q32)(同10%)やt(7;14)(q35;q32)があり，また，少ないがt(X;14)(q28;q11)もみられる．これらは，T細胞受容体遺伝子 *TRA* (14q11)や *TRB* (7q34)のエンハンサー領域と癌遺伝子 *TCL1* (14q32.1)や，同じ *TCL1* 遺伝子ファミリーに属する *MTCP1* (Xq28)が近接することにより，癌遺伝子の活性化が起こる[1,2]．*TCL1* は *AKT1* (14q32.32)と協働しAKTのキナーゼ活性を亢進することが報告された[3]．このほか多くの染色体領域の異常が染色体分析，アレイ分析などで検出され，頻度の高いものに，8q，5p，14q，22q，6p，21番などの増加，8p，11q，13q，6q，9p，12p，17pなどの欠失が報告されている[4〜6]．8番染色体の短腕欠失と長腕増加は，長腕の同腕染色体idic(8)(p11)やt(8;8)(p11-12;q12)などによる．del(11q)は *ATM* 遺伝子の1アレル欠失をもたらし，残存している1アレルにもミスセンス変異などが認められる[1,7,8]．また，del(12p)は *CDKN1B* との関連が示唆されている[9]．

2 T細胞大顆粒リンパ球性白血病
T-cell large granular lymphocyte leukemia(T-LGL)

A 疾患概念

T細胞大顆粒リンパ球性白血病(T-LGL)は明らかな原因がなく，末梢血中に大顆粒リンパ球 large granular lymphocyte の増加(通常2,000〜2万/μL)が6ヵ月以上にわたって持続する heterogeneous な疾患である．大顆粒リンパ球にはT細胞と natural killer(NK)細胞があり，反応性もしくは腫瘍性に増加する．T細胞性腫瘍がT-LGLに相当し，NK細胞性は chronic lymphoproliferative disorders of NK cells(慢性型)と aggressive NK-cell leukemia(進行型)という別の範疇の疾患に分類される．T-LGLはFAB分類ではT-CLLの中の1亜型として扱われていたが，WHO分類では独立した疾患として定義された．臨床経過は緩徐であるため，白血病というよりは意義不明確なクローナルな疾患という考え方もある．

B 臨床像

- LGL は成熟リンパ球性白血病の 2〜3％を占め，45〜75 歳に発症し，性差はない．
- 無症状であることが多く，ほとんどの症例は慢性の経過をとる．
- 血液，骨髄，脾臓に浸潤し，主な理学的所見は中等度の脾腫で，リンパ節腫脹や皮膚浸潤は稀である．リウマチ性関節炎をしばしば合併する．
- 生存期間中央値は 13 年と報告され，死因は感染症や他の合併症に基づく．

C 検査所見・診断

- 中等量ないし豊富な細胞質と微細または粗大なアズール顆粒を有する大顆粒リンパ球からなり（図 15-1），顆粒リンパ球数は通常 2,000〜2 万 /μL 程度である．CD8 陽性の大顆粒リンパ球が末梢血中に 6 ヵ月以上にわたり増加することで診断されるが，大顆粒リンパ球が 2,000 /μL 以上という数値は診断に必ずしも必須ではない．2,000 /μL 以上の場合には腫瘍性の可能性が高いものの，それ以下であっても他の所見が T-LGL と合致していれば診断は可能である．CD4 陽性の症例ではしばしば基礎疾患として悪性腫瘍が潜んでいるとの

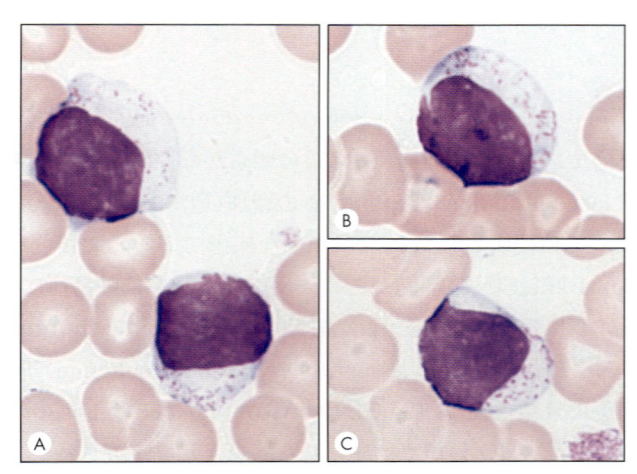

図 15-1　T 細胞大顆粒リンパ球性白血病（T-LGL）の末梢血液像
A〜C: 豊富な細胞質にアズール顆粒を有する大型リンパ球を認める．核クロマチンは凝集しているが，核小体がみられる．（元・順天堂大学血液内科 押味和夫博士 標本提供）
（宮内　潤，泉二登志子．骨髄疾患診断アトラス 血球形態と骨髄病理．東京: 中外医学社; 2010）

報告がある．
- 大多数で好中球減少（約半数例では 500/μL 以下）を認める．血球減少は免疫学的機序によることが多い．約 2/3 の症例で貧血を認めるが血小板減少はみられないことが多い．
- 自己抗体や免疫複合体 γ グロブリン血症もしばしばみられる．
- **免疫学的形質**：定型例では CD3，CD8，TCRαβ がいずれも陽性である細胞傷害性成熟 T 細胞の形質を示す．稀な亜型として，CD4，TCRαβ 陽性または TCRγδ 陽性例がある．TCRγδ 陽性例の 60％ は CD8 陽性で，残りは CD4，CD8 共に陰性である．CD5，CD7 の発現低下や陰性化は一般的にみられる．CD57 と CD16 は多くの症例で陽性である．細胞傷害性蛋白である T-cell intracellular antigen 1 (TIA1)，granzyme B および M が発現されており，CD95 (Fas ligand) も高発現している．
- **染色体**：症例数が少なく特徴的な異常は見当たらないものの，文献例をまとめた報告に −6/del(6q) が 26 例中 6 例に認められている[10]．
- **遺伝子**：T 細胞受容体遺伝子再構成でクロナリティーが認められる．STAT3 (17q21.31) の活性化変異が 40％ の症例でみられる[11]．他にも細胞の生存やアポトーシスに関与する様々なシグナル伝達経路，Fas/FasL，IL-15，PDGF，RAS/MEK/ERK，NF-κB，PI3K/Akt 経路などの調節異常が認められている[12]．

3 natural killer(NK)細胞慢性リンパ増殖症
chronic lymphoproliferative disorders of NK cells(CLPD-NK)

A 疾患概念

　natural killer(NK)細胞慢性リンパ増殖症(CLPD-NK)は，明らかな原因がなく末梢血に NK 細胞が 2,000/μL 以上，6 ヵ月以上持続する疾患で，反応性か腫瘍性かの区別はきわめて困難である．原因は不明であるが，ウイルス感染が病因の一つと考えられている．EBV の関与はない．

B 臨床像

- 成人に生じ，年齢中央値は 60 歳，罹患率に性差はない．
- 大多数の例で無症状であり，リンパ節腫脹，肝脾腫，皮膚病変は稀にしかみら

Ⅲ　リンパ系腫瘍

- れない．
- 固形腫瘍や血液腫瘍，血管炎，末梢神経炎，自己免疫疾患などの疾患が併存する場合や脾臓摘出後にみられることがある．
- 長期にわたり緩徐な経過をとる．リンパ球増加や血球減少，反復感染，並存疾患があると予後が悪い．

C 検査所見・診断

- 増加しているNK細胞は，小型と大型の中間程度の大きさで，凝縮したクロマチンの円形の核，微細または粗大なアズール顆粒を有するやや好塩基性の細胞質を有する．
- 貧血，好中球減少，血小板減少をみることがある．
- **免疫学的形質**：sCD3陰性であるがcCD3はしばしば陽性，CD16は陽性，CD56は弱陽性である．TIA1，granzyme BおよびMは陽性である．CD2，CD7，CD57は陰性で，CD5，CD8は陽性である．killer immunoglobulin-like receptors (KIR) の発現異常がある．T細胞受容体$\alpha\beta$，$\gamma\delta$陰性である．
- **染色体・遺伝子**：染色体正常核型がほとんどで，免疫グロブリン遺伝子とT細胞受容体遺伝子の再構成はみられない．

4 アグレッシブNK細胞性白血病
aggressive NK-cell leukemia

A 疾患概念

　アグレッシブNK細胞性白血病 aggressive NK-cell leukemia は成熟型NK細胞の系統的な腫瘍性増殖からなる疾患である．ほぼ常にEBVとの関連があり，急激に進行する臨床経過をとる．腫瘍細胞の主な浸潤臓器は，末梢血，骨髄，肝臓，脾臓であるが，一般的な白血病と比較して末梢血や骨髄への浸潤が軽度であるため，aggressive NK-cell leukemia/lymphoma とも呼ばれてきた．多臓器浸潤を伴った extranodal NK/T-cell lymphoma とのオーバーラップがあるが，より若年者に多いこと，肝・脾・骨髄への浸潤が高頻度でみられ，皮膚浸潤が低率であること，広汎に広がり常に致死性であること，CD16をしばしば発現することなどが後者との大きな違いである．

B 臨床像

- 稀な白血病で，アジア人に多く，年齢中央値は 42 歳，罹患率に性差はない．
- 発熱，全身倦怠感や体重減少などの症状を示し，皮膚症状は稀である．肝脾腫がしばしばみられ，時にリンパ節腫大を伴う．
- 血液，骨髄，肝臓，脾臓への浸潤が多いが，あらゆる臓器に浸潤しうる．
- 化学療法に対する反応性は悪く，生存期間中央値は 2 ヵ月未満と短く劇的な臨床経過をとる[13]．

C 検査所見・診断

- 末梢血中の白血病細胞は数％から 80％以上にまで及ぶ．白血病細胞の形態は正常な大顆粒リンパ球様形態を示す場合から，明瞭な核小体，不整な陥入を示す大型の異型核を有する場合まで多様である（図 15-2）．貧血，好中球減少，血小板減少がしばしばみられる．
- LD 高値，血清中 Fas ligand 高値，多数例で凝固障害，血球貪食症候群や多臓器不全を伴う．
- **免疫学的形質**：CD2，CD56 が陽性，CD3ε は陽性であるが sCD3 は陰性である．CD16 が高率に陽性である点以外は extranodal NK/T-cell lymphoma と同一の表現型を示す．CD11b は陽性の場合があるが，CD57 は通常陰性である．
- **染色体・遺伝子**：報告例は少なく，特徴的な異常は認められていないが複雑核型も多い[13,14]．Zhang ら[15]によると，分析した 8 症例に，6 番，9 番染色体異常や−11/del(11q)，i(17q)が複数症例にみられるが，*TRB*, *-G*, *-D* などの

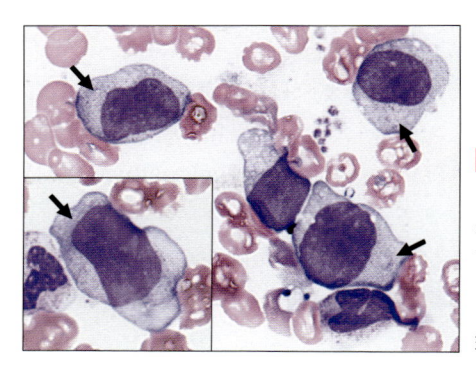

図 15-2 アグレッシブ NK 細胞性白血病の骨髄塗抹像

未熟な核と好塩基性の比較的広い細胞質を有する細胞で，アズール顆粒が多数認められる（矢印）．挿入図は拡大像．
（宮内 潤，泉二登志子．骨髄疾患診断アトラス 血球形態と骨髄病理．東京：中外医学社；2010）

T細胞受容体遺伝子を含む異常はみられない．アレイCGH法では7p, 17p13の欠失や1qの増加が多く認められる[16]．

5 成人T細胞白血病/リンパ腫
adult T-cell leukemia / lymphoma（ATLL）

A 疾患概念

成人T細胞白血病/リンパ腫（ATLL）は，human T-cell leukemia virus type 1（HTLV-1）として知られるレトロウイルスが原因で起こる末梢性Tリンパ球の増殖からなる腫瘍である．腫瘍細胞はしばしば著しい多形性を示し広範囲に播種性に増殖する．急性型，リンパ腫型，慢性型，くすぶり型の臨床亜型がある．

B 臨床像

- ATLLは世界の特定の地域に集積して認められる．多発地域は西南日本，カリブ海地域，中央アフリカの一部などで，HTLV-1の感染地域と強く関連している．
- HTLV-1感染から発症までの潜伏期はきわめて長い．患者は通常幼少期に感染しており，ウイルスは母乳あるいは血液や血液製剤を介して感染すると考えられる．HTLV-1キャリアにおけるATLL発症率は2.5％と報告されている．
- ATLLは成人にしかみられず，発症平均年齢は58歳，男女比は1.5：1である．
- 腫瘍細胞は広い範囲のリンパ節と末梢血に浸潤する．末梢血中の腫瘍細胞の数と骨髄浸潤の程度は必ずしも相関しない．病変は全身に及び，脾，皮膚，肺，肝，消化管，中枢神経系などが侵される．リンパ節以外の浸潤部位としては皮膚が最も頻度が高い．
- T細胞性の高度な免疫不全があり，カリニ肺炎などの日和見感染を合併することが多い．
- HTLV-1感染はHTLV-1関連脊髄症 HTLV-1 associated myelopathy（HAM）を引き起こすこともあり頻度は約4％である．
- 急性型，リンパ腫型では経過は急激で，生存期間は2週間から1年以上に及ぶ．慢性型とくすぶり型ではより長い臨床経過を示すが，25％の症例は急性型に移行する．

臨床亜型（表 15-1）[17].

急性型 acute variant

　腫瘍細胞が末梢血中に出現して白血病の像を呈するもので，最も一般的な病型である．ATLL の 50〜60％を占める．著しい白血球増加，皮疹，全身リンパ節腫脹，肝脾腫などの臨床症状を呈する．末梢血では腫瘍細胞は本疾患に特徴的な，核が多分葉化して花びら状にみえるフラワー細胞 flower cell として認められる．高カルシウム血症がしばしばみられ，骨融解病変を伴う場合もある．

リンパ腫型 lymphomatous variant

　顕著なリンパ節腫脹を示すが，末梢血に腫瘍細胞を認めない病型である．ATLL の 20％を占める．紅斑，丘疹，結節性病変などの皮膚病変がしばしばみられるが，高カルシウム血症は急性型に比較すると頻度が低い．

慢性型 chronic variant

　末梢血中にリンパ球が増加するが異型リンパ球は多くはない．ATLL の 20％を占める．落屑性皮疹をしばしば伴い，高カルシウム血症はみられない．

くすぶり型 smoldering variant

　白血球数は正常であるが，末梢血に 5％以上の腫瘍細胞を認める病型である．腫瘍細胞は通常小型で形態的には正常である．ATLL の 5％を占める．皮疹や肺病変をしばしば認めるが，高カルシウム血症はみられない．

表 15-1 ATLL の臨床亜型の鑑別診断

所見	くすぶり型	慢性型	リンパ腫型	急性型
抗 HTLV-1	＋	＋	＋	＋
リンパ球数	なし	増加	なし	増加
末梢血中の異常リンパ球	＞5％	増加	≦1％	増加*
LD 値	正常	わずかに増加	増加	増加
Ca 値	正常	正常	様々	様々
皮疹	紅斑，丘疹[#]	様々	様々	様々
リンパ節腫大	なし	軽度あり	あり	あり
肝脾腫	なし	軽度あり	様々	様々
骨髄浸潤	なし	なし	様々	あり

＊：末梢血異常リンパ球が 5％未満の時には組織で確認された腫瘍細胞の存在が必要である．
＃：組織で確認された腫瘍細胞の存在があれば必須ではない．

（Shimoyama M, et al. Br J Haematol. 1991; 79: 428-37 [17] および Ohshima K, et al. Adult T-cell leukaemia/lymphoma. In: Swerdlow SH, et al, ed. WHO classification of tumours of Haematopoietic and lymphoid tissues. Lyon: IARC Press 2008. p.281-4 より改変）

C 検査所見・診断

- リンパ腫型以外では末梢血中に核が多分葉化して花びら状にみえるフラワー細胞を認める（図 15-3）．慢性型とくすぶり型の腫瘍細胞は比較的正常リンパ球に近い形態を示す．
- 血清カルシウムと LD が高値を示す場合がある．
- **免疫学的形質**：T 細胞関連抗原である CD2，CD3，CD5 が陽性を示すが，通常 CD7 は陰性である．ほとんどの症例が CD4＋/CD8－であるが，少数例は CD4－/CD8＋または CD4＋/CD8＋を示す．ほぼ全例が CD25 を発現しており，Sézary 細胞や菌状息肉腫との鑑別に有用である．芽球化した大型の細胞は CD30 陽性を示す場合がある．ALK は陰性で，TIA1，granzyme B などの細胞傷害性分子は陰性である．腫瘍細胞はしばしばケモカイン受容体の CCR4，FOXP3 を発現している．
- **染色体・遺伝子**：ほぼ全例に染色体異常が認められるが特異的でなく，特に急性型には複雑核型が多い．数の異常では 3 番，8 番，21 番染色体の増加や 10 番，Y 染色体の欠失，構造異常では染色体バンド 1p22，1q10-21，2q31-34，3q，3q10-12，3q21，14q11，14q32 や 17q などの異常と，これらのバンドのいくつかは予後不良と関連すると報告されている[18]．SKY 法による分析では，10p11，14q11 および 14q32 に染色体異常の切断点が多く，10p11 の

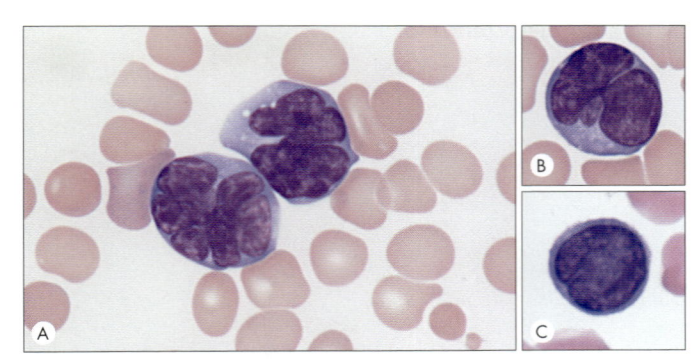

図 15-3 成人 T 細胞白血病（ATLL）の末梢血液像

A と B: 急性型では ATLL 細胞は中型〜大型の細胞で，好塩基性細胞質を有する．核の輪郭は著しい多形性を示し，核クロマチンは粗く凝集している．C: 慢性型では細胞は小型で核の多形性は顕著ではない．

（宮内 潤，泉二登志子．骨髄疾患診断アトラス 血球形態と骨髄病理．東京：中外医学社；2010）

ZEB1(TCF8)は ATLL 細胞で活性低下がみられ，癌抑制因子であることが示唆されている[19]．また，t(2;14)(q34;q32)を示す症例において *IKZF2*(*HELIOS*)遺伝子(2q34)と *BCL11B* 遺伝子(14q32)の融合遺伝子，融合蛋白が報告され[20]，発現解析においても *HELIOS*, *BCL11B* の発現低下が報告されている[21, 22]．また最近では，遺伝子発現全体を制御する上流の分子群であるmiRNA の研究から，ATL 症例では miR-31 が例外なく減少し，標的遺伝子 *MAP3K14*(*NIK*)の発現誘導とそれに伴う NF-κB 経路の恒常的活性化を誘発し，細胞増殖やアポトーシス抵抗性が獲得されると示唆されている[23]．

診断は特徴的な形態と免疫学的形質を示すフラワー細胞の同定，リンパ節の組織像，皮疹，リンパ節腫脹，高カルシウム血症，HTLV-1 抗体陽性などから行う[24]．確定診断のためには，リンパ球の DNA に HTLV-1 プロウイルス遺伝子がモノクローナルに組み込まれていることをサザンブロット法などの分子生物学的方法にて証明するのが望ましい．

D 予後

予後因子として，進行病期(I, II vs. III, IV)，ECOG 全身状態 PS 不良(0〜1 vs. 2〜4)，高年齢(≦70 vs. >70)，血清アルブミン低値(≧3.5 vs. <3.5 g/dL)，可溶性インターロイキン 2 受容体高値(≦20,000 vs. >20,000 U/mL)があげられており，生存期間の予知が可能である[25]．また疾患の進展を予知できるものとして HTLV-1 のプロウイルス量があげられる．末梢白血球数 100 個当たり 4 コピー以上あり，家族歴があるキャリアでは急性 ATLL への進展が起こりやすい[26]．

References

1) Catovsky D, Müller-Hermelink HK, Ralfkiaer E. T-cell prolymphocytic leukemia. In: Swerdlow SH, Campo E, Harris NL, et al, ed. WHO classification of tumours of haematopoietic and lymphoid tissues. Lyon: IARC Press; 2008. p.270-1.
2) Pekarsky Y, Hallas C, Isobe M, et al. Abnormalities at 14q32.1 in T cell malignancies involve two oncogenes. Proc Natl Acad Sci U S A. 1999; 96: 2949-51.
3) Hashimoto M, Suizu F, Tokuyama W, et al. Protooncogene TCL1b functions as an Akt kinase co-activator that exhibits oncogenic potency *in vivo*. Oncogenesis. 2013; 2: e70.
4) Soulier J, Pierron G, Vecchione D, et al. A complex pattern of recurrent chromosomal losses and gains in T-cell prolymphocytic leukemia. Genes Chromosomes Cancer. 2001; 31: 248-54.

5) Costa D, Queralt R, Aymerich M, et al. High levels of chromosomal imbalances in typical and small-cell variants of T-cell prolymphocytic leukemia. Cancer Genet Cytogenet. 2003; 147: 36-43.
6) Nowak D, Le Toriellec E, Stern MH, et al. Molecular allelokaryotyping of T-cell prolymphocytic leukemia cells with high density single nucleotide polymorphism arrays identifies novel common genomic lesions and acquired uniparental disomy. Haematologica. 2009; 94: 518-27.
7) Stilgenbauer S, Schaffner C, Litterst A, et al. Biallelic mutations in the ATM gene in T-prolymphocytic leukemia. Nat Med. 1997; 3: 1155-9.
8) Vořechovský I, Luo L, Dyer MJS, et al. Clustering of missense mutations in the ataxia-telangiectasia gene in a sporadic T-cell leukaemia. Nat Genet. 1997; 17: 96-9.
9) Toriellec EL, Despouy G. Pierron G, et al. Haploinsufficiency of *CDKN1B* contributes to leukemogenesis in T-cell prolymphocytic leukemia. Blood. 2008; 111: 2321-8.
10) Man C, Au WY, Pang A, et al. Deletion 6q as a recurrent chromosomal aberration in T-cell large granular lymphocyte leukemia. Cancer Genet Cytogenet. 2002; 139: 71-4.
11) Koskela HLM, Eldfors S, Ellonen P, et al. Somatic *STAT3* mutations in large granular lymphocytic leukemia. N Engl J Med. 2012; 366: 1905-13.
12) Zhang D, Loughran TP Jr. Large granular lymphocytic leukemia: molecular pathogenesis, clinical manifestations, and treatment. Hematology Am Soc Hematol Educ Program. 2012; 2012: 652-9.
13) Suzuki R, Suzumiya J, Nakamura S, et al. Aggressive natural killer-cell leukemia revisited: large granular lymphocyte leukemia of cytotoxic NK cells. Leukemia. 2004; 18: 763-70.
14) Kuroda J, Kimura S, Akaogi T, et al. Aggressive natural killer cell leukemia/lymphoma: a comprehensive cytogenetic study by spectral karyotyping. Ann Hematol. 2000; 79: 519-22.
15) Zhang H, Meng Q, Yin W, et al. Adult aggressive natural killer cell leukemia. Am J Med Sci. 2013; 346: 56-63.
16) Nakashima Y, Tagawa H, Suzuki R, et al. Genome-wide array-based comparative genomic hybridization of natural killer cell lymphoma/leukemia: different genomic alteration patterns of aggressive NK-cell leukemia and extranodal NK-T-cell lymphoma, nasal type. Genes Chromosomes Cancer. 2005; 44: 247-55.
17) Shimoyama M and members of the lymphoma study group. Diagnostic criteria and classification of clinical subtypes of adult T-cell leukemia-lymphoma. A report from the Lymphoma Study Group (1984-87). Br J Haematol. 1991; 79: 428-37.
18) Itoyama T, Chaganti RSK, Yamada Y, et al. Cytogenetic analysis and clinical significance in adult T-cell leukemia/lymphoma: a study of 50 cases from the human T-cell leukemia virus type-1 endemic area, Nagasaki. Blood. 2001; 97: 3612-20.
19) Hidaka T, Nakahata S, Hatakeyama K, et al. Down-regulation of TCF8 is involved in the leukemogenesis of adult T-cell leukemia/lymphoma. Blood. 2008; 112: 383-93.
20) Fujimoto R, Ozawa T, Itoyama T, et al. *HELIOS-BCL11B* fusion gene involvement in a t(2;14)(q34;q32) in an adult T-cell leukemia patient. Cancer Genet. 2012; 205: 356-64.
21) Asanuma S, Yamagishi M, Kawanami K, et al. Adult T-cell leukemia cells are characterized by abnormalities of *Helios* expression that promote T cell growth. Cancer Sci. 2013; 104: 1097-106.
22) Kurosawa N, Fujimoto R, Ozawa T, et al. Reduced level of the BCL11B protein is associated with adult T-cell leukemia/lymphoma. PLoS One. 2013; 8: e55147.

23) 山岸　誠, 渡邉俊樹. HTLV-1 感染症と miRNA. ウイルス. 2012; 62: 9-18.
24) Tsukasaki K, Hermine O, Bazarbachi A, et al. Definition, prognostic factors, treatment, and response criteria of adult T-cell leukmia-lymphoma: a proposal from an international consensus meeting. J Clin Oncol. 2009; 27: 453-9.
25) Katsuya H, Yamanaka T, Ishitsuka K, et al. Prognostic index for acute- and lymphoma-type adult T-cell leukemia/lymphoma. J Clin Oncol. 2012; 30: 1635-40.
26) Iwanaga M, Watanabe T, Utsunomiya A, et al. Human T-cell leukemia virus type I (HTLV-1) proviral load and disease progression in asymptomatic HTLV-1 carriers: a nationwide prospective study in Japan. Blood. 2010; 116: 1211-9.

16 成熟T細胞リンパ腫
mature T-cell lymphoma

皮膚型

1 菌状息肉腫
mycosis fungoides(MF)

A 疾患概念

菌状息肉腫(MF)は皮膚原発の成熟CD4陽性細胞由来の腫瘍である．MFという病名は紅斑期，扁平期の浸潤から進展してきた症例のみに用いられる．

B 臨床像

- 皮膚原発T細胞リンパ腫の約50%を占める．老人が大多数であるが小児や思春期にもみられ，男性に多い．
- 皮膚のみに限局している間は緩徐な経過をとるが，進行するとリンパ節，肝臓，脾臓，肺，血液など全身の臓器に浸潤し予後不良となる．骨髄への浸潤は稀である．
- 紅斑期，扁平期，時に潰瘍を形成し腫瘤期へと進行する(表16-1)．
- 限局期の10年生存率は97%と非常に良好であるが，リンパ節に浸潤すると約20%と不良である[1]．
- 亜型として毛嚢好性菌状息肉腫 folliculotropic MF，Paget様細網症 Pagetoid reticulosis，肉芽腫様弛緩皮膚 granulomatous slack skin がある．

C 検査所見・診断

- **免疫学的形質**：典型例はCD2，CD3，TCRβ，CD5，CD4が陽性，CD8は陰性である．CD7はしばしば陰性である．cutaneous lymphocyte antigen (CLA)は陽性，細胞傷害性分子は通常陰性，進行すると発現する(表16-2)．
- **病理**：腫瘍細胞は脳回状あるいは複雑に入り組んだ核を有する．紅斑期におい

表16-1 MFとSSの病期診断（EORTCによる提案）

病期 I	斑点，プラーク形成，丘疹などの病変は皮膚に限局している 臨床的に異常なリンパ節はみられない 病期 IA：病変は皮膚表面の＜10% 病期 IB：病変は皮膚表面の＞10%
病期 II	斑点，プラーク形成，丘疹などの皮膚病変とともに 病期 IIA：早期（N1-N2）のリンパ節腫脹があるもの 病期 IIB：1 cm 以上の腫瘤が1つ以上あるもの
病期 III	紅皮症があり，リンパ節の病変はないか，あってもごくわずか（N1-N2）で 腫瘍量が少ない（血液中の Sézary 細胞は＜1,000/μL）
病期 IV	腫瘍量が多く（血液中の Sézary 細胞は＞1,000/μL）， 多数のリンパ節が腫脹し（N3），あるいは内臓への浸潤がある

N0：リンパ節腫大なし，病理学的にリンパ腫病変なし
N1：リンパ節腫大あり，病理学的にリンパ腫病変なし
N2：リンパ節腫大なし，病理学的にリンパ腫病変あり
N3：リンパ節腫大あり，病理学的にリンパ腫病変あり
EORTC: European Organization of Research and Treatment of Cancer
(Ralfkiaer E, et al. Mycosis fungoides. In: Swerdlow SH, et al, ed. WHO classification of tumours of haematopoietic and lymphoid tissues. Lyon: IARC Press; 2008. p.296-8)

ては，腫瘍性 T 細胞は，真皮浅層と表皮の基底に観察され，炎症性変化との鑑別が難しい．扁平期表皮内の異型リンパ球の集簇である，いわゆる Pautrier 微小膿瘍は診断的価値が高いが，少数例にしか観察されない．扁平期においては，表皮内浸潤が明瞭になって，真皮中層までの腫瘍性 T 細胞の浸潤・増殖が観察される．

- **染色体・遺伝子**：分裂細胞を得ることが難しく，アレイ CGH 法による検索で，＋7q，＋8q，＋17q や＋10p，−5q，−9p，−17p，−13q，−6q，−10q や−16q などが認められ，複雑核型，9p21.3 や 10q26-qter の欠失，8q24.21 の増加などを有する症例は生存期間が短いとも報告されている[2,3]．9p21 上の癌抑制遺伝子，*CDKN2A*，*CDKN2B* や *MTAP*，8q24.21 上の *MYC*，10q26.3 上の *EBF3*（癌抑制遺伝子の可能性）などが病期進行に関与することが示唆されている．病期進行例にみられる異常は Sézary 症候群にみられるものと類似する[4]．また，T 細胞受容体遺伝子再構成がみられ，*STAT3* 遺伝子（17q21.31）の活性化や *PTEN* 遺伝子（10q23.3）の不活化が報告されており，疾患の増悪と関連している可能性がある．最近では，miR-223 の低下が *TOX*（8q12.1）などの標的遺伝子の活性化をもたらし，発症や進行に寄与するとい

Ⅲ　リンパ系腫瘍

表 16-2 様々な皮膚病変を伴う腫瘍性 T 細胞と NK 細胞の鑑別診断

疾患	臨床像	CD3, CD4, CD8	細胞傷害性分子*	CD56	EBV	T細胞受容体	系統
SPTCL	四肢と躯幹における腫瘤	+, −, +	+	−	−	R	T
primary cutaneous γδ TCL	腫瘤，プラーク，潰瘍化した結節	+, −, −/+	+	+	−	R	T
extranodal NK/T-cell lymphoma	結節，腫瘤	+, −, −	+	+	+	G	NK 時に T
primary cutaneous ALCL	表皮浸潤を伴う表在性結節	+, +, −	+	−	−	R	T
MF	斑点，プラーク，晩期には腫瘤	+, +, −	−	−	−	R	T
blastic plasmacytoid dendritic cell neoplasm	結節，腫瘤	−, +, −	−	+	−	G	plasmacytoid dendritic cell の前駆細胞

*: T-cell intracellular antigen 1(TIA1), granzyme B, perforin のいずれか.
R: rearranged, G: germ line, SPTCL: subcutaneous panniculitis-like T-cell lymphoma,
TCL: T-cell lymphoma, ALCL: anaplastic large-cell lymphoma, MF: mycosis fungoides
(Jaffe ES, et al. Subcutaneous panniculitis-like T-cell lymphoma. In: Swerdlow SH, et al, ed, WHO classification of tumours of haematopoietic and lymphoid tissues. Lyon: IARC Press; 2008. p294-5)

う報告もある[5].

2　Sézary 症候群
Sézary syndrome(SS)

A　疾患概念

　Sézary 症候群(SS)は，皮膚の紅皮症・全身のリンパ節腫脹を特徴とし，脳回状の核を有する Sézary 細胞が皮膚・リンパ節・末梢血にみられる疾患である．① *TR* 遺伝子再構成がサザンブロット法または PCR 法でみられる，② Sézary 細胞が 1,000/μL 以上存在する，あるいは CD4/CD8 比が 10 以上である，異常な

免疫学的形質を示す(CD4＋CD7－を有する細胞比率が40％以上，またはCD4＋CD26－を有する細胞比率が30％以上)，のうち1つ以上を満たすことが診断には必要である[6]．皮膚の病理組織形態はMFに類似する．

B 臨床像

- 稀な疾患で皮膚のT細胞リンパ腫の5％以下，60歳以上の男性に多い．
- 紅皮症と全身リンパ節腫脹が特徴である．表16-1に病期を示す．瘙痒感，脱毛，手掌や足底の角化症，爪甲栄養障害などの症状を伴う．正常CD4細胞が減少するため悪性腫瘍の併発率が高い．
- 急激な経過をとる疾患で5年生存率は10〜20％である．予後因子はリンパ節腫脹の程度と末梢血への浸潤程度による．終末期にはすべての臓器が含まれるが，骨髄には浸潤しない．日和見感染が死亡の原因となる．

C 検査所見・診断

- **免疫学的形質**：CD2，CD3，TCRβ，CD5陽性である．大多数がCD4陽性でCD8発現は稀である．CLAとCCR4(皮膚に向性を有するケモカイン受容体)が陽性，CD7，CD26が陰性である．細胞の構造と運動を調整しているT plastin mRNAの発現増強がみられる．
- **染色体・遺伝子**：G分染法やFISH法による分析では40〜70％に異常が認められ，複雑核型，近4倍性の染色体数を持つ例も多い．12q21-q22を切断点とする転座，欠失と*NAV3*(12q14.3)の異常が関連することがFISH法で明らかにされ，*NAV3*が癌抑制遺伝子であることが示唆された[7]．その他，数および構造異常双方に1，6，8，9，10，11，17，18番染色体の関与が多く，アレイCGH法では，増加より欠失異常が多くみられ，1p，9p，10/10q，17p，19の欠失，8q，17q，18番染色体の増加などが報告されている[4, 8〜10]．*TP53*(17p13)，*CDKN2A*(9p21)の不活化や*JUNB*(19p13.2)の増幅が認められる[11, 12]．

3 皮膚原発 CD30 陽性 T 細胞リンパ増殖症
primary cutaneous CD30-positive T-cell lymphoproliferative disorders (LPD)

A 疾患概念

　皮膚原発 CD30 陽性 T 細胞リンパ増殖症 primary cutaneous CD30-positive T-cell LPD とは皮膚に向性のある活性化した T 細胞由来の腫瘍で，皮膚 T 細胞リンパ腫の約 30％を占める．下記の 2 つの疾患からなるが，これらの疾患は組織学的および表現型も重なっている部分がある．

B 臨床像

①皮膚原発未分化大細胞リンパ腫
　primary cutaneous anaplastic large cell lymphoma (C-ALCL) (表 16-2, 図 16-1)

- 年齢中央値は 60 歳，男性に多い．
- 体躯，顔面，四肢，臀部の皮膚における充実性・限局性の結節状腫瘤，丘疹でしばしば潰瘍を形成する．皮膚以外には所属リンパ節に浸潤する．自然に消退することもあり，予後は 10 年生存率 90％と良好である[13]．

②リンパ腫様丘疹症 lymphomatoid papulosis (LyP)

- 年齢中央値は 45 歳，男性に多い．
- 体躯，四肢に丘疹，丘疹状の壊死，結節性の皮膚病変をみる．慢性・反復性だが自然に治癒傾向を有する皮膚疾患で，長期にわたり良好な予後を呈し，臨床的に悪性とはみなされない．

C 検査所見・診断

- **免疫学的形質**：CD30，CD4 は陽性，CD2，CD3，CD5 は陰性のことがあり，細胞傷害性分子である T-cell intracellular antigen 1 (TIA1)，granzyme B，perforin は陽性である．CD8 陽性は 5％以内である．CLA は陽性，epithelial membrane antigen (EMA)，ALK，CD15 は通常陰性である．
- **病理**：皮膚原発未分化大細胞リンパ腫細胞は，真皮に増殖し通常表皮向性を示さず，未分化，多形あるいは芽球様形態で，CD30 陽性の T 細胞が密な増殖形態を示す．リンパ腫様丘疹では組織学的に免疫芽球，または Hodgkin 細胞様の CD30 陽性細胞が，炎症を背景として観察されるが，その形態は様々で

Ch. 16 成熟T細胞リンパ腫

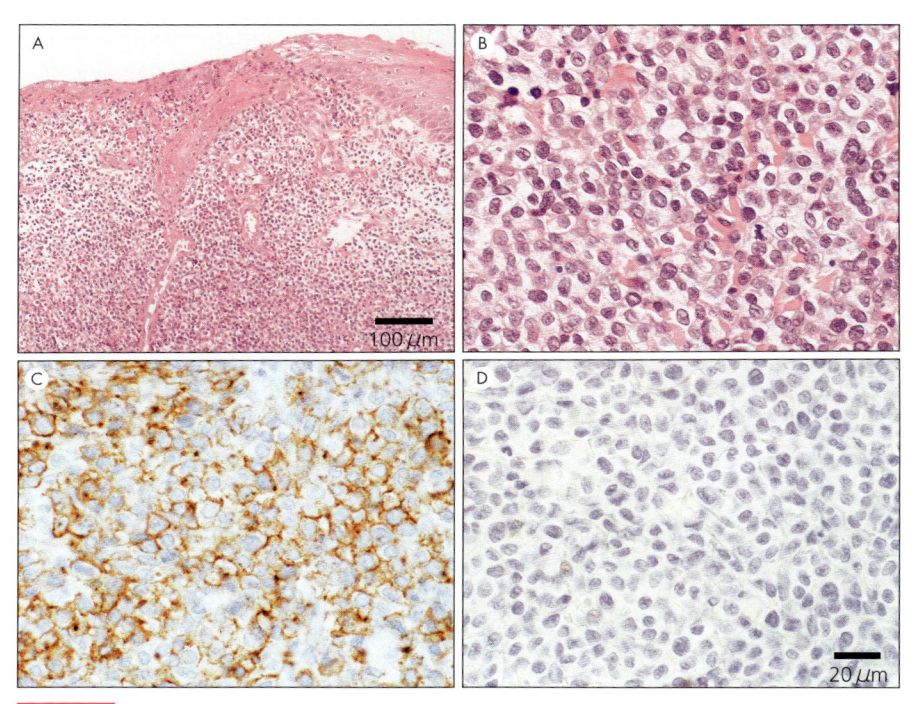

図16-1 皮膚原発未分化大細胞リンパ腫（C-ALCL）
A: 真皮内に異型リンパ球がびまん性に増生している．B: 異型リンパ球は大型で，核小体が比較的目立つ．CとD: 免疫染色において，CD30陽性（C），ALK陰性（D）である．
（東京女子医科大学病院病理診断科　山本智子先生より提供）

ある．亜型として顕著な炎症細胞を背景とするtype Aと，より炎症細胞の混在の少ないtype Cとともに，MF類似のtype Bがある．

- **染色体・遺伝子**: アレイCGH法で様々な染色体不均衡が検出されているが，特徴的なものはない．遺伝子も未分化大細胞型リンパ腫-ALK陽性と異なり，*ALK*遺伝子（2p23）に変異はみられない．

4　皮膚原発末梢T細胞リンパ腫，稀少型
primary cutaneous peripheral T-cell lymphomas（PTCL）, rare subtypes

A　疾患概念

皮膚原発末梢T細胞リンパ腫, 稀少型 primary cutaneous PTCL, rare subtypes

は皮膚の浸潤を伴うリンパ腫で，WHO-EORTC (European Organization of Research and Treatment of Cancer) により以下の3つに分類されている[14]．
① primary cutaneous γδ T-cell lymphoma：細胞傷害性形質を持つ成熟・活性化γδT細胞から発生したリンパ腫で，γδ型の subcutaneous panniculitis-like T-cell lymphoma (SPTCL) を含む．② primary cutaneous CD8-positive aggressive epidermotropic cytotoxic T-cell lymphoma：表皮向性の壊死を伴う αβ型CD8陽性細胞傷害性T細胞からなる腫瘍．③ primary cutaneous CD4-positive small/medium T-cell lymphoma：皮膚原発の小型ないし中等度大のCD4陽性多形細胞の腫瘍．いずれも皮膚T細胞リンパ腫の約1～2％と稀である．

B 臨床像

①皮膚原発γδT細胞リンパ腫 primary cutaneous γδ T-cell lymphoma

- 四肢の皮膚病変，主に表皮に斑点状やプラーク状に過角化症を起こすが，真皮または皮下の腫瘤形成を生じることもある．夜間の発熱，寝汗，体重減少などのB症状が認められることが多い．
- 化学療法や放射線に抵抗性で生存期間中央値は約15ヵ月である．

②皮膚原発CD8陽性劇症型表皮向性細胞傷害性T細胞リンパ腫 primary cutaneous CD8-positive aggressive epidermotropic cytotoxic T-cell lymphoma

- 病変は皮膚全体にわたり，発疹様の丘疹で結節・腫瘤の中心部は潰瘍と壊死，または角質の増殖がみられる．肺，睾丸，頸部リンパ節，口腔粘膜などに播種する．
- 予後不良で平均生存期間中央値は32ヵ月である．

③皮膚原発CD4陽性小型/中型T細胞リンパ腫 primary cutaneous CD4-positive small/medium T-cell lymphoma

- 顔，頸や上肢の皮膚病変は孤立性のプラークや結節からなる．無症状である．
- 外科的切除または放射線療法が有効で，5年生存率は約80％と良好である．

C 検査所見・診断

- **免疫学的形質**：① CD3，CD2，CD56は陽性，TCRβ (βF1)，CD5は陰性，CD7は陽性または陰性である．granzyme B，perforin，TIA1は強陽性，CD4は陰性，CD8は通常陰性だが時に陽性，TCRδは陽性である（表16-2）．

②TCRβ，CD3，CD8，granzyme B，perforin，TIA1は陽性である．CD45RO，CD4，CD5は陰性，CD2とCD7は陰性または陽性である．
③CD3，CD4が陽性で，CD8，CD30は陰性である．時に汎T細胞の形質が欠如しており，granzyme B，perforin，TIA1は陰性である．
- **病理**：①②では，表皮向性の形態から真皮内の増殖までの多彩な形態をとりうる．③では真皮におけるびまん性あるいは結節性の増殖を示す．

その他の節外性

5 節外性NK/T細胞リンパ腫，鼻型
extranodal NK/T cell lymphoma(ENKL), nasal type

A 疾患概念

　節外性NK/T細胞リンパ腫，鼻型(ENKL, nasal type)は活性化したNK細胞または細胞傷害性T細胞由来の節外性のリンパ腫で，血管浸潤による血管壁の障害・破壊と組織の壊死が特徴的である．EBVの関与が認められる．大多数がCD56陽性を示すNK細胞でありT細胞は少数例である．細胞形態は多彩で，小型のものから未分化な形態のものまでみられる．

B 臨床像

- 成人男性に多い疾患で，日本での頻度は非Hodgkinリンパ腫の2.6％と比較的高く，アジアや中南米に多く欧米には少ない．EBVが何らかの原因となっている可能性がある．EBVは潜伏感染II型〔EBV-associated nuclear antigen (EBNA)-1＋，EBV encoded small RNA(EBER)＋，latent membrane protein 1(LMP1)＋，EBNA-2－〕で存在する．
- 鼻腔や上気道などの節外に生じることが多いが，隣接する眼窩，口腔内，口蓋などの部位や，さらに皮膚，消化管，睾丸，リンパ節，骨髄や末梢血にも浸潤することがある．限局期に鼻閉，鼻血などの症状で発症し診断されることが多い．発熱，全身倦怠感，体重減少などの全身的症状を呈し，時に血球貪食症候群を併発する．

C 検査所見・診断

- **免疫学的形質**: 典型的なものは CD2, CD56 陽性, sCD3 は陰性であるが, cCD3εは陽性である. CD56 は NK 細胞の同定に有用な形質であるが本疾患に特異的な形質ではなく, γδT 細胞受容体を発現する末梢 T 細胞リンパ腫でも発現している. granzyme B, TIA1, perforin は陽性で, 他の T, NK 細胞関連抗原(CD4, CD5, CD8, TCRδ, TCRβ, CD16, CD57, CD43, CD45RO, HLA-DR, CD25, CD95 など)は通常陰性である. FAS ligand は通常陽性, CD7, CD30 は時に陽性である. CD56 陰性でも細胞傷害性分子を有し, EBV 陽性であれば本疾患とし, 類似の病態であってもこれらが陰性であれば末梢 T 細胞リンパ腫とする(表 16-2).
- EBV の存在を証明するのには EBER *in situ* hybridization が最も信頼性が高い方法である.
- **染色体・遺伝子**: 通常の核型分析や FISH 法でみられる最も多い異常は 6 番染色体の長腕欠失であり, 欠失部は 6q21, 6q23 と 6q24-27 と報告されている. 付加的異常として, 11q, 13q, 17p の欠失や 13q の部分トリソミー(*RB1* 座を含まない), 20q や X 染色体の増加があげられる[15]. アレイ CGH 法では, 2q の増加, 6q, 11q, 5p14, 5q, 1p36, 2p16, 4q12 と 4q31-32 の欠失が多く, aggressive NK-cell leukemia と異なる[16]. 6q21-q25 の欠失は 40〜50%の症例にみられ, 6q21 の共通欠失域にある *PRDM1*, *ATG5*, *AIM1* 遺伝子などが癌抑制遺伝子として関与している可能性が示されている[17]. また, *FOXO3*(6q21)も癌抑制遺伝子候補としてあげられ, *TP53*, *CTNNB1*(3p21), *FAS*(10q24.1)遺伝子などの変異や PDGF シグナル経路, JAK-STAT 経路, VEGF 経路, AKT 経路などの活性化も認められる[18].

D 予後

強力な化学療法と放射線療法で予後が改善している. 進行した病期, 骨や皮膚への浸潤, EBV-DNA 断片高値, EBV の骨髄における検出, 鼻腔以外での発症例などは予後が不良である. その他, 全身状態不良, 節外病変も予後不良因子となる[19].

6 腸症型T細胞リンパ腫
enteropathy-associated T-cell lymphoma（EATL）

A 疾患概念

腸症型T細胞リンパ腫（EATL）は小腸腺管上皮内のTリンパ球を起源とする大型細胞からなる腫瘍で，しばしば背景に組織球や好酸球を含む炎症性の背景があり，近接の小腸では粘膜ヒダの萎縮や腺管の過形成がみられる．

B 臨床像

- coeliac disease が多い北ヨーロッパに多く，日本では本疾患との関連はみられず稀である．
- 腹痛で消化管穿孔をきたすことも多い．空腸や回腸の粘膜の腫瘤と潰瘍がみられ，吸収障害や消化管穿孔などが生じ，死因となることが多い[20]．
- 予後不良因子として大きい腫瘤（5 cm 以上），全身状態不良（歩行不能），LD・CRP 高値があげられる．

C 検査所見・診断

- **免疫学的形質**：CD3，CD7，CD103 が陽性，CD4，CD5 は陰性，CD8，TCRβ は陰性または陽性であり，granzyme B，TIA1，perforin は大多数で発現している．
- **染色体・遺伝子**：欧米では type I（coeliac disease と関連するもの）に 9q，1q，5q の増加や 16q の欠失が，type II（coeliac disease と関連しないもの）に +7q や +8q が報告されているが，日本の症例では type II に，8q2，Xp，Xq の増加や 1p，1q，9p2 の欠失が多いという報告がある．type II には MYC の増幅や転座が，欧米，日本ともに検出されている[21]．

7 肝脾型T細胞リンパ腫
hepatosplenic T-cell lymphoma(HSTL)

A 疾患概念

　肝脾型T細胞リンパ腫(HSTL)は末梢性γδ型T細胞受容体タイプの細胞傷害性T細胞からなる節外性リンパ腫である．赤脾髄への浸潤，肝臓の類洞への浸潤像があり，肉眼的に明らかな病変の形成はない．当初は hepatosplenic γδ T-cell lymphoma といわれていたが，αβ T-cell lymphoma もあることがわかり，hepatosplenic T-cell lymphoma と分類された．

B 臨床像

- 非 Hodgkin リンパ腫の1％以下と稀なリンパ腫である．若年男性に多く，臓器移植に伴う免疫抑制剤投与後の晩期合併症として生じることが多い．
- 著明な肝脾腫と骨髄への浸潤は全例にみられ，血小板減少，時に貧血，白血球減少を認める．末期になると末梢血に浸潤することもある．
- 急激な経過をとり生存期間中央値は2年以下と予後不良である．

C 検査所見・診断

- **免疫学的形質**：CD3，TCRδ1は陽性，TCRαβ，CD4，CD5は陰性，CD56，CD8は陽性または陰性である．γδ症例ではVδ1のエピトープを有し，ごく少数がαβタイプである．TIA1，granzyme M 陽性であるが，perforin や granzyme B は通常陰性である．しばしば複数の killer immunoglobulin-like receptors(KIR)アイソフォームを異常に発現する．
- **染色体・遺伝子**：大多数の症例に i(7q) が認められ，初めに起きる異常と考えられている．また，7q増幅をもたらす r(7) や，＋8，－Y もみられる．i(7q) では *TRG*(7p15) が失われ，*TRB*(7q35) の重複が起こる[22]．しかし，少数ではあるが ALK陰性 ALCL での報告もあり，HSTL 以外にも起きると思われる[23]．遺伝子発現では癌遺伝子 *FOS*(14q24.3)，*VAV3*(1p13.3)，*SYK*(9q22) の発現亢進と癌抑制遺伝子 *AIM1*(6q21) の発現低下がみられる[24]．

8 皮下脂肪織炎様T細胞リンパ腫
subcutaneous panniculitis-like T-cell lymphoma (SPTCL)

A 疾患概念

　皮下脂肪織炎様T細胞リンパ腫（SPTCL）は皮下に浸潤する細胞傷害性$\alpha\beta$T細胞からなるリンパ腫である．腫瘍細胞は種々の大きさからなり，核崩壊と壊死を伴っている．腫瘍中には反応性の組織球も多数観察される．組織学的に，腫瘍細胞が個々の脂肪細胞を縁取るようにみえる形態の所見は，診断に有用である．WHO第4版では，$\gamma\delta$のT細胞受容体を有するものはこの範疇から除かれ，primary cutaneous $\gamma\delta$T細胞リンパ腫として分類された．

B 臨床像

- 稀なリンパ腫で，年齢は広範囲にわたっており（中央値35歳），女性にやや多い．20％の患者で全身性エリテマトーデスなどの自己免疫疾患があり，自己免疫の関与が疑われる．EBVは陰性である．
- 四肢や体躯の様々な大きさの皮下壊死を伴う腫瘍で，潰瘍は稀である．臨床的には皮下脂肪織炎，蜂窩織炎，結節性紅斑と誤診されることがある．全身症状は約半数の患者でみられ，肝臓機能障害，血球減少，血球貪食症候群を15〜20％にみる[25]．
- 5年生存率は80％と良好であるが，血球貪食症候群があると予後は不良である．
- シクロスポリンや副腎皮質ホルモンなどの免疫抑制剤が有効である．

C 検査所見・診断

- **免疫学的形質**：CD8陽性，granzyme B，perforin，TIA1がみられる．TCRβ陽性，CD56陰性である点で皮膚の$\gamma\delta$T細胞リンパ腫とは異なる（表16-2）．
- **染色体・遺伝子**：アレイCGH法で，様々な染色体部分の不均衡が報告されており，1pter，2pter，10qter，11qter，12qterや16，19，20，22番染色体の欠失，2q，4qの増加がみられる．10q，17p，19番染色体などの欠失は他のCTCL（MFやSS）と共通するが，5q，13qの増加は他にはみられない．MFやSSにもみられる*NAV3*の異常が44％の症例に報告されている[26]．

リンパ節由来を主体とするもの

9 血管免疫芽球性T細胞リンパ腫
angioimmunoblastic T-cell lymphoma（AITL）

A 疾患概念

血管免疫芽球性T細胞リンパ腫（AITL）は末梢性のCD4陽性T細胞からなる全身性腫瘍疾患で，細静脈血管上皮細胞と濾胞性樹状細胞の増殖がみられ，多形性の細胞がリンパ節に浸潤する疾患である．

B 臨床像

- 末梢性T細胞リンパ腫の15〜20％を占め，非Hodgkinリンパ腫の約2％を占める．中年から高齢者に生じ男女差はない．
- 腫瘍細胞は末梢のリンパ節，骨髄，肝臓，脾臓などに浸潤し，全身リンパ節腫脹，肝脾腫などをきたす．発疹や皮膚瘙痒感，胸水，関節炎，腹水などもしばしばみられる[27]．
- 多クローン性高ガンマグロブリン血症をみることが多く，免疫複合体，溶血性貧血に伴う寒冷凝集素症，リウマトイド因子陽性，抗平滑筋抗体陽性などもある．
- 多くの症例でEBV陽性B細胞の増加がみられるが，腫瘍細胞はEBV陰性である．

C 検査所見・診断

- **免疫学的形質**：腫瘍細胞はCD3，CD2，CD5などが陽性，正常のfollicular helper T細胞の形質（CD10，CXCL13，PD-1）を有する．反応性のCD8も多くみられる（表16-3）[27]．
- **病理**（図16-2）：腫瘍性T細胞である淡明細胞の増殖とともに，反応性の細胞増生が目立つのが特徴である．血管や形質細胞の増生が目立ち，またCD21の免疫染色によって検出できる濾胞樹状細胞の不規則な増生巣の出現が特徴的であり，組織学的な診断基準の一つとして重要な所見である．形態的には腫瘍性のT細胞が同定困難な場合も少なくないが，背景の特徴的な反応性の細胞

Ch. 16 成熟T細胞リンパ腫

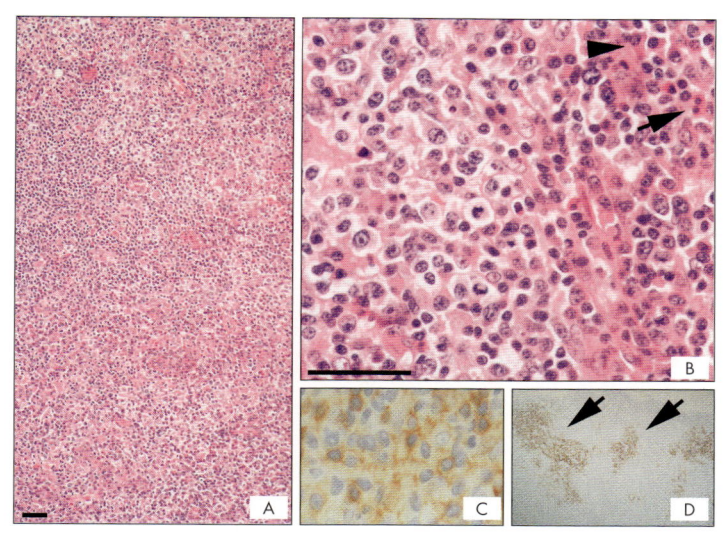

図 16-2 血管免疫芽球型T細胞リンパ腫（AITL） 胞体の明るい細胞の増殖の間に，好酸球（矢印）や形質細胞（矢頭）の混在をみる（AとB：HE染色）．増殖細胞はCD4陽性（C：CD4免疫染色）．またCD21陽性の濾胞樹状細胞の不規則な網目状の陽性所見が認められる（D：CD21免疫染色）．すべてHE染色．barはすべて50μm．
（増田明博．病理診断アトラス(20)造血系：悪性リンパ腫の病理診断．東京女子医科大学雑誌．2010；80(4/5)：123-31)

表 16-3 各種末梢性T細胞リンパ腫における免疫学的形質

疾患	細胞表面形質
PTCL, NOS	CD4＞CD8, しばしば欠失するもの（CD7, CD5, CD4/CD8, CD52），CD30$^{-/+}$, CD56$^{-/+}$, CD10$^-$, BCL6$^-$, CLCX13$^-$, PD1$^-$
AITL	CD4$^+$またはCD4/8が混在, CD10$^{+/-}$, BCL6$^{+/-}$, CXCL13$^+$, PD1$^+$, 濾胞性樹状細胞の過形成，EBV$^+$CD20$^+$ B芽球
ATLL	CD4$^+$, CD25$^+$, CD7$^-$, CD30$^{-/+}$, CD15$^{-/+}$, FoxP3$^{+/-}$
ALCL	CD30$^+$, ALK$^{+/-}$, EMA$^+$, CD25$^+$, TIA1$^+$, granzyme B$^+$, perforin$^+$, CD4$^{+/-}$, CD3$^{-/+}$, CD43$^+$
THRLBCL	CD3$^+$の反応性T細胞がある中に大きいCD20$^+$芽球あり
T zone hyperplasia	CD4/CD8が混在し，構築は保持されている，CD25, CD30は様々でCD20$^+$ B細胞が散在

＋：ほぼ常に陽性，＋/−：大部分が陽性，−/＋：少数が陽性
PTCL, NOS: peripheral T-cell lymphoma, not otherwise specified, AITL: angioimmunoblastic T-cell lymphoma, ATLL: adult T-cell leukemia/lymphoma, ALCL: anaplastic large-cell lymphoma, THRLBCL: T-cell/histiocyte-rich large B-cell lymphoma
(Pileri SA, et al. Peripheral T-cell lymphoma, not otherwise specified. In: Swerdlow SH, et al, ed. WHO classification of tumours of haematopoietic and lymphoid tissues. Lyon: IARC Press; 2008. p.306-8)

増生像を把握することは，病理診断において重要である．
- **染色体・遺伝子**：通常の染色体分析で，＋3，＋5，＋X などが知られていたが，最近のアレイ CGH 法では報告による違いはみられるものの，22q, 19, 11q の増加がみられる[28, 29]．また，Odejide らによると TET2（4q24）の変異が 76％に，DNMT3A（2p23）の変異が 33％にあり，後者には全例 TET2 の変異も認められる[30]．さらに，IDH2（15q26.1）の変異もみられ，IDH2 と TET2 はともにメチル化やアセチル化などのエピジェネティックな遺伝子発現調節に関わるので，異常な遺伝子発現が疾患の発症と進行に関与すると考えられる[31]．やはりエピジェネティックな調節因子である RHOA 遺伝子（3p21.3）の変異も約 2/3 の症例で認められる[32]．

D 予後

予後不良因子としては，60 歳以上，全身状態 PS 2 以上，節外病変＞1，B 症状，血小板数 15 万/μL 以下があげられる．急激な経過をとる疾患で，各々を 1 点とすると，低リスク群（0 または 1 点）の 5 年生存率は 44％，高リスク群（2〜5 点）のそれは 24％である[27]．

10 末梢性 T 細胞リンパ腫，非特定型
peripheral T-cell lymphoma, not otherwise specified（PTCL, NOS）

A 疾患概念

末梢性 T 細胞リンパ腫，非特定型（PTCL, NOS）はリンパ節および節外の活性化した成熟 T 細胞からなる腫瘍で，特に分類されていないものが相当し，いろいろなカテゴリーからなるヘテロな集団である．

B 臨床像

- PTCL の約 30％を占め，成人男性に多い．日本での頻度は高く非 Hodgkin リンパ腫の約 7％である．
- 病変はいずれの部位にも生じ，末梢のリンパ節，骨髄，肝臓，脾臓，胃，皮膚，消化管などの節外にも浸潤する．骨髄に浸潤するのは予後不良であり，白血化は少ない．リンパ節腫大と B 症状がある状態で診断されることが多い．

好酸球増加や皮膚瘙痒感などがみられることもある．

C 検査所見・診断

- **免疫学的形質**：CD4陽性，CD8陰性が多くみられ，CD4，CD8ともに陽性，ともに陰性も時にみられる．CD56は時に陽性，CD5，CD7，CD52などはしばしば欠損する．CD30，CD15はともに陽性のことがある．TCRβは通常陽性である．表16-3に鑑別診断を示す．
- **病理**（図16-3）：末梢性T細胞腫瘍の包括的カテゴリーであるため，細胞形態も非常に幅がある．また，背景には多かれ少なかれ反応性のリンパ球，顆粒白血球や，組織球が混在するが，これらの混在の程度も様々である．亜型として，T領域リンパ腫 T-zone lymphoma，リンパ類上皮細胞性リンパ腫 lymphoepithelioid(Lennert) lymphoma, follicular lymphomaがある．T-zone lymphomaは一般的にはリンパ節のT領域でびまん性に増殖する形態を示す．その細胞形態は症例によって様々であるものの核の形は通常不規則で多形を示

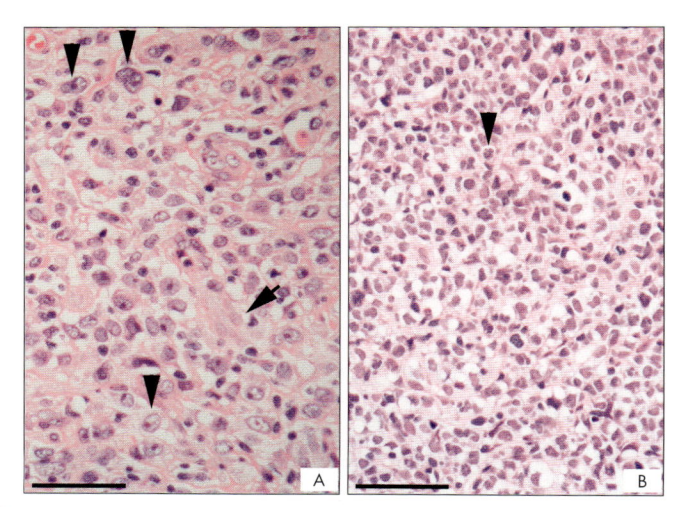

図16-3　末梢性T細胞リンパ腫，非特定型(PTCL, NOS)　Aで示した症例は，核小体の目立つ核を有するHodgkin細胞様の細胞(矢頭)も混在するなど多形な核の所見が目立つ．非腫瘍性の組織球とみられる細胞(矢印)も混在する．Bで示した症例では，異型リンパ球の密な増殖所見を示し，脳回状の核を有する細胞(矢頭)も混在する．すべてHE染色．barはすべて50μm．
(増田明博．病理診断アトラス(20)造血系：悪性リンパ腫の病理診断．東京女子医科大学雑誌．2010; 80 (4/5)：123-31)

す．lymphoepithelioid lymphoma は背景に類上皮細胞様の組織球が多数観察される．前項の AITL と類似の背景を示す症例もあって，その鑑別には免疫組織化学的な検索を要する．

- **染色体・遺伝子**：アレイ CGH 法による検索では AITL と同様のコピー数の増減も認められるが，PTCL-NOS に多いものとして 7q，8q，17，22 の増加，6q，9，13q の欠失などがある[28, 29]．また，t(5;9)(q33;q22)も約 17％の症例に報告されており，*ITK* 遺伝子(5q33)と *SYK* 遺伝子(9q22)の融合をもたらし，同じような組織学的パターンを示すと報告されている[33, 34]．*IRF4* 遺伝子座と *TRA* 遺伝子座との間の転座 t(6;14)(p25;q11.2)も少数例に報告されている[35]．AITL にみられる *RHOA* 遺伝子の変異が 18％で認められる[32]．遺伝子の発現パターンからは，*GATA3*(10p15)高発現グループ(33％)と *TBX21*(17q21.32)および *EOMES*(3p24.1)高発現グループ(49％)に分けられ，前者の 5 年生存率は，後者に比し有意に悪いとの報告がある[36]．

D 予後

急激に進行する腫瘍で，5 年生存率は 30〜40％と不良である．予後不良因子は 60 歳以上，全身状態 PS 2 以上，血清 LD 高値，骨髄浸潤の 4 つがあげられている[37, 38]．

11 未分化大細胞リンパ腫-ALK 陽性
anaplastic large cell lymphoma(ALCL), ALK-positive

A 疾患概念

未分化大細胞リンパ腫-ALK 陽性(ALCL，ALK-positive)は豊富な細胞質を有し，多形で馬蹄形の核を有する活性化した成熟細胞傷害性 T 細胞で，*ALK* 遺伝子発現，ALK 蛋白陽性，CD30 陽性である．ALK 陽性の臨床像は ALK 陰性とは異なり，別病型と考えられている[39]．

B 臨床像

- 成人非 Hodgkin リンパ腫の約 3％を占め，若年発症で，小児では 10〜20％を占める．

Ch. 16 成熟T細胞リンパ腫

- 病変はリンパ節，節外は皮膚，骨，軟部組織，肝臓，肺，骨髄などが最も多い．
- 病期III～IVと進行している症例が大多数で，末梢リンパ節腫脹やリンパ節外への浸潤をきたすことが多い．節外病変の頻度はALK陰性症例に比して高い．B症状がみられる場合には高熱などの症状があることが多い．
- 5年生存率は80％，無再発率は60％で，ALK陰性症例に比して良好である[39]．

C 検査所見・診断

- **免疫学的形質**：腫瘍細胞はCD30陽性，epithelial membrane antigen（EMA）陽性，CD3陰性で，CD5，CD4は多く陽性である．TIA1，granzyme B，

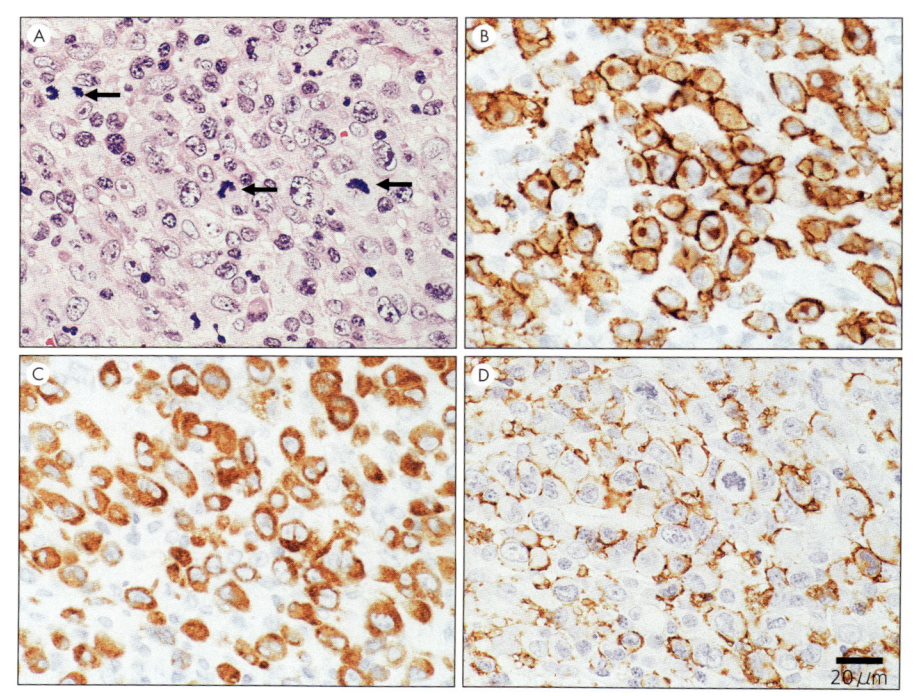

図16-4 未分化大細胞型リンパ腫-ALK陽性（ALCL，ALK-positive）
A：大型の異型リンパ球がびまん性に増生しており，核分裂像（矢印）も目立つ．B～D：免疫染色では，細胞膜やゴルジ野にCD30陽性（B），ALK陽性（C），CD43陽性（D）である．
（東京女子医科大学病院病理診断科　山本智子先生より提供）

perforin が大多数で陽性である（表 16-3）．
- **病理**（図 16-4）：馬蹄形あるいは腎臓様などと称される多形な核と豊富な胞体を有する大型細胞の増殖からなる．リンパ節の類洞中に結合性を示しながら増殖する像が高率にみられるが，これは形態的に上皮性悪性腫瘍の転移との鑑別が問題となる所見である．多数の組織球と腫瘍細胞の混在する形態や，小型細胞の増殖を主体とする形態も取り得る．
- **染色体・遺伝子**：t(2;5)(p23;q35)が最も多く，*ALK* 遺伝子(2p23)と *NPM* 遺伝子(5q35)との間に融合遺伝子が認められ，NPM1/ALK 融合蛋白を生じる．変異型として，2p23 と 1, 2, 3, 17, 19, 22 番や X 染色体との転座があり，*TPM3* 遺伝子(1q21.2)などがパートナーとして報告されている．これらの異常 ALK チロシンキナーゼは種々のシグナル伝達経路(PI3K/AKT/mTOR, JAK/STAT3 や RAS/ERK など)を刺激して細胞の増殖，生存を亢進させる．また，アレイ CGH 法で二次的な染色体の不均衡が 58％の症例に認められ，6q, 7, 17p, 17q24 の増加と 4q, 11q14, 13q の欠失が報告されている[31, 40]．

12 未分化大細胞リンパ腫-ALK 陰性
anaplastic large cell lymphoma(ALCL), ALK-negative

A 疾患概念

未分化大細胞リンパ腫-ALK 陰性(ALCL, ALK-negative)は，豊富な細胞質を有し，多形で馬蹄形の核を有する活性化した成熟細胞傷害性 T 細胞で，ALK 陰性であるものをいう．リンパ節の類洞中の上皮に増殖する形態を示し，かつ CD30 陽性であるものを本型とする．

B 臨床像

- 40～65 歳の中年男性に多いが，ALK 陽性が若年者に多いのに比べ対照的である．
- リンパ節や骨，軟部組織，皮膚などの節外組織にも浸潤する．節外病変の頻度は ALK 陽性に比して低い．病期 III～IV と進行した症例で B 症状がみられる場合が多い．
- 5 年生存率は 48％，無再発率は 36％で，ALK 陽性症例に比して不良である[39]．

C 検査所見・診断

- **免疫学的形質**: CD30 陽性, CD3, CD2, CD4 は陽性が多く, TIA1, granzyme B, perforin も陽性で, EMA は一部の細胞のみ陽性である(表 16-3). CD3, CD2 の陽性率は, ALK 陰性で ALK 陽性症例よりも有意に高く, EMA 陽性率は有意に低い[39].

- **染色体・遺伝子**: アレイ CGH 法にて 65％の症例に染色体の不均衡がみられ, 1q, 6p21, 7 番の増加が多いと報告されている[40, 41]. また, 特徴的な遺伝子異常は知られていないが, 最近, t(6;7)(p25.3;q32.3)が反復異常として検出され, *DUSP22*(6p25.3)の down-regulation と *MIR29A*(7q32.3)の up-regulation を伴うと報告されている[42]. また, ALK 陽性 ALCL と同じく STAT3 経路の活性化も報告されている[31].

References

1) Willemze R, Jaffe ES, Burg G, et al. WHO-EORTC classification for cutaneous lymphomas. Blood. 2005; 105: 3768-85.
2) van Doorn R, van Kester MS, Dijkman R, et al. Oncogenomic analysis of mycosis fungoides reveals major differences with Sézary syndrome. Blood. 2009; 113: 127-36.
3) Salgado R, Servitje O, Gallardo F, et al. Oligonucleotide array-CGH identifies genomic subgroups and prognostic markers for tumor stage mycosis fungoides. J Invest Dermatol. 2010; 130: 1126-35.
4) Espinet B, Salgado R. Mycosis fungoides and Sézary syndrome. Methods Mol Biol. 2013; 973: 175-88.
5) McGirt LY, Adams CM, Baerenwald DA, et al. miR-223 regulates cell growth and targets proto-oncogenes in mycosis fungoides/cutaneous T-cell lymphoma. J Invest Dermatol. 2014; 134: 1101-7.
6) Wilcox RA. Cutaneous T-cell lymphoma: 2011 update on diagnosis, risk-stratification, and management. Am J Hematol. 2011; 86: 929-48.
7) Karenko L, Hahtola S, Päivinen S, et al. Primary cutaneous T-cell lymphomas show a deletion or translocation affecting *NAV3*, the human *UNC-53* homologue. Cancer Res. 2005; 65: 8101-10.
8) Mao X, Lillington DM, Czepulkowski B, et al. Molecular cytogenetic characterization of Sézary syndrome. Genes Chromosomes Cancer. 2003; 36: 250-60.
9) Mao X, Lillington D, Scarisbrick JJ, et al. Molecular cytogenetic analysis of cutaneous T-cell lymphomas: identification of common genetic alterations in Sézary syndrome and mycosis fungoides. Br J Dermatol. 2002; 147: 464-75.
10) Espinet B, Salido M, Pujol RM, et al. Genetic characterization of Sézary's syndrome by conventional cytogenetics and cross-species color banding fluorescent *in situ* hybridization. Haematologica. 2004; 89: 165-73.

11) Hwang ST, Janik JE, Jaffe ES, et al. Mycosis fungoides and Sézary syndrome. Lancet. 2008; 371: 945-57.
12) Mao X, Orchard G, Mitchell TJ, et al. A genomic and expression study of *AP-1* in primary cutaneous T-cell lymphoma: evidence for dysregulated expression of *JUNB* and *JUND* in MF and SS. J Cutan Pathol. 2008; 35: 899-910.
13) Kempf W, Pfaltz K, Vermeer MH, et al. EORTC, ISCL, and USCLC consensus recommendations for the treatment of primary cutaneous CD30-positive lymphoproliferative disorders: lymphomatoid papulosis and primary cutaneous anaplastic large-cell lymphoma. Blood. 2011; 118: 4024-35.
14) Gaulard P, Berti E, Willemze R, et al. Primary cutaneous peripheral T-cell lymphomas, rare subtypes. In: Swerdlow SH, Campo E, Harris NL, et al, ed. WHO classification of tumours of haematopoietic and lymphoid tissues. Lyon: IARC Press; 2008. p.302-5.
15) Uccella S, Bernasconi B, Ricotti I, et al. Partial trisomy of chromosome 13 as a single cytogenetic abnormality in an Italian case of nasal NK/T lymphoma. Cancer Genet. 2012; 205: 186-9.
16) Nakashima Y, Tagawa H, Suzuki R, et al. Genome-wide array-based comparative genomic hybridization of natural killer cell lymphoma/leukemia: defferent genomic alteration patterns of aggressive NK-cell leukemia and extranodal NK-T-cell lymphoma, nasal type. Genes Chromosomes Cancer. 2005; 44: 247-55.
17) Iqbal J, Kucuk C, deLeeuw RJ, et al. Genomic analyses reveal global functional alterations that promote tumor growth and novel tumor suppressor genes in natural killer-cell malignancies. Leukemia. 2009; 23: 1139-51.
18) Huang Y, de Leval L, Gaulard P. Molecular underpinning of extranodal NK/T-cell lymphoma. Best Pract Res Clin Haematol. 2013; 26: 57-74.
19) Suzuki R, Suzumiya J, Yamauchi M, et al. Prognostic factors for mature natual killer (NK) cell neoplasms: aggressive NK cell leukemia and extranodal NK cell lymphoma, nasal type. Ann Oncol. 2010; 21: 1032-40.
20) Delabie J, Holte H, Vose JM, et al. Enteropathy-associated T-cell lymphoma: clinical and histological findings from the international peripheral T-cell lymphoma project. Blood. 2011; 118: 148-55.
21) Takeshita M, Nakamura S, Kikuma K, et al. Pathological and immunohistological findings and genetic aberrations of intestinal enteropathy-associated T cell lymphoma in Japan. Histopathology. 2011; 58: 395-407.
22) Ferreri AJM, Govi S, Pileri SA. Hepatosplenic gamma-delta T-cell lymphoma. Crit Rev Oncol Hematol. 2012; 83: 283-92.
23) Feldman AL, Law M, Grogg KL, et al. Incidence of *TCR* and *TCL1* gene translocations and isochromosome 7q in peripheral T-cell lymphomas using fluorescence in situ hybridization. Am J Clin Pathol. 2008; 130: 178-85.
24) Travert M, Huang Y, de Leval L, et al. Molecular features of hepatosplenic T-cell lymphoma unravels potential novel therapeutic targets. Blood. 2012; 119: 5795-806.
25) Willemze R, Jansen PM, Cerroni L, et al. Subcutaneous panniculitis-like T-cell lymphoma: definition, classification, and prognostic factors: an EORTC cutaneous lymphoma group study of 83 cases. Blood. 2008; 111: 838-45.
26) Hahtola S, Burghart E, Jeskanen L, et al. Clinicopathological characterization and genomic

aberrations in subcutaneous panniculitis-like T-cell lymphoma. J Invest Dermatol. 2008; 128: 2304-9.
27) Federico M, Rudiger T, Bellei M, et al. Clinicopathologic characteristics of angioimmunoblastic T-cell lymphoma: analysis of the international peripheral T-cell lymphoma project. J Clin Oncol. 2013; 31: 240-6.
28) Thorns C, Bastian B, Pinkel D, et al. Chromosomal aberrations in angioimmunoblastic T-cell lymphoma and peripheral T-cell lymphoma unspecified: a matrix-based CGH approach. Genes Chromosomes Cancer. 2007; 46: 37-44.
29) Fujiwara SI, Yamashita Y, Nakamura N, et al. High-resolution analysis of chromosome copy number alterations in angioimmunoblastic T-cell lymphoma and peripheral T-cell lymphoma, unspecified, with single nucleotide polymorphism-typing microarrays. Leukemia. 2008; 22: 1891-8.
30) Odejide O, Weigert O, Lane AA, et al. A targeted mutational landscape of angioimmunoblastic T-cell lymphoma. Blood. 2014; 123: 1293-6.
31) Piccaluga PP, Tabanelli V, Pileri SA. Molecular genetics of peripheral T-cell lymphomas. Int J Hematol. 2014; 99: 219-26.
32) Palomero T, Couronné L, Khiabanian H, et al. Reccurent mutations in epigenetic regulators, RHOA and FYN kinase in peripheral T cell lymphomas. Nature Genet. 2014; 46: 166-70.
33) Streubel B, Vinatzer U, Willheim M, et al. Novel t(5;9)(q33;q22) fuses *ITK* to *SYK* in unspecified peripheral T-cell lymphoma. Leukemia. 2006; 20: 313-8.
34) Mulloy JC. Peripheral T-cell lymphoma: new model + new insight. J Exp Med. 2010; 207: 911-3.
35) Feldman AL, Law M, Remstein ED, et al. Recurrent translocations involving the *IRF4* oncogene locus in peripheral T-cell lymphomas. Leukemia. 2009; 23: 574-80.
36) Iqbal J, Wright G, Wang C, et al. Gene expression signatures delineate biological and prognostic subgroups in peripheral T-cell lymphoma. Blood. 2014; 123: 2915-23.
37) Gallamini A, Stelitano C, Calvi R, et al. Peripheral T-cell lymphoma unspecified (PTCL-U): a new prognostic model from a retrospective multicentric clinical study. Blood. 2004; 103: 2474-9.
38) Weisenburger DD, Savage KJ, Harris NL, et al. Peripheral T-cell lymphoma, not otherwise specified: a report of 340 cases from the international peripheral T-cell lymphoma project. Blood. 2011; 117: 3402-8.
39) Savage KJ, Harris NL, Vose JM, et al. ALK^- anaplastic large-cell lymphoma is clinically and immunophenotypically different from both ALK^+ ALCL and peripheral T-cell lymphoma, not otherwise specified: report from the international peripheral T-cell lymphoma project. Blood. 2008; 111: 5496-504.
40) Ferreri AJ, Govi S, Pileri SA, et al. Anaplastic large cell lymphoma, ALK-positive. Crit Rev Oncol Hematol. 2012; 83: 293-302.
41) Ferreri AJ, Govi S, Pileri SA, et al. Anaplastic large cell lymphoma, ALK-negative. Crit Rev Oncol Hematol. 2013; 85: 206-15.
42) Feldman AL, Dogan A, Smith DI, et al. Discovery of recurrent t(6;7)(p25.3;q32.3) translocations in ALK-negative anaplastic large cell lymphomas by massively parallel genomic sequencing. Blood. 2011; 117: 915-9.

17 Hodgkin リンパ腫
Hodgkin lymphoma (HL)

A 疾患概念

　Hodgkin リンパ腫 (HL) は以下のような特徴を有する．①通常頸部リンパ節から発生する．②若年成人と高齢者に2相性のピークを示す．③非腫瘍性の小リンパ球，好酸球，好中球，組織球，形質細胞，線維芽細胞など多彩な反応性細胞の増生を背景に，腫瘍性の単核大型の Hodgkin 細胞と多核の Reed-Sternberg 細胞 (Hodgkin and Reed-Sternberg: HRS) が比較的少数存在する．腫瘍細胞の周りを T 細胞がロゼット様に取り囲む形態がしばしばみられる．

　従来 Hodgkin 病と称されていたが，WHO 分類に至って HL の名が与えられた．**結節性リンパ球優位型 Hodgkin リンパ腫 nodular lymphocyte predominant Hodgkin lymphoma (NLPHL) と古典的 Hodgkin リンパ腫 classical Hodgkin lymphoma (CHL)** に大別される．CHL は反応性細胞の種類と HRS 細胞の形態から，**リンパ球優位型 lymphocyte rich (LR) CHL，結節硬化型 nodular sclerosis (NS) CHL，混合細胞型 mixed cellularity (MC) CHL，リンパ球減少型 lymphocyte depletion (LD) CHL** の4型に分類される．腫瘍細胞の免疫学的性状，遺伝学的性状は同一であるが，臨床症状や EBV との関連は多少異なる．NLPHL はリンパ球優位細胞 lymphocyte predominant cell (LP 細胞) が結節性に，あるいは結節性と一部びまん性に単クローン性に増殖する疾患である．LP 細胞は以前には L & H 細胞 (lymphocytic and/or histiocytic Reed-Sternberg cell variants) と呼ばれたものである．

　CHL，NLPHL いずれも germinal center B 細胞由来であることが確定している．HL の分子学的異常はまだ明らかにされていないが，HRS 細胞では NF-κB の恒常的活性化と JAK/STAT 経路の異常がみられている．腫瘍細胞と周りを取り囲む細胞との相互作用が特徴的な病態を形成しているようである．HRS 細胞は細胞傷害性 T 細胞の機能を抑制し，また IL-10，TGFβ などのサイトカインを産生している．多くの症例で EBV の存在が証明される．

B 臨床像

- 日本人の発生頻度は欧米白人に比べて低く，悪性リンパ腫の5〜6％を占める．
- CHLはHLの95％と大多数を占め，好発年齢は15〜35歳と高齢者に2相性のピークを示す．頻度についてみるとNSでは日本約47％・欧米約70％で若年に多く，MCは日本約35％・欧米約25％，LRは日本・欧米ともに約5％，LDは日本約13％・欧米稀，いずれも35歳前後の男性に多い．NLPHLは日本・欧米ともにHLの約5％とごく一部で，30〜50歳の男性に多い．
- 伝染性単核球症に罹患した人では発症率が高くEBVが何らかの病因になっていると考えられているが，ウイルスは検出できず，家族や地理的にも分布に偏りがある．EBVとの関連は病型によって異なり，MCで75％と高頻度であるが，NSでは10〜40％である．
- 無痛性のリンパ節腫脹を初発症状とすることが多い．75％の症例では頸部リンパ節がはじめに侵され，ついで腋窩，傍大動脈リンパ節と病変が進展する．縦隔の病変はNSに最も多くみられ，約半数は巨大腫瘤である．腹部病変や脾病変はMCに最も頻度が高く，末梢のリンパ節腫脹も伴う．腸間膜リンパ節，気管支周辺リンパ節，節外病変は稀である．LDでは後腹膜リンパ節，腹腔，骨髄に病変が存在する傾向がある．
- 発熱，寝汗，体重減少などのB症状はNSでは約40％の患者に，MCでも多くみられるが，LDでは他の病型よりも高頻度である．LRには稀にしかみられない．
- CHDでは限局期(病期I，II)に60％の症例が診断される．なかでもNSは病期IIで診断されることが多いが，LDでは進行期(病期III，IV)に診断されることが多い[1]．NLPは病期IまたはIIで診断されることが多い．
- NLPHL，NSの予後は良好，LRはやや良好，MCはNSと最も不良なLDの中間である．NLPHLは治療によく反応するがしばしば再発し，一部の症例でびまん性大細胞型B細胞リンパ腫に移行することがある．

C 検査所見・診断

- 二次性の貧血がしばしば認められ，血清鉄低値，総鉄結合能低値，血清フェリチン高値がみられる．白血球数は増加していることがあり，時に好酸球増加，リンパ球減少をみる．

表17-1 Hodgkinリンパ腫の鑑別診断：免疫学的形質の比較

Marker	NLPHL	THRLBCL	CHL	DLBCL	ALCL ALK+	ALCL ALK-
CD30	−	−	+	−/+	+	+
CD15	−	−	+/−	−	−	−
CD45	+	+	−	+	+/−	+/−
CD20	+	+	−/+	+	−	−
CD79a	+	+	−/+	+	−	−
PAX5	+	+	+	+	−	−
J chain	+/−	+/−	−	−/+	−	−
Ig	+/−	+/−	−	+/−	−	−
OCT-2	++	++	−/+	+	n.a.	n.a.
BOB.1	+	+	−	+	n.a.	n.a.
CD3	−	−	−	−	−/+	−/+
CD2	−	−	−	−	−/+	+/−
perforin/granzyme B	−	−	−	−	+	+
CD43	−	−	−	−/+	+/−	+/−
EMA	+/−	+/−	−	−/+	+/−	+/−
ALK	−	−	−	−	+	−
LMP1	−	−	+/−	−/+	−	−

+：全例で陽性，++：強陽性，+/−：大多数例で陽性，−/+：小数例で陽性，−：全例で陰性
NLPHL: nodular lymphocyte predominant Hodgkin lymphoma, THRLBCL: T-cell/histiocyte-rich large B-cell lymphoma, CHL: classical Hodgkin lymphoma, DLBCL: diffuse large B-cell lymphoma, ALCL: anaplastic large T-cell lymphoma
（Stein H, et al. Classical Hodgkin lymphoma, introduction. In: Swerdlow SH, et al, ed. WHO classification of tumours of haematopoietic and lymphoid tissues. Lyon: IARC Press; 2008. p.326-9）[2]

- 病期が進行するにつれて細胞性免疫能の障害が起きる．
- **免疫学的形質**

CHL：HRSはCD30陽性，CD15は75〜85％の症例で陽性，CD45, J鎖は陰性である．CD20, CD79aは時に陽性である．表17-1[2] にHLと鑑別すべき疾患の細胞表面形質を示す．EBV感染HRS細胞は潜伏感染II型（EBNA-1+，EBER+，LMP1+，EBNA-2−，p.237参照）を示す．

NLPHL：LP細胞はCD20が陽性，CD79a, CD75, BCL6, CD45が陽性である．J鎖は大部分で，またepithelial membrane antigen (EMA) は約半数で陽性，CD15, CD30は陰性である．

● 病理

結節硬化型古典的 Hodgkin リンパ腫(NSCHL)：線維性結合組織の帯に囲まれた結節構造が形成される形態を示すものであり，リンパ節被膜の肥厚を伴う．固定による人工変化で HRS 細胞（豊富な細胞質と，ウイルスの封入体に類似した，光輝性の大型核小体をみる核を有する）が縮小して，空隙中に浮いているようにみえるいわゆるラクナ細胞は，この型で特徴的である．

混合細胞型古典的 Hodgkin リンパ腫(MCCHL)（図 17-1）：多彩な細胞からなる背景に，HRS 細胞が混在しており，正常リンパ節構造は通常消失するが，反応性のリンパ濾胞間に増殖する場合もある．線維性結合組織の帯に囲まれた結節構造は観察されない．EBER, LMP1 が他の病型に比べしばしば認められる．

リンパ球優位型古典的 Hodgkin リンパ腫(LRCHL)：多核白血球を欠き，リンパ球を主体とする背景に，HRS 細胞が混在する．通常結節構造を示すので，

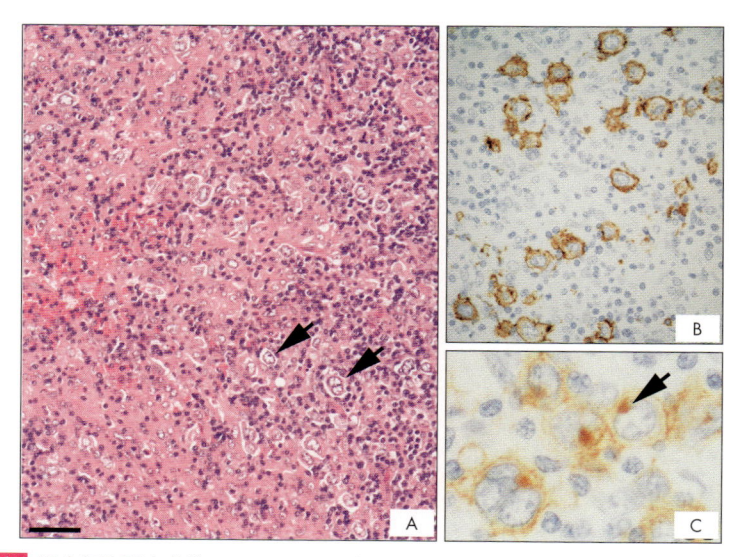

図 17-1　混合細胞型古典的 Hodgkin リンパ腫(MC-CHL)　小型のリンパ球や，組織球の集簇などの多彩な非腫瘍性細胞を背景に，大型の Hodgkin 細胞，Reed-Sternberg 細胞が散在性にみられる(A：HE 染色)．本症例では Hodgkin 細胞は CD20 陽性であるが(B：CD20 免疫染色)，背景には CD20 陽性の B 細胞は僅である(図 17-2C と比較されたい)．CD30 の免疫染色では，Hodgkin 細胞，Reed-Sternberg 細胞の細胞膜に陽性で，また胞体内にはドット状(矢印)に陽性所見がみられる(C：CD30 免疫染色)．bar は 50μm.

（増田明博．病理診断アトラス(20)造血系：悪性リンパ腫の病理診断．東京女子医科大学雑誌．2010; 80 (4/5): 123-31）

NLPHL との鑑別を要することになるが，免疫学的形質で鑑別する．

リンパ球減少型古典的 Hodgkin リンパ腫（LDCHL）：HRS 細胞が優勢で，MCCHL 類似のものから，肉腫様形態を示すもの，あるいは少数の HRS 細胞がびまん性の線維化とともに観察される形態を示すものがある．過去幾多の定義の変遷があったため，その臨床病理像は確立されていない．

結節性リンパ球優位型 Hodgkin リンパ腫（NLPHL）（図 17-2）：リンパ節全体あるいは一部分が，小型リンパ球や組織球を主体とする結節性またはびまん性の増殖で置き換わっており，上記腫瘍細胞が散在性に観察される．結節構造は通常，濾胞性リンパ腫や反応性濾胞よりも大きく，mantle zone を欠く．結節構造を構成する背景のリンパ球は B 細胞が主体である．免疫染色をすると LP 細胞の周りを CD3 陽性の T 細胞が囲んでいる．結節構造に一致して CD21 陽性の濾胞樹状細胞のネットワークが観察される．

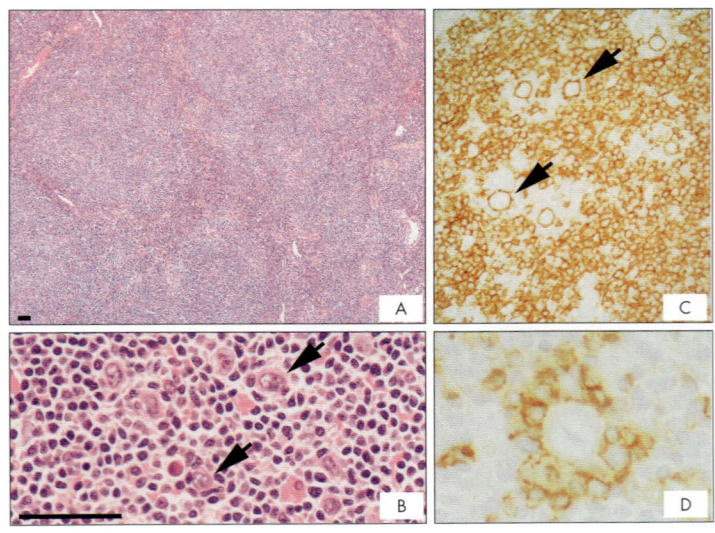

図 17-2 **結節性リンパ球優位型 Hodgkin リンパ腫（NLP-HL）** ぼんやりとした結節様構造を示す（A: HE 染色）．小型のリンパ球間に lymphocytic and/or histiocytic（L & H）細胞あるいは核が空胞状を示すためポップコーン細胞などと呼ばれる大型の細胞が散在性にみられている（B: HE 染色）．これらの大型は CD20 陽性であり，また，この周囲の非腫瘍性の B 細胞も CD20 を発現している（C: CD20 免疫染色）．UCHL-1 陽性の T 細胞が Hodgkin 細胞の周囲を取り囲むように分布している（D: UCHL-1 免疫染色）．bar はすべて 50 μm.

（増田明博．病理診断アトラス（20）造血系：悪性リンパ腫の病理診断．東京女子医科大学雑誌．2010; 80 (4/5): 123-31）

● 染色体・遺伝子

CHL: アレイ CGH 法で 2p, 9p, 16p, 17q, 19q, 20q の増加や 6q, 11q, 13q の欠失が認められ, 16p の増加は予後不良と相関し, 増幅部位 16p12.1-13.3 にマップされている多剤耐性遺伝子 *ABCC1* の関与が示唆されている[3]. 9p24.1 上の *CD274*(*PD-L1*) 遺伝子と *JAK2* 遺伝子の関与も示唆されている[4]. HRS 細胞に免疫グロブリン遺伝子の再構成がクローン性にみられ, 重鎖可変領域の体細胞超変異 somatic hypermutation (SHM) が起こる[2]. また *MYC*, *RHOH*(*TTF*, 4p13), *PAX5*(9p13), *PIM1*(6p21.2) などの癌遺伝子にも異常な SHM が 55％ ほどの症例にみられ, CHL では *MYC* の異常が最も多いと報告されている[5]. また, 正常 B 細胞では同時に発現することのない *BMI1*(10p11.23), *EZH2*(7q35-q36) などがともに発現する例もみられる. その他, アポトーシスを誘導する *BIK*(22q13.31) の不活化などもみられる[6]. 病期の進行した例に *MIR21*(17q23.1), *MIR30E*(1p34.2), *MIR30D*(8q24.22), *MIR92B*(1q22) などの発現亢進も報告されている[7].

NLPHL: t(3;14)(q27;q32)(*BCL6* と *IGH* 遺伝子間の転座) がみられ, 変異型転座として 22q11(*IGL*), また 7p12(Ikaros 遺伝子域), 9p13(*PAX5* 近傍) などが報告されている[8, 9]. また, 染色体 CGH 法で多くの染色体部位の増加や

表 17-2　Ann Arber 病期分類 (Cotswolds 改訂)

Ⅰ期	単一のリンパ節領域(頸部, 腋窩, 鼠径など)またはリンパ組織(扁桃腺, 脾臓, 胸腺など)の病変. リンパ節以外の臓器の限局的な病変は IE
Ⅱ期	横隔膜を境界として, 同側にある 2 つ以上のリンパ節領域, リンパ組織の病変 (縦隔のリンパ節も 1 つのリンパ節領域とする. 肺門リンパ節は片側で 1 ヵ所とする)
Ⅲ期	横隔膜の両側に及ぶリンパ節領域, リンパ組織の病変 2 群に分類 Ⅲa　脾臓あるいは脾門部, 腹腔動脈周囲, 肝門部リンパ節領域いずれかへの侵襲 　　(上腹部リンパ節) Ⅲb　傍大動脈, 腸骨, 鼠径部, 腸間膜リンパ節領域いずれかへの侵襲 　　(下腹部リンパ節)
Ⅳ期	広範なリンパ節以外の臓器への浸潤

E: リンパ節以外の臓器の(限局した)病変がある場合は E とする.
B: 継続または繰り返す 38℃ 以上の原因不明の発熱, 寝汗, 6 ヵ月以内での 10％ 以上の体重減少, などの症状のどれかがあるときは B とし, これらの症状がない時には A とする.
X: 巨大な腫瘤があるときに記載する. 最大径 10 cm 以上, または胸部 X 線写真で, 胸椎第 5/6 番の高さで胸郭の 1/3 以上の胸腔内のリンパ腫病変を巨大腫瘤とする.

(Carbone PP, et al. Cancer Res. 1971; 31: 1860-1 および Lister TA, et al. J Clin Oncol. 1989; 7: 1630-6)

17番染色体の欠失も報告されている[10]．CHL同様，LP細胞には免疫グロブリンの遺伝子再構成と*MYC*, *RHOH*, *PAX5*, *PIM1*などに異常なSHMがみられる．その頻度はCHLより多く80%の症例でみられ，*MYC*で最も頻度が高い[6]．

確定診断はリンパ節生検によるが，正確な診断にはリンパ節の構造が重要であるため針生検では不十分で，リンパ節全体を採取する必要がある．

鑑別を要する疾患としては，特に肉芽腫性リンパ節炎などの反応性リンパ節

表17-3 HLの予後因子

A. 限局期の予後不良因子

GHSG	EORTC
縦隔の大きな腫瘤 ESR高値≧40mm 50歳以上	縦隔の大きな腫瘤 ESR高値≧30 mm 節外病変 脾臓への広範な浸潤

GHSG: German Hodgkin Study Group, EORTC: European Organization for Research and Treatment of Cancer, ESR: erythrocyte sedimentation rate
(Ansell SM. Am J Hematol. 2012; 87: 1096-103)[11]

B. 進行期の予後因子と生存期間

不良因子
45歳以上 病期IV期 男性 白血球数　15,000/μL以上 リンパ球数実数　600/μL未満または8%未満 血清アルブミン　4.0 g/dL未満 ヘモグロビン値　10.5 g/dL未満

おのおのを1点とし，合計した点数に基づく生存期間		
不良因子の数	5年無増悪期間(%)	5年生存率(%)
0	84	89
1	77	90
2	67	81
3	60	78
4	51	61
5点以上	42	56

(Hasenclever D, et al. N Engl J Med. 1998; 339: 1506-14)[12]

炎，リンパ腫としては T-cell/histiocyte-rich large B-cell lymphoma，未分化大細胞型リンパ腫，血管免疫芽球性 T 細胞リンパ腫などの末梢性 T 細胞リンパ腫があげられる．

表 17-2 に Ann Arber 病期分類を示す．

D 予後

国際予後因子プロジェクトの結果，予後不良因子として血清アルブミン低値，ヘモグロビン低値，男性，高年齢，進行病期，白血球数高値，リンパ球数低下があげられている（表 17-3）[11, 12]．その他，β_2 ミクログロブリン，可溶性 CD30，TNF などのサイトカインの血中濃度，腫瘍細胞を取り巻くマクロファージの数，血中 EBV-DNA 濃度，遺伝子多型なども予後に影響を及ぼす[13]．

References

1) Karube K, Niino D, Kimura Y, et al. Classical Hodgkin lymphoma, lymphocyte depleted type: clinicopathological analysis and prognostic comparison with other types of classical Hodgkin lymphoma. Pathol Res Pract. 2013; 209: 201-7.
2) Stein H, Delsol G, Pileri SA, et al. Classical Hodgkin lymphoma, introduction. In: Swerdlow SH, Campo E, Harris NL, et al, ed. WHO classification of tumours of haematopoietic and lymphoid tissues. Lyon: IARC Press; 2008. p.326-9.
3) Steidl C, Telenius A, Shah SP, et al. Genome-wide copy number analysis of Hodgkin Reed-Sternberg cells identifies recurrent imbalances with correlations to treatment outcome. Blood. 2010; 116: 418-27.
4) Green MR, Monti S, Rodig SJ. Integrative analysis reveals selective 9p24.1 amplification, increased PD-1 ligand expression, and further induction via JAK2 in nodular sclerosing Hodgkin lymphoma and primary mediastinal large B-cell lymphoma. Blood. 2010; 116: 3268-77.
5) Liso A, Capello D, Marafioti T, et al. Aberrant somatic hypermutation in tumor cells of nodular-lymphocyte-predominant and classic Hodgkin lymphoma. Blood. 2006; 108: 1013-20.
6) Agostinelli C, Pileri S. Pathobiology of Hodgkin lymphoma. Mediterr J Hematol Infect Dis. 2014; 6: e2014040.
7) Sánchez-Espiridión B, Martín-Moreno AM, Montalbán C, et al. MicroRNA signatures and treatment response in patients with advanced classical Hodgkin lymphoma. Br J Haematol. 2013; 162: 336-47.
8) Renné C, Martín-Subero JI, Hansmann M-L, et al. Molecular cytogenetic analyses of immunoglobulin loci in nodular lymphocyte predominant Hodgkin's lymphoma reveal a recurrent *IGH-BCL6* juxtaposition. J Mol Diagn. 2005; 7: 352-6.
9) Wlodarska I, Stul M, De Wolf-Peeters C, et al. Heterogeneity of *BCL6* rearrangements in nodular lymphocyte predominant Hodgkin's lymphoma. Haematologica. 2004; 89: 965-72.
10) Franke S, Wlodarska I, Maes B, et al. Lymphocyte predominance Hodgkin disease is characterized by recurrent genomic imbalances. Blood. 2001; 97; 1845-53.

11) Ansell SM. Hodgkin lymphoma: 2012 update on diagnosis, risk-stratification, and management. Am J Hematol. 2012; 87: 1096-103.
12) Hasenclever D, Diehl V. For the international prognostic factors project on advanced Hodgkin's disease. A prognostic score for advanced Hodgkin's disease. N Engl J Med. 1998; 339: 1506-14.
13) Cuccaro A, Bartolomei F, Cupelli E, et al. Prognostic factors in Hodgkin lymphoma. Mediterr J Hematol Infect Dis. 2014; 6: e2014053.

18 免疫不全に伴うリンパ増殖性疾患
immunodeficiency-associated lymphoproliferative disorders

1 原発性免疫不全に伴うリンパ増殖性疾患
lymphoproliferative diseases associated with primary immune disorders(LPD with PID)

　原発性免疫不全に伴うリンパ増殖性疾患(LPD with PID)とは，一次的な免疫不全によって引き起こされるリンパ増殖性疾患をいう．多い原因疾患として，ataxia telangiectasia (AT), Wiskott-Aldrich syndrome(WAS), X-linked lymphoproliferative disorder(XLP), Nijmegen breakage syndrome (NBS), hyper-IgM syndrome and autoimmune lymphoproliferative syndrome(ALPS)などがあげられる．

　原発性免疫不全患者の悪性腫瘍での死亡率は一般人の10～200倍にも及ぶ．EBVがほとんどの症例の発生に関与しており，EBVに対するT細胞の免疫不全機構に起因すると考えられている．ALPSではアポトーシスの欠損が，ATやNBSではDNA修復機構の異常も寄与している．

　悪性リンパ腫としては，びまん性大細胞型B細胞リンパ腫(DLBCL)が最も多く，Hodgkinリンパ腫(HL)，Burkittリンパ腫(BL)，末梢性T細胞リンパ腫も生じる．部位は節外で肺，皮膚，腎臓，中枢神経系が多い．組織学的には通常のリンパ腫と同様である．予後は免疫状態とLPDの種類による[1]．

- **免疫学的形質**：腫瘍性病変ではほとんどがB細胞系であるが，EBVが腫瘍細胞のB細胞形質の発現を減少させるため，CD20，CD19，CD79aは陰性または弱陽性である．CD30やlatent membrane protein 1 (LMP1)は陽性である．ALPSの非腫瘍性病変ではCD3，CD45RAは陽性で，CD4，CD8，CD45ROが陰性であるナイーブT細胞が増加する．

- **染色体・遺伝子**：一次的な免疫不全に関する異常がみられる．ALPSでは*FAS*(10q24.1)，XLPではSAP/SLAMをコードする遺伝子(1q21-q23)の変異，NBSでは多くの染色体切断がみられる．ATでは生来の*ATM*(11q22-q23)の突然変異に加えてT細胞受容体遺伝子座(14q11-12, 7q32-35, 7p15)での逆位や転座がみられ，これらの転座は*TCL1A*遺伝子を含み，Tリンパ球増殖性

疾患をもたらす[1].

2 HIV 関連リンパ腫
lymphomas associated with HIV infection

　HIV 関連リンパ腫とは HIV 陽性の患者に発症する主として aggressive なリンパ腫をさす．初発症状がリンパ腫である AIDS の患者もいる．一般的には BL, DLBCL（しばしば中枢神経系を含む），primary effusion lymphoma (PEL), plasmablastic lymphoma (PBL), HL などが生じる．

　HIV 患者での NHL の発症率は 60〜200 倍にも達し，CNS リンパ腫や BL の罹患率は一般人の 1,000 倍にも増加したが，HIV に対する HAART 療法が開発されてからはリンパ腫発症のリスクが減少した[2]．病型の頻度は日本のデータによれば DLBCL が最も多く 50%，BL 28%，PBL 17%，PEL 9%，HL 8%，Kaposi 肉腫関連 HHV6 の Castleman 病 2% である．部位は節外で肺，皮膚，腎臓，中枢神経系が多い[3]．

　EBV 感染は CNS リンパ腫や PEL では 80〜100%，DLBCL では 80%，BL では 30〜50% にみられる．DLBCL は AIDS の長期罹患症例に多く，HL は免疫抑制が強くない症例に生じ，予後は *de novo* のリンパ腫と同程度である．免疫不全の程度が強いと予後も悪くなる．予後不良因子は 35 歳以上，薬剤の静脈内注射常習者，病期 III/IV，CD4 低値（100/μL 以下）である[4]．組織学的には通常のリンパ腫と同様である．

- **染色体・遺伝子**：HIV 関連のリンパ腫はモノクローナルであり，*MYC*, *BCL6*, *TP53* などの異常を示す[2,4]．アレイ CGH 法で反復性の染色体や染色体部分の増減がみられているが，報告により違いがある．病型との関連では，DLBCL に比し BL のほうが異常の程度が低く，DLBCL の中では EBV 陽性症例が陰性例よりも異常が少なく，PEL では異常が多い．DLBCL では染色体脆弱部位に関する遺伝子，*FHIT* (FRA3B)，*WWOX* (FRA16D)，*DCC* (FRA18B)，*PARK2* (FRA6E) などが中間部欠失によってしばしば不活化する．また，1p の欠失，2p, 7q, 12q の増加など GCB-DLBCL によくみられる異常が報告されている[5]．PBL には *IG/MYC* 転座がみられる[6]．

3 移植後のリンパ増殖性疾患
post-transplant lymphoproliferative disorders(PTLD)

　移植後のリンパ増殖性疾患(PTLD)は臓器移植や骨髄移植を受けた患者に発症するリンパ球または形質細胞の増殖で，免疫抑制の結果として生じるリンパ増殖性疾患である．PTLD の大多数は EBV 感染と関連する．T 細胞の免疫機構の低下に伴い，EBV で誘導された B 細胞や T 細胞の増殖が生じることに起因する．EBV 誘導 PTLD のリスクとなる因子は移植時には EBV 陰性であることであり，その頻度はレジメンによる免疫抑制の程度によって異なる．腎移植後には＜1％，心臓や肝臓では 1〜2％，心肺または肺，腸移植では 5％ またはそれ以上と高い．小児では頻度がさらに高い．造血幹細胞移植では 0.5〜1％，臍帯血移植では 4.5％，非骨髄破壊レジメンを使用した場合には 7％ と高い．症例の 3 分の 1 は EBV との関連がなく，このような EBV 陰性 PTLD の頻度は大人に多く，移植後後期に生じる傾向にある．HHV8 がその原因になっている症例もあるが，大部分は不明である．病変の部位はリンパ節，消化管，肺などが一般的であり，症状としてリンパ節腫脹や臓器特異的な機能障害が起こる．臓器移植の場合には PTLD の大部分がレシピエント由来で，造血幹細胞移植では大部分がドナー由来であると報告されている．造血幹細胞移植では PTLD を生じやすいリスク因子として T 細胞が減少していること，移植時の年齢が 50 歳以上であること，第 2 回目の造血幹細胞移植であること，GVHD があること，haploidentical 間の移植であること，などがあげられている[7]．

　移植後，EBV で増殖を誘導された B 細胞が増殖有利性と悪性化を獲得し腫瘍になる段階として次の 4 段階があげられている[8]．① eary lesion：レシピエントにおけるリンパ球の増殖である．EBV 未感染の子供または青年期の患者により多く生じる．免疫抑制剤を減量することでしばしば自然に縮小することがあるが，次の段階の polymorphic または monomorphic PTLD に進むこともある．形態学的には，形質細胞の過形成や，免疫芽球の増生からなる伝染性単核球症様の形態，あるいは濾胞過形成の形態をとり，既存の組織構築は保持されているので，他のリンパ組織過形成との鑑別は必ずしも容易ではない．免疫学的な形質についてもリンパ組織過形成と同様の所見を呈する．② polymorphic PTLD：既存の組織構築の破壊とともに，形質細胞，小リンパ球，免疫芽球などの増生がみられ，形質細胞の polyclonal な性格や，様々な分化段階の B 細胞の出現があっ

て，リンパ腫としての基準を満たしていないものである．HL 類似の形態をとることもある．EBER *in situ* hybridization による EBV の検出が，拒絶反応との鑑別診断に有用である．③ monomorphic PTLD：形態学的にはリンパ腫としての基準を満たしているものである．B 細胞 PTLD（95％）と T/NK 細胞 PTLD（5％）とがある．免疫学的な形質は通常のリンパ腫と同様である．④ HL 型 PTLD：形態学的には CHL としての基準を満たし，免疫学的な形質も通常の CHL と同様である．

- **染色体・遺伝子**：B 細胞系 monomorphic PTLD では，1q，8q，3q，16p，14q，11q の切断を伴う異常や 9，11，7，X，2，12 番染色体トリソミーなどが反復異常としてみられているが，報告により異なる．B 細胞系ではクローン性の免疫グロブリン遺伝子再構成，*BCL6* の体細胞超変異（SHM）も生じるが，*BCL6* 転座は通常起こらない．T 細胞系では，T 細胞受容体遺伝子のクローン性再構成がみられ，i(7)(q10)や+8 など T/NK 細胞腫瘍に似通った染色体異常がみられる．癌抑制遺伝子 *TP53* や *RAS*，*MYC* などの癌遺伝子の変異も高率である[8]．

初期の病変は免疫抑制剤を減量するのが有効である．さらなる治療が必要な場合にはリツキシマブ単剤をまず投与するが，増悪した場合には化学療法が必要である．対策としては EBV 再活性化を把握することが必要で，EBV のコピー数が多い場合にはリツキシマブを投与する試みがあり有用であると報告されている．

4 他の医原性免疫不全に関連したリンパ増殖性疾患
other iatrogenic immunodeficiency-associated lymphoproliferative disorders(LPD)

他の医原性免疫不全に関連したリンパ増殖性疾患としては，関節リウマチでメトトレキサート（MTX）や TNFα抗体による免疫抑制剤治療を受けた EBV 陽性患者に発生する症例が多く報告されている．MTX を中止することで退縮がみられることがあるが，再度増大することもある．また Crohn 病で抗 TNFα抗体，アザチオプリンまたは 6 メルカプトプリンを投与されている患者に肝脾型 T 細胞リンパ腫が発症しやすい．

約半数が節外である．頻度的に DLBCL が 35〜60％で，混合細胞型 CHL が 12〜25％，濾胞性リンパ腫が 5〜10％を占める．臨床症状，細胞表面形質，染

色体・遺伝子などは通常のリンパ腫と同様である．MTX を中止すると部分的に退縮することがあるが，抗 TNFα 抗体投与後のリンパ腫では薬剤を中止しても退縮は期待できないと報告されている[9]．

References

1) Van Krieken JH, Onciu M, Elenitoba-Johnson KSJ, et al. Lymphoproliferative diseases associated with primary immune disorders. In: Swerdlow SH, Campo E, Harris NL, et al, ed. WHO classification of tumours of haematopoietic and lymphoid tissues. Lyon: IARC Press; 2008. p.336-9.
2) Dunleavy K, Wilson WH. How I treat HIV-associated lymphoma. Blood. 2012; 119: 3245-55.
3) Ota Y, Hishima T, Mochizuki M, et al. Classification of AIDS-related lymphoma cases between 1987 and 2012 in Japan based on the WHO classification of lymphoma, fourth edition. Cancer Med. 2014; 3: 143-53.
4) Raphaël M, Said J, Borisch B, et al. Lymphomas associated with HIV infection. In: Swerdlow SH, Campo E, Harris NL, et al, ed. WHO classification of tumours of Haematopoietic and lymphoid tissues. Lyon: IARC Press; 2008. p.340-2.
5) Capello D, Scandurra M, Poretti G, et al. Genome wide DNA-profiling of HIV-related B-cell lymphomas. Br J Haematol. 2010; 148: 245-55.
6) Valera A, Balagué O, Colomo L, et al. *IG/MYC* rearrangements are the main cytogenetic alteration in plasmablastic lymphomas. Am J Surg Pathol. 2010; 34: 1686-94.
7) Rasche L, Kapp M, Einsele H, et al. EBV-induced post transplant lymphoproliferative disorders: a persisting challenge in allogeneic hematopoetic SCT. Bone Marrow Transplant. 2014; 49: 163-7.
8) Swerdlow SH, Webber SA, Chadburn A, et al. Post-transplant lymphoproliferative disorders. In: Swerdlow SH, Campo E, Harris NL, et al, ed. WHO classification of tumours of haematopoietic and lymphoid tissues. Lyon: IARC Press; 2008. p.343-9.
9) Gaulard P, Swerdlow SH, Harris NL, et al. Other iatrogenic immunodeficiency-associated lymphoproliferative disorders. In: Swerdlow SH, Campo E, Harris NL, et al, ed. WHO classification of tumours of haematopoietic and lymphoid tissues. Lyon: IARC Press; 2008. p.350-1.

19 組織球症
histiocytosis

　組織球 histiocyte とは組織中に存在するマクロファージ macrophage をいい，単核食細胞系 mononuclear phagocyte system と樹状細胞系 dendritic cell system の 2 系統に分類される．その機能は抗原貪食・処理およびリンパ球に抗原を提示することで，うちマクロファージは抗原の貪食・処理を，樹状細胞は抗原提示を主たる機能とする．

　マクロファージは末梢血中の単球が遊走したもので，骨髄の前駆細胞に由来する．肺胞マクロファージ，肝臓の Kupffer 細胞，中枢神経系のミクログリアなどがこの系統に属する．樹状細胞は骨髄前駆細胞に由来するものと間葉系細胞に由来するものがあり，起源が異なる多様な細胞が含まれる．皮膚や粘膜に存在する Langerhans 細胞 Langerhans cell (LC)，リンパ節の傍皮質領域に存在する指状嵌入樹状細胞 interdigitating dendritic cell (IDC)，リンパ節のリンパ濾胞内に存在する濾胞樹状細胞 follicular dendritic cell (FDC)，形質細胞様樹状細胞 plasmacytoid dendritic cell (PDC) などがある（図 19-1）．

　ここでは Langerhans 細胞組織球症 (LCH) をはじめ，腫瘍性疾患について記載する．

1　Langerhans 細胞組織球症
Langerhans cell histiocytosis (LCH)

A　疾患概念

　Langerhans 細胞組織球症 (LCH) は Langerhans 細胞に類似する細胞の腫瘍性増殖からなる樹状細胞系の組織球症である．当初は histiocytosis X と命名されたが，1987 年に LCH の名称が提唱され，現在ではこの名称が広く用いられている．**好酸球性肉芽腫** eosinophilic granuloma（単発病変，局所型），**Hand-Schüller-Christian 病**（多発病変，播種型），**Letterer-Siwe 病**（広汎ないし内臓病変，劇症型）は一連の疾患と考えられる．LCH 細胞の単クローン性が証明されて

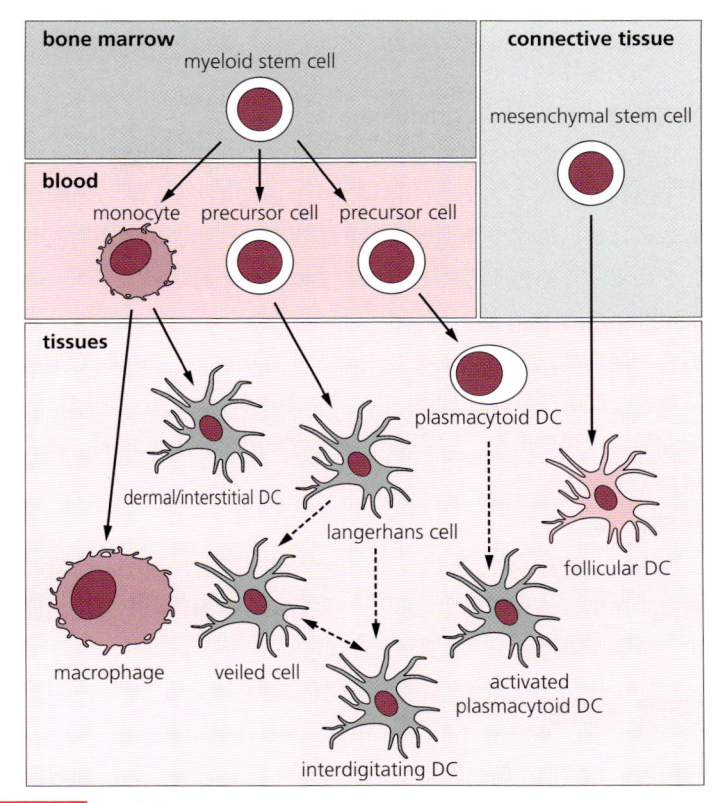

図 19-1 組織球の種類と起源

DC: dendritic cell

(宮内 潤, 泉二登志子. 組織球症概説. In: 骨髄疾患診断アトラス 血球形態と骨髄病理. 東京: 中外医学社; 2010. p.248-9)

おり，骨髄系の腫瘍性疾患とされる．

B 臨床像

- 10歳未満の小児に多くみられる疾患であるが，成人にも稀にみられる．
- 臨床所見や経過はきわめて多様で，患者の年齢と侵される臓器によって大きく異なる．一般に小児では多臓器(51〜71％)，逆に成人では単一臓器(特に骨)(70％前後)が侵される場合が多い．また小児においても年長児では骨などの単発病変が多く予後は良好であるが，乳幼児例では多臓器病変を伴い致死率が

高い．

以下に3病型の臨床的特徴を示す[1]．

① 好酸球性肉芽腫 eosinophilic granuloma

骨に孤立性または多発性に組織球の増殖を示す肉芽腫が形成される疾患で，小児期に多くLCHの70%を占める．単純XPで通常1～2ヵ所の骨融解像がみられ，偶然あるいは軽い疼痛で発見されたり病的骨折を起こす場合もある．病巣を取り除くことによって治癒することが多く予後良好である．

② Hand-Schüller-Christian 病

頭蓋骨病変，尿崩症，眼球突出を3主徴とする疾患で，LCHの20%程度を占め，小児に多い．皮膚や肝臓，脾臓，骨(特に頭蓋骨)など広い範囲に病変を形成する．下顎骨病変は浮遊歯を，眼窩病変は眼球突出を，下垂体柄に浸潤すると尿崩症，聾唖などを起こす．

③ Letterer-Siwe 病

乳幼児にみられ，骨髄や肝，肺など複数の内臓を侵し，著明な肝脾腫，リンパ節腫大，貧血，血小板減少，白血球減少，多発する赤褐色の脂漏性出血性皮疹などを起こす．急激な経過をとり致死率が高い．

C 検査所見・診断

- 血液学的検査にて貧血，時に汎血球減少症がしばしばみられ，血液凝固障害，肝機能障害もみられることがある．
- 画像での骨の打ち抜き像が重要な所見である．
- **染色体・遺伝子**：核型分析，アレイCGH法やSNPアレイ法では特徴的な異常は認められない[2]．*BRAF*(7q34)遺伝子の変異を約半数に認める．これは増殖刺激の伝達経路をブロックすることで前駆樹状細胞の増殖を引き起こすと考えられている[3]．

診断確定には，病変部位の生検により，多数のLangerhans細胞を同定することが必須である．病理組織学的に多数のLangerhans細胞を同定することで，形態学的所見に加えLCH細胞は免疫学的形質としてCD1a，langerin(CD207)，S100蛋白を常に発現しており，電顕でBirbeck顆粒をみることが不可欠である．

2 組織球肉腫
histiocytic sarcoma

- 組織球の免疫形質を示す細胞の増殖で，成人に生じる非常に稀な疾患である．
- 腸管・皮膚・軟部組織に多く発生するが，リンパ節あるいは全身性に増殖する症例もあり，臨床的には発熱・体重減少を伴い，肝脾腫，骨融解像を伴いやすい．
- **病理・免疫学的形質**：形態的にびまん性大細胞型B細胞リンパ腫などとの区別が困難な大型の細胞の増殖で，CD163，CD68，リゾチームなどの組織球の形質を発現する．CD4はしばしば陽性となるが，特異的なリンパ球の形質は陰性で，骨髄系細胞の形質や，Langerhans細胞あるいは濾胞樹状細胞の形質は欠如する．免疫染色で他の疾患を除外することが大切である．
- **遺伝子**：BまたはTリンパ系腫瘍と同時，あるいはその後に併発した場合，組織球は*IGH*や*TR*遺伝子再構成を伴う[4]．

3 指状嵌入細胞肉腫
interdigitating dendritic cell sarcoma

- リンパ濾胞副皮質に存在する樹状細胞である指状嵌入細胞の腫瘍で極めて稀．
- 単一リンパ節病変の場合には無症状のことが多く，切除により予後は良いが，全身病変の時には倦怠感，発熱などを伴い，予後不良である．
- 単一リンパ節病変が最も多いが，リンパ節外にも発生しうる．紡錘形細胞の増殖で，指状嵌入細胞に陽性であるS-100蛋白を発現するが，CD1aやリンパ球細胞表面形質は陰性である．

4 濾胞樹状細胞肉腫
follicular dendritic cell sarcoma

- 胚中心に存在する濾胞樹状細胞の腫瘍であり，非常に稀である．
- 頸部，腋窩などのリンパ節腫脹をきたし，節外にも腫瘤を形成する．
- 診断は紡錘形細胞の増殖の形態とともに，CD21，CD35，CD23，KiM4pなどの細胞表面形質の発現で判定する．

References

1) Jaffe R, Weiss LM, Facchetti F. Tumors derived from Langerhans cells. In: Swerdlow SH, Campo E, Harris NL, et al, ed. WHO classification of tumours of haematopoietic and lymphoid tissues. Lyon: IARC Press; 2008. p.358-60.
2) da Costa CET, Szuhai K, van Eijk R, et al. No genomic aberrations in Langerhans cell histiocytosis as assessed by diverse molecular technologies. Genes Chromosomes Cancer. 2009; 48: 239-49.
3) Badalian-Very G, Vergilio J-A, Degar BA, et al. Recurrent *BRAF* mutations in Langerhans cell histiocytosis. Blood. 2010; 116: 1919-23.
4) Takahashi E, Nakamura S. Histiocytic sarcoma: an updated literature review based on the 2008 WHO classification. J Clin Exp Hematop. 2013; 53: 1-8.

付表

付表1　WHO 分類 第 4 版（2008 年）：WHO Classification of Tumours of Haematopoietic and Lymphoid Tissues

Myeloproliferative neoplasms
 Chronic myelogenous leukaemia, *BCR-ABL1* positive
 Chronic neutrophilic leukaemia
 Polycythaemia vera
 Primary myelofibrosis
 Essential thrombocythaemia
 Chronic eosinophilic leukaemia, NOS
 Mastocytosis
  Cutaneous mastocytosis
  Systemic mastocytosis
  Mast cell leukaemia
  Mast cell sarcoma
  Extracutaneous mastocytoma
 Myeloproliferative neoplasm, unclassifiable

Myeloid and lymphoid neoplasms with eosinophilia and abnormalities of *PDGFRA*, *PDGFRB* or *FGFR1*

Myelodysplastic/myeloproliferative neoplasms
 Chronic myelomonocytic leukaemia
 Atypical chronic myeloid leukaemia, *BCR-ABL1* negative
 Juvenile myelomonocytic leukaemia
 Myelodysplastic/myeloproliferative neoplasm, unclassifiable

Myelodysplastic syndromes
 Refractory cytopenia with unilineage dysplasia
 Refractory anaemia with ring sideroblasts
 Refractory cytopenia with multilineage dysplasia
 Refractory anaemia with excess blasts
 Myelodysplastic syndrome with isolated del(5q)
 Myelodysplastic syndrome, unclassifiable
 Childhood myelodysplastic syndrome
  Refractory cytopenia of childhood

（次頁につづく）

付表

Acute myeloid leukaemia (AML) and related precursor neoplasms
　AML with recurrent genetic abnormalities
　　AML with t(8;21)(q22;q22); *RUNX1-RUNX1T1*
　　AML with inv(16)(p13.1q22) or t(16;16)(p13.1;q22); *CBFB-MYH11*
　　Acute promyelocytic leukaemia with t(15;17)(q22;q12); *PML-RARA*
　　AML with t(9;11)(p22;q23); *MLLT3-MLL*
　　AML with t(6;9)(p23;q34); *DEK-NUP214*
　　AML with inv(3)(q21q26.2) or t(3;3)(q21;q26.2); *RPN1-EVI1*
　　AML (megakaryoblastic) with t(1;22)(p13;q13); *RBM15-MKL1*
　　AML with mutated *NPM1*
　　AML with mutated *CEBPA*
　AML with myelodysplasia-related changes
　Therapy-related myeloid neoplasms
　Acute myeloid leukaemia, NOS
　　AML with minimal differentiation
　　AML without maturation
　　AML with maturation
　　Acute myelomonocytic leukaemia
　　Acute monoblastic and monocytic leukaemia
　　Acute erythroid leukaemia
　　Acute megakaryoblastic leukaemia
　　Acute basophilic leukaemia
　　Acute panmyelosis with myelofibrosis
　Myeloid sarcoma
　Myeloid proliferations related to Down syndrome
　　Transiet abnormal myelopoiesis
　　Myeloid leukaemia associated with Down syndorome
　Blastic plasmacytoid dendritic cell neoplasm

Acute leukaemias of ambiguous lineage
　Acute undifferentiated leukaemia
　Mixed phenotype acute leukaemia with t(9;22)(q34;q11.2); *BCR-ABL1*
　Mixed phenotype acute leukaemia with t(v;11q23); *MLL* rearranged
　Mixed phenotype acute leukaemia, B/myeloid, NOS
　Mixed phenotype acute leukaemia, T/myeloid, NOS
　Mixed phenotype acute leukaemia, NOS- rare types
　Other ambiguous lineage leukaemias
　　Natural killer (NK)-cell lymphoblastic leukaemia/lymphoma

Precursor lymphoid neoplasms
　B lymphoblastic leukaemia/lymphoma, NOS
　B lymphoblastic leukaemia/lymphoma with recurrent genetic abnormalities
　　B lymphoblastic leukaemia/lymphoma with t(9;22)(q34;q11.2); *BCR-ABL1*

（次頁につづく）

B lymphoblastic leukaemia/lymphoma with t (v;11q23); *MLL* rearranged
　　B lymphoblastic leukaemnia/lymphoma with t (12;21) (p13;q22); *TEL-AML1* (*ETV6-RUNX1*)
　　B lymphoblastic leukaemia/lymphoma with hyperdiploidy
　　B lymphoblastic leukaemia/lymphoma with hypodiploidy (Hypodiploid ALL)
　　B lymphoblastic leukaemia/lymphoma with t (5;14) (q31;32); *IL3-IGH*
　　B lymphoblastic leukaemia/lymphoma with t (1;19) (q23;p13.3); *E2A-PBX1* (*TCF3-PBX1*)
　T lymphoblastic leukaemia/lymphoma

Mature B-cell neoplasms
　Chronic lymphocytic leukaemia/small lymphocytic lymphoma
　B-cell prolymphocytic leukaemia
　Splenic B-cell marginal zone lymphoma
　Hairy cell leukaemia
　Splenic B-cell lymphoma/leukaemia, unclassifiable
　　Splenic diffuse red pulp small B-cell lymphoma
　　Hairy cell leukaemia-variant
　Lymphoplasmacytic lymphoma
　　Waldenström macroglobulinemia
　Heavy chain diseases
　　Gamma heavy chain disease
　　Mu heavy chain disease
　　Alpha heavy chain disease
　Plasma cell neoplasms
　　Monoclonal gammopathy of undetermined significance (MGUS)
　　Plasma cell myeloma
　　Solitary plasmacytoma of bone
　　Extraosseous plasmacytoma
　　Monoclonal immunoglobulin deposition diseases
　Extranodal marginal zone lymphoma of mucosa-associated lymphoid tissue (MALT lymphoma)
　Nodal marginal zone lymphoma
　Follicular lymphoma
　Primary cutaneous follicle centre lymphoma
　Mantle cell lymphoma
　Diffuse large B-cell lymphoma (DLBCL), NOS
　　T cell/histiocyte-rich large B-cell lymphoma
　　Primary DLBCL of the CNS
　　Primary cutaneous DLBCL, leg type
　　EBV positive DLBCL of the elderly
　DLBCL associated with chronic inflammation
　Lymphomatoid granulomatosis
　Primary mediastinal (thymic) large B-cell lymphoma

（次頁につづく）

Intravascular large B-cell lymphoma
　　ALK positive large B-cell lymphoma
　　Plasmablastic lymphoma
　　Large B-cell lymphoma arising in HHV8-associated multicentric Castleman disease
　　Primary effusion lymphoma
　　Burkitt lymphoma
　　B-cell lymphoma, unclassifiable, with features intermediate between DLBCL and Burkitt lymphoma
　　B-cell lymphoma, unclassifiable, with features intermediate between DLBCL and classical Hodgkin lymphoma

Mature T- and NK-cell neoplasms
　　T-cell prolymphocytic leukaemia
　　T-cell large granular lymphocytic leukaemia
　　Chronic lymphoproliferative disorder of NK cells
　　Aggressive NK cell leukaemia
　　Epstein-Barr virus (EBV) positive T-cell lymphoproliferative diseases of childhood
　　　　Systemic EBV+ T-cell lymphoproliferative disease of childhood
　　　　Hydroa vacciniforme-like lymphoma
　　Adult T-cell leukaemia/lymphoma
　　Extranodal NK/T-cell lymphoma, nasal type
　　Enteropathy-associated T-cell lymphoma
　　Hepatosplenic T-cell lymphoma
　　Subcutaneous panniculitis-like T-cell lymphoma
　　Mycosis fungoides
　　Sézary syndrome
　　Primary cutaneous CD30 positive T-cell lymphoproliferative disorders
　　　　Primary cutaneous anaplastic large cell lymphoma
　　　　Lymphomatoid papulosis
　　Primary cutaneous peripheral T-cell lymphomas, rare subtypes
　　　　Primary cutaneous gamma-delta T-cell lymphoma
　　　　Primary cutaneous CD8 positive aggressive epidermotropic cytotoxic T-cell lymphoma
　　　　Primary cutaneous CD4 positive small/medium T-cell lymphoma
　　Peripheral T-cell lymphoma, NOS
　　Angioimmunoblastic T-cell lymphoma
　　Anaplastic large cell lymphoma, ALK positive
　　Anaplastic large cell lymphoma, ALK negative

Hodgkin lymphoma
　　Nodular lymphocyte predominant Hodgkin lymphoma
　　Classical Hodgkin lymphoma
　　　　Nodular sclerosis classical Hodgkin lymphoma
　　　　Mixed cellularity classical Hodgkin lymphoma

（次頁につづく）

    Lymphocyte-rich classical Hodgkin lymphoma
    Lymphocyte-depleted classical Hodgkin lymphoma

Immunodeficiency-associated lymphoproliferative disorders
    Lymphoproliferative diseases associated with primary immune disorders
    Lymphomas associated with HIV infection
    Post-transplant lymphoproliferative disorders (PTLD)
        Plasmacytic hyperplasia and infectious-mononucleosis-like PTLD
        Polymorphic PTLD
        Monomorphic PTLD
        Classical Hodgkin lymphoma type PTLD
    Other iatrogenic immunodeficiency-associated lymphoproliferative disorders

Histiocytic and dendritic cell neoplasms
    Histiocytic sarcoma
    Tumours derived from Langerhans cells
        Langerhans cell histiocytosis
        Langerhans cell sarcoma
    Interdigitating dendritic cell sarcoma
    Follicular dendritic cell sarcoma
    Other rare dendritic cell tumours
    Disseminated juvenile xanthogranuloma

NOS: not otherwise specified

付表2　FAB 分類

I. Acute lymphoblastic leukemia（ALL）　急性リンパ性白血病
　　L1：small cell type　小細胞型
　　L2：large cell type　大細胞型
　　L3：Burkitt type　バーキット型

II. Acute myelogenous leukemia（AML）　急性骨髄性白血病
　　M0：Acute myeloblastic leukemia, minimally differentiated　急性骨髄芽球性白血病最未分化型
　　M1：Acute myeloblastic leukemia, without maturation　急性骨髄芽球性白血病未分化型
　　M2：Acute myeloblastic leukemia, with maturation　急性骨髄芽球性白血病分化型
　　M3：Acute promyelocytic leukemia（APL）, hypergranular　急性前骨髄球性白血病
　　　　M3v：APL, variant, microgranular　急性前骨髄球性白血病亜型
　　M4：Acute myelomonocytic leukemia（AMMoL）　急性骨髄単球性白血病
　　　　M4Eo：AMMoL with eosinophilia　好酸球増加を伴う急性骨髄単球性白血病
　　M5：Acute monoblastic leukemia（AMoL）　急性単芽球性白血病
　　　　M5a：poorly differentiated　低分化型
　　　　M5b：differentiated　分化型
　　M6：Erythroleukemia　赤白血病
　　M7：Acute megakaryoblastic leukemia（AMKL）　急性巨核芽球性白血病

III. Myelodysplastic syndrome（MDS）　骨髄異形成症候群
　　Refractory anemia（RA）　不応性貧血
　　Refractory anemia with ringed sideroblasts（RARS）　環状鉄芽球を伴う不応性貧血
　　Refractory anemia with excess of blasts（RAEB）　芽球増加を伴う不応性貧血
　　Refractory anemia with excess of blasts in transformation（RAEB-t）　白血病移行期の RAEB
　　Chronic myelomonocytic leukemia（CMML）　慢性骨髄単球性白血病

索 引

■あ行

アグレッシブ NK 細胞性白血病	221
圧挫標本	3
アレイ CGH	22, 26, 40
意義未確定の単クローン性高ガンマグロブリン血症(MGUS)	183
移植後のリンパ増殖性疾患(PTLD)	263
一過性骨髄増殖症(TAM)	75
遺伝的多様性	45
ヴァルデンストレームマクログロブリン血症	173
エステラーゼ染色	8
エステラーゼ二重染色	9
エリスロポエチン(EPO)	42, 126
塩基配列決定法	39

■か行

芽球性形質細胞様樹状細胞腫瘍	77
芽球増加を伴う不応性貧血(RAEB)	94
核型	27
過粘稠度症候群	174, 177
顆粒球コロニー刺激因子(G-CSF)	42
顆粒球単球コロニー刺激因子(GM-CSF)	42
顆粒球肉腫	76
加齢性 EBV 陽性びまん性大細胞型 B 細胞リンパ腫	207
環状鉄芽球	87
環状鉄芽球を伴う不応性貧血(RARS)	92
肝脾型 T 細胞リンパ腫(HSTL)	240
偽 Pelger 核異常	87
奇形赤血球	126, 131
逆転写酵素	37
急性塩基性白血病	68
急性巨核芽球性白血病(AMKL)	67
急性骨髄性白血病(AML)	46
急性骨髄単球性白血病(AMML)	61
急性赤芽球性白血病(AEL)	66
急性前骨髄球性白血病(APL)	59
急性単球性白血病(AMoL)	63
急性転化	112
菌状息肉腫(MF)	230
クローン	32
形質芽細胞性リンパ腫(PBL)	210
形質細胞腫	185
形質細胞性骨髄腫(PCM)	176
形質細胞性白血病(PCL)	178
血管内大細胞型 B 細胞リンパ腫(IVLBCL)	208
血管免疫芽球性 T 細胞リンパ腫(AITL)	242
血小板増加と環状鉄芽球増加を伴う不応性貧血(RARS-T)	110
血清遊離軽鎖比率	179
結節硬化型古典的 Hodgkin リンパ腫(NSCHL)	255
結節性リンパ球優位型 Hodgkin リンパ腫(NLPHL)	252, 256
原発性アミロイドーシス	185
原発性骨髄線維症(PMF)	131
原発性体腔液リンパ腫(PEL)	211
原発性マクログロブリン血症(WM)	173
原発性免疫不全に伴うリンパ増殖性疾患(LPD with PID)	261
高悪性度全身性肥満細胞症(ASM)	139
抗原発現系統不全	19, 45
好酸球性肉芽腫	266
好中球アルカリホスファターゼ〔NAP(LAP)〕	10, 114
骨硬化性骨髄腫	186
骨髄異形成症候群(MDS)	86
骨髄異形成・骨髄増殖性腫瘍分類不能型(MDS/MPN, U)	109
骨髄生検	5
骨髄性肉腫	76
骨髄線維化を伴う MDS(MDS-F)	96
骨髄線維症	131

277

骨髄線維症を伴う急性汎骨髄症（APMF）	69
骨髄穿刺	2
古典的 Hodgkin リンパ腫（CHL）	252
孤立性形質細胞腫	185
混合細胞型古典的 Hodgkin リンパ腫（MCCHL）	255
混合表現型急性白血病（MPAL）	78
混成核型（cp）	33

■ さ行

臍帯血移植	263
サイトグラム	14
サンガー法	40
酸ホスファターゼ（ACP）染色	9
ジデオキシ法	40
自己免疫性溶血性貧血	163
指状嵌入細胞肉腫	269
自然免疫系	148
若年性骨髄単球性白血病（JMML）	106
縦隔（胸腺）原発大細胞型 B 細胞リンパ腫	207
樹状細胞系	266
循環赤血球量	130
消化管濾胞性リンパ腫	193
小巨核球	87
常染色体	27
小児の不応性血球減少症（RCC）	96
小児濾胞性リンパ腫	193
小リンパ球性リンパ腫（SLL）	163
真性赤血球増加症（真性多血症）（PV）	125
髄外性形質細胞腫	185
髄外性骨髄性腫瘍	76
髄外造血	131
ズダンブラック B（SBB）染色	8
制限酵素	34
制限酵素断片長多型（RFLP）	39
成人 T 細胞白血病 / リンパ腫（ATLL）	223
性染色体	27
節外性 NK/T 細胞リンパ腫，鼻型（ENKL, nasal type）	237
節外性濾胞辺縁帯粘膜関連リンパ組織型リンパ腫	188
節性濾胞辺縁帯リンパ腫（NMZL）	188, 189
相同染色体	29
組織球肉腫	269

■ た行

体細胞超変異（SHM）	148
多系統の形態異常を伴う不応性血球減少症（RCMD）	94
多能性幹細胞	42
多発性骨髄腫（MM）	176
単核食細胞系	266
単球コロニー刺激因子（M-CSF）	42
単クローン性高ガンマグロブリン血症	173
単クローン性免疫グロブリン沈着症	185
単系統の形態異常を伴う不応性血球減少症（RCUD）	92
中枢神経原発びまん性大細胞型 B 細胞リンパ腫（CNS DLBCL）	205
腸症型 T 細胞リンパ腫（EATL）	239
治療関連骨髄性腫瘍	71
低悪性度全身性肥満細胞症（ISM）	138
低形成性 MDS	95
適応免疫系	148
鉄染色	9
特異的エステラーゼ染色	9
特発性好酸球増加症候群	122
トルイジンブルー染色	9
トロンボポエチン（TPO）	42
トロンボポエチン受容体遺伝子 MPL	133

■ な行

ナイーブ B 細胞	146
内因性赤芽球コロニー（EEC）	126
肉芽腫様弛緩皮膚	230

■ は行

胚中心（GC）	148
胚中心細胞	148
白赤芽球症	126, 131
パス（PAS）染色	9
白血球分化抗原	19

白血病裂孔	46
皮下脂肪織炎様T細胞リンパ腫（SPTCL）	241
微小残存病変(MRD)	21, 159
ヒストグラム	14
非定型慢性骨髄性白血病(aCML)	108
非特異的エステラーゼ染色	9
非特定型慢性好酸球性白血病（CEL-NOS）	122
皮膚原発CD4陽性小型/中型T細胞リンパ腫	236
皮膚原発CD8陽性劇症型表皮向性細胞傷害性T細胞リンパ腫	236
皮膚原発CD30陽性T細胞リンパ増殖症(LPD)	234
皮膚原発γδT細胞リンパ腫	236
皮膚原発びまん性大細胞型B細胞リンパ腫―下肢型	206
皮膚原発末梢T細胞リンパ腫(PTCL)，稀少型	235
皮膚原発未分化大細胞リンパ腫(C-ALCL)	234
皮膚原発濾胞中心リンパ腫(PCFCL)	195
皮膚紅痛症	135
皮膚肥満細胞症(CM)	138
非分泌型骨髄腫	178
肥満細胞症	138
肥満細胞性白血病(MCL)	139
びまん性大細胞型B細胞リンパ腫(DLBCL)	199
標準型Ph転座	114
脾濾胞辺縁帯リンパ腫(SMZL)	189
ファゴット細胞	60
フィラデルフィア(Ph)染色体	112
不応性血小板減少症(RT)	92
不応性好中球減少症(RN)	92
不応性貧血(RA)	92
複雑核型	155
フラワー細胞	224
フローサイトメトリー(FCM)	12
分化系統不明瞭な急性白血病	78
分離多核巨核球	87
ヘアリー細胞白血病(HCL)	169
変異型Ph転座	115
変異型転座	155
骨打ち抜き像	179
本態性血小板血症(ET)	135

■ま行

マイクロサテライトDNA	39
末梢性T細胞リンパ腫, 非特定型（PTCL-NOS）	244
慢性炎症に伴うびまん性大細胞型B細胞リンパ腫	209
慢性好酸球性白血病(CEL)	121
慢性好中球性白血病(CNL)	119
慢性骨髄性白血病(CML)	112
慢性骨髄増殖性腫瘍(MPN)	101
慢性骨髄単球性白血病(CMML)	103
慢性リンパ性白血病(CLL)	163
マントル細胞リンパ腫(MCL)	197
ミエロペルオキシダーゼ(MPO)染色	8
未分化大細胞リンパ腫–ALK陰性（ALCL, ALK-negative）	248
未分化大細胞リンパ腫–ALK陽性（ALCL, ALK-positive）	246
無症候性(くすぶり型)骨髄腫	177
メチル化シトシン	39
毛嚢好性菌状息肉腫	230

■や行

溶骨性病変	177

■ら行

緑色腫	76
リンパ球減少型古典的Hodgkinリンパ腫(LDCHL)	256
リンパ球優位型古典的Hodgkinリンパ腫(LRCHL)	255
リンパ形質細胞性リンパ腫(LPL)	173
リンパ腫様丘疹症(LyP)	234
リンパ腫様肉芽腫	210
リンパ類上皮細胞性リンパ腫	245
涙滴赤血球	126, 131, 132
連銭形成	174
濾胞樹状細胞肉腫	269
濾胞性リンパ腫(FL)	192

索引

■ ギリシア文字

$\alpha\beta$ 型 T 細胞	148
$\gamma\delta$ 型 T 細胞	149
μ-BCR	117

■ A

ABC(activated B-cell)タイプ	203
ABCC1	257
aberrant expression	19, 45
acid phosphatase(ACP)染色	9
acute basophilic leukemia	68
acute erythroid leukemia(AEL)	66
acute leukemias of ambiguous lineage	78
acute lymphoblastic leukemia/lymphoma(ALL/LBL)	151
acute megakaryoblastic leukemia(AMKL)	67
acute monocytic leukemia(AMoL)	63
acute myeloid leukemia with myelodysplasia-related changes	70
acute myeloid leukemia(AML)	46
acute myelomonocytic leukemia(AMML)	61
acute panmyelosis with myelofibrosis(APMF)	69
acute promyelocytic leukemia(APL)	59
acute undifferentiated leukemia(AUL)	78
adaptive immune system	148
adult T-cell leukemia / lymphoma(ATLL)	223
AFF1	155
aggressive NK-cell leukemia	221
aggressive systemic mastocytosis(ASM)	139
ALK	248
ALK-positive large B-cell lymphoma	210
ALK 陽性大細胞型 B 細胞リンパ腫	210
AML with maturation	56
AML with minimal differentiation	55
AML with multilineage dysplasia	70
AML with trilineage dysplasia(AML with TLD)	70
AML without maturation	56
AML-M4 with eosinophilia	61
anaplastic large cell lymphoma(ALCL), ALK-negative	248
anaplastic large cell lymphoma(ALCL), ALK-positive	246
angioimmunoblastic T-cell lymphoma(AITL)	242
anisocytosis	132
Ann Arber 病期分類	257
ASXL1	89, 104
asymptomatic(smoldering) myeloma	177
atypical chronic myeloid leukemia, BCR-ABL1 negative(aCML)	108
Auer 小体	46, 91

■ B

B 細胞前リンパ球性白血病(B-PLL)	168
B lymphoblastic leukemia(B-ALL)	151
B-cell prolymphocytic leukemia(B-PLL)	168
BCL2	203
BCL2-IGH	194
BCL6	203, 257
BCR-ABL1	112, 115, 155
Bence Jones 蛋白質	177
bilineal leukemia	78
Binet 分類	166
biphenotypic leukemia	19, 78
BIRC3(API2)-MALT1	191
blast crisis	112
blastic natural killer leukemia/lymphoma	77
blastic NK-cell lymphoma	77
blastic plasmacytoid dendritic cell neoplasm	77
BRAF	171, 268
Burkitt lymphoma(BL)	212
burst-forming unit-erythroid(BFU-E)	42

■ C

CALR	133, 137

索引

CBFB-MYH11	61	del(7q)	87
CCND1	180, 198	del(13q)	181
CCND2	180	del(13q14.3)	164
CCND3	180	del(17p)	87, 168
CD45 ゲート法	15	del(20q)	87, 126, 133
CD45 サイトグラム	18	dendritic cell system	266
CDKN2A	159	der(1;7)(q10;p10)	87
CDKN2B	159	Diamond-Blackfan 症候群	86
CEL, not otherwise specified (CEL-NOS)	122	diffuse large B-cell lymphoma (DLBCL)	199
centrocyte	148	DLBCL associated with chronic inflammation	209
chloroma	76	*DNMT3A*	244
chronic eosinophilic leukemia (CEL)	121	double Ph	117
chronic lymphocytic leukemia (CLL)	163	Down 症候群	74

■E

EBV positive diffuse large B-cell lymphoma of the eldery	207
chronic lymphoproliferative disorders of NK cells(CLPD-NK) 220	
EBV 潜伏感染Ⅱ型	237, 254
chronic myelogenous leukemia (CML) 112	
EB ウイルス(EBV)	201
effector T 細胞	149
chronic myelomonocytic leukemia (CMML) 103	
endogenous erythroid colony(EEC)	126
enteropathy-associated T-cell lymphoma(EATL)	239
chronic neutrophilic leukemia (CNL) 119	
eosinophilic granuloma	266
classical Hodgkin lymphoma(CHL) 252	
Epstein Barr virus(EBV)	201
CML の neutrophilic variant 117	
erythropoietin(EPO)	126
colony-forming unit-erythroid (CFU-E) 42	
essential thrombocythemia(ET)	135
esterase 染色	8
colony-forming unit-granulocyte-macrophage(CFU-GM) 42	
ETV6-PDGFRB	123
ETV6-RUNX1(*TEL-AML1*)	155
colony-forming unit-megakaryocyte (CFU-Meg) 42	
EUTOS score	118
exramedullary myeloid tumor	76
composite karyotype(cp) 33	
extramedullary plasmacytoma	185
Coombs 試験 164	
extranodal NK/T cell lymphoma (ENKL), nasal type	237
Crow-Fukase 症候群 186	
CSF3R 120	
cutaneous mastocytosis(CM) 138	

■D

		■F	
DEK-NUP214	56, 58	faggot cell	60
del(4q12)	123	Fanconi 貧血	86
del(5q)	87	*FGFR1*	123
del(5q)(5q−)を伴う骨髄異形成症候群(5q)	95	*FIP1L1-PDGFRA*	123
		FISH 法	22, 24
del(6q)	175	flow cytometry(FCM)	12

281

flower cell	224
FLT3	58
follicular dendritic cell sarcoma	269
follicular lymphoma(FL)	192, 245
folliculotropic MF	230
French-American-British(FAB)分類	50, 53

G

Gバンド	23
G分染法	23
genetic diversity	45
germinal center(GC)	148
germinal center B-cell(GCB)タイプ	203
granulocyte colocy-stimulating factor(G-CSF)	42
granulocyte-macrophage colony-stimulating factor(GM-CSF)	42
granulocytic sarcoma	76
granulomatous slack skin	230

H

hairy cell leukemia(HCL)	169
Hand-Schüller-Christian病	266
Hasford score	118
hepatosplenic T-cell lymphoma (HSTL)	240
hepatosplenic γδ T-cell lymphoma	240
HHV8関連多中心性Castleman病に発生する大細胞型B細胞リンパ腫	211
histiocytic sarcoma	269
histiocytosis X	266
HIV関連リンパ腫	262
HL型PTLD	264
Hodgkin lymphoma(HL)	252
Hodgkin細胞	252
homologous chromosome	29
HTLV-1 associated myelopathy (HAM)	223
HTLV-1関連脊髄症(HAM)	223
HTLV-1プロウイルス遺伝子	226
hyperdiploid MM	180
hyperdiploidy	158
hypodiploidy	158
hypoplastic MDS	95

I

i(12p)	68
i(7q)	240
idiopathic cytopenia of undetermined significance(ICUS)	89
idiopathic HES	122
IGH	257
IGHV	165
IgM-MGUS	173
Ig遺伝子	148
IKZF1	155
IL3-IGH	158
indolent systemic mastocytosis(ISM)	138
innate immune system	148
in situ 濾胞性リンパ腫	193
interdigitating dendritic cell sarcoma	269
intrafollicular neoplasma/"*in situ*" follicular lymphoma	193
intravascular large B-cell lymhoma (IVLBCL)	208
inv(3)(q21q26.2)	68, 87
inv(14)(q11q32)	218
inv(16)(p13q22)	61
ISCN	27
ITD	37, 58

J

JAK2	126
JAK2V617F	127, 133, 136
juvenile myelomonocytic leukemia (JMML)	106

K

karyotype	27
KIT	139
KMT2A(*MLL*)	63

索引

■L

Langerhans cell histiocytosis (LCH)	266
large B-cell lymphoma arising in HHV8-associated multicentric Castleman disease	211
LDCHL	256
Letterer-Siwe 病	268
leukoerythroblastosis	126, 131
lineage infidelity	19, 45
loss of heterozygosity (LOH)	39
LRCHL	255
Lugano の病期分類	201
lymphoblastic lymphoma (LBL)	151
lymphoepithelioid (Lennert) lymphoma	245
lymphomas associated with HIV infection	262
lymphomatoid granulomatosis	210
lymphomatoid papulosis (LyP)	234
lymphoplasmacytic lymphoma (LPL)	173
lymphoproliferative diseases associated with primary immune disorders (LPD with PID)	261

■M

M 蛋白	177
M0	55
M1	56
M2	56
M3	59
M4	61
M5	63
M6	66
M7	67
macrophage colony-stimulating factor (M-CSF)	42
major breakpoint cluster region (M-BCR)	117
MALT リンパ腫	188
mantle cell lymphoma (MCL)	197
marginal zone lymphoma (MZL)	188
masked Ph translocation	116
mast cell leukemia (MCL)	139
mastocytosis	138
May-Grünwald-Giemsa 染色	8
MCCHL	255
MDS with isolated del (5q)	95
MDS with myelofibrosis (MDS-F)	96
memory B 細胞	148
memory T 細胞	149
methylation specific PCR (MSP)	38
M-FISH 法	25
micromegakaryocyte	87
microRNA (miRNAs, miRs)	48
minimal residual disease (MRD)	21, 159
minor BCR (m-BCR)	117
mixed phenotype acute leukemia (MPAL)	78
MLLT1	155
MLLT3	155
MLLT3-MLL	60, 63
monoclonal gammopathy of undetermined significance (MGUS)	183
monoclonal gammopathy	173
monoclonal immunoglobulin deposition diseases	185
monomorphic PTLD	263, 264
mononuclear phagocyte system	266
M-protein	177
multiple myeloma (MM)	176
MYC/IG	214
MYC	203, 257
mycosis fungoides (MF)	230
MYD88 L265P	175
MYD88	175, 203
myelodysplastic syndrome (MDS)	86
myelodysplastic/myeloproliferative neoplasms (MDS/MPN)	101
myelodysplastic/myeloproliferative neoplasms, unclassifiable (MDS/MPN, U)	109
myelofibrosis	131
myeloid sarcoma	76
myeloperoxidase (MPO) 染色	8
myeloproliferative neoplasms (MPN)	101

索引

■N

naïve B 細胞	146
natural killer(NK)細胞慢性リンパ球増殖症(CLPD-NK)	220
neutrophil(leukocyte) alkaline phosphatase〔NAP(LAP)〕	10, 114
NLPHL	256
NMZL	189
nodular lymphocyte predominant Hodgkin lymphoma(NLPHL)	252
non-hyperdiploid MM	180
non-secretary myeloma	178
nonspecific esterase 染色	9
Northern blot	35
NOTCH1	165
NPM	248
NPM1/ALK 融合蛋白	248
NRAS	87
NSCHL	255

■O

osteolytic lesion	177

■P

p190	117, 155
p210	155
p230	117
Pagetoid reticulosis	230
Pautrier 微小膿瘍	231
PDGFRA	123
PDGFRB	123
pediatric follicuar lymphoma	193
periodic acid-Schiff(PAS)染色	9
peripheral T-cell lymphoma, not otherwise specified(PTCL, NOS)	244
Ph⁺ALL	155
Philadelphila(Ph)染色体	112
plasma cell leukemia(PCL)	178
plasma cell myeloma(PCM)	176
plasmablastic lymphoma(PBL)	210
plasmacytoma	185
PML-RARA	59, 60
POEMS 症候群	186
poikilocytosis	131, 132
polycythemia vera(PV)	125
polymerase chain reaction(PCR)	35
polymorphic PTLD	263
post-transplant lymphoproliferative disorders(PTLD)	263
primary amyloidosis	185
primary cutaneous anaplastic large cell lymphoma(C-ALCL)	234
primary cutaneous CD30-positive T-cell lymphoproliferative disorders(LPD)	234
primary cutaneous CD4-positive small/medium T-cell lymphoma	236
primary cutaneous CD8-positive aggressive epidermotropic cytotoxic T-cell lymphoma	236
primary cutaneous diffuse large B-cell lymphoma, leg type	206
primary cutaneous follicle center lymphoma(PCFCL)	195
primary cutaneous peripheral T-cell lymphomas(PTCL), rare subtypes	235
primary cutaneous γδ T-cell lymphoma	236
primary diffuse large B-cell lymphoma of CNS(CNS DLBCL)	205
primary effusion lymphoma(PEL)	211
primary intestinal follicular lymphoma	193
primary mediastinal(thymic) large B-cell lymphoma	207
primary myelofibrosis (PMF)	131
punched out lesion	179
pure idiopathic erythrocytosis	128

■Q

Q 染色法	23

■R

R 染色法	23
RAEB-1	94
RAEB-2	94

284

Rai 分類	166
RAS	107
RB1	165, 168
RBM15-MKL1	67
real-time PCR	38
Reed-Sternberg 細胞	252
refractory anemia (RA)	92
refractory anemia with excess blasts (RAEB)	94
refractory anemia with excess blasts in transformation (RAEB-t)	52
refractory anemia with ring sideroblasts (RARS)	92
refractory anemia with ring sideroblasts associated with marked thrombocytosis (RARS-T)	110
refractory cytopenia of childhood (RCC)	96
refractory cytopenia with multilineage dysplsia (RCMD)	94
refractory cytopenia with unilineage dysplasia (RCUD)	92
refractory neutropenia (RN)	92
refractory thrombocytopenia (RT)	92
reverse transcriptase-polymerase chain reaction (RT-PCR)	37
Richter 症候群	164
RPN1-MECOM (EVI1)	67
RUNX1-RUNX1T1	56, 57

■ S

Sézary syndrome (SS)	232
sequencing	39
Shwachman-Diamond 症候群	86
single strand conformation polymorphism (SSCP)	38
SKY 法	22, 25
small lymphocytic lymphoma (SLL)	163
smoldering WM	173
SMZL	189
Sokal score	118
solitary plasmacytoma of bone	185
somatic hypermutation (SHM)	148
Southern blot	34
specific esterase 染色	9
SRSF2	104
standard Ph translocation	114
STAT3	220
subcutaneous panniculitis-like T-cell lymphoma (SPTCL)	241
Sudan black B (SBB) 染色	8

■ T

T 細胞/組織球豊富型大細胞型 B 細胞リンパ腫 (THRLBCL)	205
T 細胞前リンパ球性白血病 (T-PLL)	218
T 細胞大顆粒リンパ球性白血病 (T-LGL)	218
T 領域リンパ腫	245
T lymphoblastic leukemia (T-ALL)	151
t(1;19)(q23;p13.3)	158
t(1;22)(p13;q13)	67
t(2;5)(p23;q35)	248
t(3;3)(q21;q26.2)	67, 87
t(3;14)(q27;q32)	257
t(5;12)(q31-33;p12)	123
t(5;14)(q31;q32)	158
t(6;9)(p23;q34)	56, 57
t(6;11)(q21;q23)	63
t(8;14)(q24;q32)	214
t(8;16)(p11;p13)	64
t(8;21)(q22;q22)	56, 57, 63
t(9;11)(p22;q23)	64
t(9;11)(q34;q23)	63
t(9;22)(q34;q11.2)	63, 114, 155
t(11;14)(q13;q32)	180, 198
t(11;18)(q21;q21)	191
t(12;21)(p13;q22)	155
t(14;18)(q32;q21)	194
t(15;17)(q22;q12)	59, 60
t(16;16)(p13;q22)	61
t(v;11q23)	155
T-cell large granular lymphocyte leukemia (T-LGL)	218
T-cell prolymphocytic leukemia (T-PLL)	218
T-cell/histiocyte-rich large B-cell lymphoma (THRLBCL)	205
TCF3-PBX1 (*E2A-PBX1*)	158
TCL1	218

TCL1A	261	*TRG*	158, 240
tear drop red cell	132	T-zone lymphoma	245
TET2	87, 104, 244		

■ V

variant Ph translocation	115

therapy-related myeloid neoplasms	71	
toluidine blue 染色	9	
TP53	87, 168	
TPO	42	

■ W

Waldenström macroglobulinemia (WM)	173
World Health Organization(WHO) 分類	50, 54
Wright-Giemsa 染色	8

TR(*TCR*)	148
TRA	218
TRA/D	158
transient abnormal myelopoiesis (TAM)	75
TRB	158, 218, 240

■編者略歴

泉二登志子（もとじ・としこ）

1972年東京女子医科大学卒業．1976年同大学内科系大学院終了，医学博士号取得．1972年東京女子医科大学総合内科助手．1982〜1984年カナダトロント大学オンタリオ癌研究所に留学，E. A. McCulloch教授に師事して白血病幹細胞の研究に従事した．1985年東京女子医科大学内科学講師，1990年同大学血液内科学講師，1997年同大学血液内科学准教授を経て，2004年同大学血液内科学主任教授に就任．主な研究領域は白血病の増殖機構と薬剤耐性に関する研究である．2013年東京女子医科大学名誉教授．所属学会は日本血液学会（功労会員），日本内科学会，日本臨床腫瘍学会，リンパ網内系学会．

岡田美智子（おかだ・みちこ）

1968年弘前大学文理学部理学科（生物学専攻）卒業．1973年北海道大学大学院理学研究科博士課程修了，ラットの分染核型決定およびラット腫瘍の染色体研究により理学博士号取得．1974年東京女子医科大学解剖学第1講座助手，1981年に同大学講師．1982〜2011年まで東京女子医科大学同窓会立社団法人至誠会第二病院・染色体研究室室長として，主に同大学血液内科との共同研究で血液疾患の染色体解析に従事した．1993〜2005年は至誠会看護専門学校非常勤講師，2008〜2014年は東京女子医科大学血液内科非常勤講師．2011〜2015年は帝京短期大学非常勤講師．所属学会は日本人類遺伝学会，染色体学会．

血液腫瘍診断ガイドブック		ⓒ
発　行	2015 年 10 月 25 日　初版 1 刷	
編著者	泉二登志子	
	岡田美智子	
発行者	株式会社　中外医学社	
	代表取締役　青木　　滋	
	〒162-0805　東京都新宿区矢来町 62	
	電　話　（03）3268-2701（代）	
	振替口座　00190-1-98814 番	

印刷・製本/横山印刷㈱　　　　　〈HI・KN〉
ISBN978-4-498-12590-2　　　　Printed in Japan

JCOPY　＜(社)出版者著作権管理機構 委託出版物＞

本書の無断複写は著作権法上での例外を除き禁じられています．複写される場合は，そのつど事前に，(社)出版者著作権管理機構（電話 03-3513-6969, FAX 03-3513-6979, e-mail: info@jcopy.or.jp）の許諾を得てください．